약사가 만난 증례에서 이해한다

상호작용과
관련된

약물
부작용과
메커니즘

스기야마 마사야스
[편저]

머리말

약사에게 가장 중요한 책무는 약에 의한 부작용을 조기에 발견하여 약의 안전성을 확보하는 것이다. 또한, 부작용에 대한 다양한 지식을 환자에게 전달해 약물 복약 순응도를 좋게 하는 것이다. 이를 위해서는 환자가 복용하는 약을 일괄적으로 관리하여 부작용의 발현 기전과 그와 관련된 상호작용을 이해해 두어야 할 필요가 있다. 약사는 그 지식을 바탕으로 처방의사에게 약물의 감량, 중지, 변경 등을 제안할 수 있기 때문이다.

실제로 부작용을 유발하는 전형적인 약물은 알고 있지만, 그 외에 어떤 약물이 위험하고 어느 정도에 주의해야 하는지, 부작용이 어떠한 발현 기전에 의해 발생하는지, 상호작용으로 인해 부작용의 위험성이 높아지지는 않는지, 환자에게 나타나는 증상이 약물성인지, 다른 원인이 있는지, 대체 약물은 무엇이 있는지 등 고민해야 하는 경우가 적지 않다. 약물의 부작용에 관한 사례나 발현 기전, 특징, 주의해야 할 약물상호작용 등에 대해 상세히 정리된 서적도 많지 않다.

이 책은 이러한 관점에서 약물에 의한 부작용과 그 상호작용에 대한 이론서, 실천서, 참고서가 될 것을 목표로 하며, 2016년부터 2022년까지 월간지 '닛케이 드럭 인포메이션'에서 연재한 '약물 상호작용과 구조' 중 부작용이 관여하는 약리학적 상호작용(협동 및 길항작용)의 20개 항목을 선택하여 20개의 SECTION으로 구성하였다.

각 SECTION 순서는 2022년 9월에 출판한 원서 "최신 약물의 상호작용과 구조 제2판"(닛케이 BP)에 기재된 순서와 같다. 이 책에서는 약물동태학적 상호작용에 대해서 언급하지 않았으므로, 원서를 참고하며 읽는 것도 추천한다.

마지막으로 이 책을 발행하는 데 협력해 주신 닛케이 BP의 고노 노리코 씨와 담당자 여러분께 감사의 말씀을 드린다.

2022년 11월
스기야마 약국
스기야마 마사야스

저자 소개

● **편집자 겸 저자**

스기야마 마사야스(스기야마 약국)

● **저자**

스기야마 마사야스(스기야마 약국)

시마모토 유타카(스기야마 약국)

마에하라 마사키(스기야마 약국)

마츠다 히로시(스기야마 약국)

스기야마 케이타(스기야마 약국)

CONTENTS 목차

주의사항

- 이 책의 내용은 원칙적으로 2022년 9월 말 시점의 정보를 기반으로 합니다. 최신 정보는 각 약의 첨부문서나 인터뷰 등에서 반드시 확인해 주십시오.
- 이 책에 소개된 '증례' 는 저자가 경험한 실제 사례 중에서 전형적인 하나의 사례를 나타낸 것으로 이에 따른 처방 변경이 반드시 최선인 것은 아닙니다. 개별적으로 처방이력 조회의 필요성을 검토하는 것과 함께 약물 관련 정보를 의사에게 제공하여 처방 변경이 필요한지 판단하는 것이 바람직합니다. 저자와 출판사는 이 책에 의한 처방이력 조회 및 처방 변경으로 인해 발생한 사태에 대해서 책임을 지지 않습니다.

이 책의 구성 및 활용법

● 구성

이 책은 2016년부터 2022년까지 「닛케이 드럭 인포메이션 프리미엄판」에 연재된 「약물의 상호작용과 구조」 중, 특히 「약의 부작용이 관여하는 약역학적 상호작용」을 20항목 선정하여 20개의 SECTION으로 나누어 해설하였다. SECTION 별 주의해야 할 점을 부제목으로 제시한 다음 간결하게 요점을 정리하였다.

각 SECTION에서는 실제 처방전에 따른 【증례】를 소개하며, 이를 【처방전】, 【처방 배경】, 【복약지도 포인트】로 나누어 설명한다. 증례를 이해하고 실제 복약지도 및 처방이력 조회에 도움이 되기를 바란다.

본문에서는 「소개」, 「부작용의 정의 · 병태 · 증상 · 진단 · 평가」, 「발병 기전」, 「위험 인자」, 「발병 빈도」 (오즈비 [ROR] 및 보고 증례 수 등), 「주의해야 할 약물」, 「약역학적 상호작용」 등에 대해 도표 등을 활용하여 상세히 설명하였다. 해당 도표는 본문에 기재된 참고문헌 및 각 제약회사가 발행하는 첨부 문서를 참고하여 작성되었다.

● 활용법

이 책을 효과적으로 활용하기 위해서는 각 SECTION의 【증례】와 【처방전】을 검토하고, 어떤 배경에서, 어떤 증상의 부작용이, 어떤 약역학적 상호작용으로 발생하며 어떻게 대처하여 복약지도를 하였는지, 그 결과는 어땠는지를 생각하면서 읽어주기 바란다.

【증례】를 이해하기 위해 본문의 도표 등을 참고하고 부작용의 발현 기전을 이해한 후, 【증례】를 다시 읽어 이해 정도를 확인해보는 것도 좋다. 【증례】에서의 복약지도나 처방이력 조회 내용은 부작용의 조기 발견, 의심 약물의 파악, 변경 · 중지 · 대체 약물 제안에 중요하므로 본서를 참고하여 복약지도에 활용하시기 바란다.

또한, 약역학적 상호작용은 부작용의 협동작용(부작용 증가) 및 길항작용(효과 감소)에 기인하기 때문에 【증례】에 기재된 약물 외에도 도표에 기재된 「주의해야 할 약물」과 「발병 위험이 높은 약물」 등은 처방 감사나 복약지도 확인 시 자료로 활용하면 좋을 것이다. 이 책에서는 부작용의 협동 및 길항작용이 관여하는 약력학적 상호작용에 대해 주로 설명하고 있으며, 약물동태학적 상호작용에 의한 부작용(약효)의 증감에 대한 이해를 위해서는 저자들의 서적 『신판 약의 상호작용과 구조 제2판』 (닛케이BP) 등을 참고해 주었으면 한다.

SECTION 01

녹내장

녹내장의 발병 빈도가 높은 약이나 투여 금기 약물을 파악하자

녹내장은 실명이나 시야결손으로 이어질 수 있는 질환으로 개방각녹내장, 폐쇄각녹내장이 있으며 스테로이드 및 이미플라민(항콜린제), 바르데나필, 토피라마트 등에 의해 높은 빈도로 발생한다. 녹내장의 발병 기전 및 고빈도 유발 약물, 투여 금기 약물 등을 파악하여 발병 예방이나 조기 발견 및 치료가 중요하다.

증례 1: 80대 여성, A씨

류마티스과 처방전

【일반】 프레드니솔론정 5mg 1회 1정 (1일 1정)
비비안트정 20mg 1회 1정 (1일 1정)
1일 1회 아침 식사 후 56일분

내과 처방전

넥시움정 20mg 1회 1캡슐 (1일 1캡슐)
【일반】 피타바스타틴Ca정 1mg 1회 1정 (1일 1정)
【일반】 칸데사르탄정 8mg 1회 1정 (1일 1정)
1일 1회 아침 식사 후 28일분

안과 처방전

트라바탄점안액 0.004% 7.5mL
1회 1방울 양안 1일 1회 아침

처방 배경

류마티스 관절염 환자인 A씨는 10년 이상 류마티스과에서 경구용 부신피질 스테로이드와 골다공증 치료제를 처방받아 복용하고 있으며 위궤양, 고지혈증 및 고혈압 치료제도 처방받고 있다. A씨는 정기적인 안과 진찰을 받고 있었고 이번에 트라보프로스트(상품명 트라바탄)가 처방되었다.

복약지도 포인트

골다공증, 위궤양, 고혈압 등은 스테로이드의 부작용으로 생각되지만, 약사는 스테로이드의 다른 여러 부작용에 대해서도 항상 주의하도록 설명하였다.

스테로이드성 녹내장의 경우 발생 빈도는 상당히 낮지만, 고령, 류마티스 관절염 환자가 장기간 복용하면 발병할 수 있으며 자각 증상이 부족하여 방치해 두면 실명으로 이어질 수 있음을 환자에게 전하고 정기적으로 안과 진찰을 받도록 하였다.

A씨는 정기적인 통원을 계속해 안압은 15mmHg 전후로 유지하고 있었지만, 최근에 23~30mmHg로 상승하여 이번에 트라보프로스트가 처방되었다. 자각 증상은 전혀 없으며, 스테로이드성 녹내장으로 추측된다.

점안액 처방 이후 안압은 16mmHg 전후로 감소하였으며 약 2년 동안 정상 수치가 유지되어 3년이 지난 후부터 점안 치료는 일단 중지하고 정기적으로 통원하여 경과를 관찰하도록 하였다.

증례 2: 50대 남성, B씨

처방전

(1) 【일반】 아리피프라졸정 12mg 1회 1정 (1일 1정)
1일 1회 아침 식사 후 14일분

(2) 【일반】 아리피프라졸정 6mg 1회 1정 (1일 2정)
1일 2회 아침 점심 식사 후 28일분

(3) 【일반】 브로마제팜정 2mg 1회 1정 (1일 1정)
1일 1회 취침 전 14일분

(4) 히르나민정 5mg 1회 1정 (1일 1정)
【일반】 브로티졸람 0.25mg 1회 1정 (1일 1정)
1일 1회 취침 전 28일분

처방 배경

B씨는 정신과에서 조현병 치료를 위해 아리피프라졸(에빌리파이 외)과 레보메프로마진말레인산염(히르나민 외)을 복용하고 있으며, 불안 증상과 불면증 치료를 위해 벤조디아제핀(BZ)계열 약물인 브로마제팜(렉소탄 외)과 브로티졸람(렌도르민 외)을 각각 복용하고 있다.

망막박리 기왕력이 정기적으로 안과 진찰을 받고 있으며, 안과 의사는 B씨가 정신과에서 복용하는 모든 약물을 파악하고 있다.

복약지도 포인트

처방된 약물은 모두 항콜린작용을 가지고 BZ계열 약물은 급성 폐쇄각 녹내장(급성 ACG) 발생 환자에게 투여 금지되어 있으며, 약물 상호작용에 따른 ACG 발병의 우려가 있다. 따라서 약사는 환자에게 안과 정기 검진을 준수할 것을 권장하고, 급성 ACG의 증상(안구통, 두통, 메스꺼움 등)이나 눈의 피로, 시야 흐림, 충혈 등에 주의하라고 전했다.

B씨는 현재까지는 녹내장을 진단 받지 않았지만, 어느 날 안과에서 코쏘토(일반명: 돌조라미드염산염, 티모롤말레산염)가 처방되었다. B씨는 자각 증상은 없으며 안압 수치는 기억하지 못하지만 안저검사에서 ACG가 확인되었다.

향정신성의약품 다제 병용에 따른 항콜린작용의 협력으로 ACG가 발병했을 가능성이 존재하지만, 안과 의사는 현재 복용 중인 약물은 문제가 없다고 설명했다. 즉, ACG의 외과적 치료는 필요하지 않고 점안제로만 치료하며, 향정신성의약품의 유용성 및 위험성을 고려하여 약물성 ACG라 하더라도 향정신성의약품(항콜린제)의 지속적인 투여는 문제가 없다고 판단되었다.

이후 B씨는 백내장 수술을 받았고, 급성 ACG의 치료 및 예방도 이루어지고 있다. 점안 치료는 계속 진행 중이다.

소개

약물에 의한 안장애(약제성 안장애)는 안질환의 치료에 사용하는 점안제, 연고 등의 외용약뿐만 아니라 다양한 내복약에 의해서도 생기는 것으로 알려져 있다. 그 발병 빈도는 높지는 않지만, 시력의 저하·상실은 환자의 QOL에 큰 영향을 미치기 때문에 문제가 된다. 약물성 안장애는 주로 녹내장, 망막·시신경장애, 각막장애로 대별되고 있다.

그 중에서도 녹내장은 가장 발병 빈도가 높고, 안압(안구 내부의 압력)에 의해 시신경이 비가역적으로 상해되기 때문에 방치해 두면 서서히 시야 결손이 진행되어 실명에 이를 우려가 있어 예방, 조기 발견, 치료가 매우 중요하다. 일본에서는 40세 이상 약 20명 중 1명이 녹내장에 걸리며 대부분은 자각증상이 없기 때문에 안과 진료를 받지 않은 것으로 알려져 있다. 이러한 잠재 환자가 녹내장에 금기인 약물 등을 장기간 복용하는 경우도 적지 않다.

또한 약국에서는 수면제, 과활동성 방광 치료제 등으로 자주 사용되는 항콜린제가 녹내장 환자에게 처방될 때 의심 조회를 해야 하는지 고민하는 경우도 있다. 항파킨슨병 약물, 항정신성 의약품 등의 다제 병용에 의해서도 약물성 녹내장의 발병 빈도는 높아질 것으로 생각된다.

녹내장의 병태생리

녹내장이란 안압이 높아짐에 따라 망막의 시신경이 모여있는 부분(시신경유두)이 손상되기 때문에 망막의 정보가 뇌에 전달되기 어려워 시야가 조금씩 좁아지는 질병이다. 어느 날 갑자기 증상이 나타나는 경우도 있지만(급성 발작), 대부분은 천천히 병세가 악화되어 가는 것으로 알려져 있다(만성). 시신경 섬유가 일단 상해되면 복구는 어렵고 일본에서는 중도 실명의 원인1위가 되고 있다.

안압은 방수라고 불리는 투명한 액체에 의해 조정되지만, 안압의 상승은 안구내의 전방각이라고 불리는 방수의 「배수구」가 막혀 눈 안에 방수가 쌓여서 일어난다(그림 1). 또한, 이 전방각에는 필터에 해당하는 「섬유주」와, 배수관에 해당하는 「쉴렘관」이 있어 이를 통하여 방수가 정맥으로 배출되는 구조이다.

그림 1 눈의 구조와 각도에 의한 녹내장의 분류 (필자 작성)

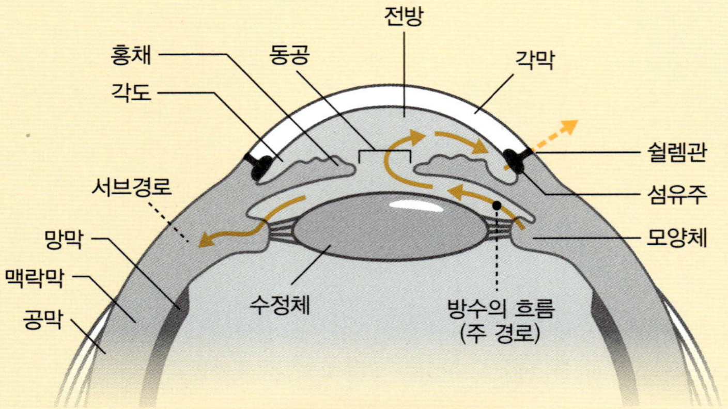

개방각 녹내장

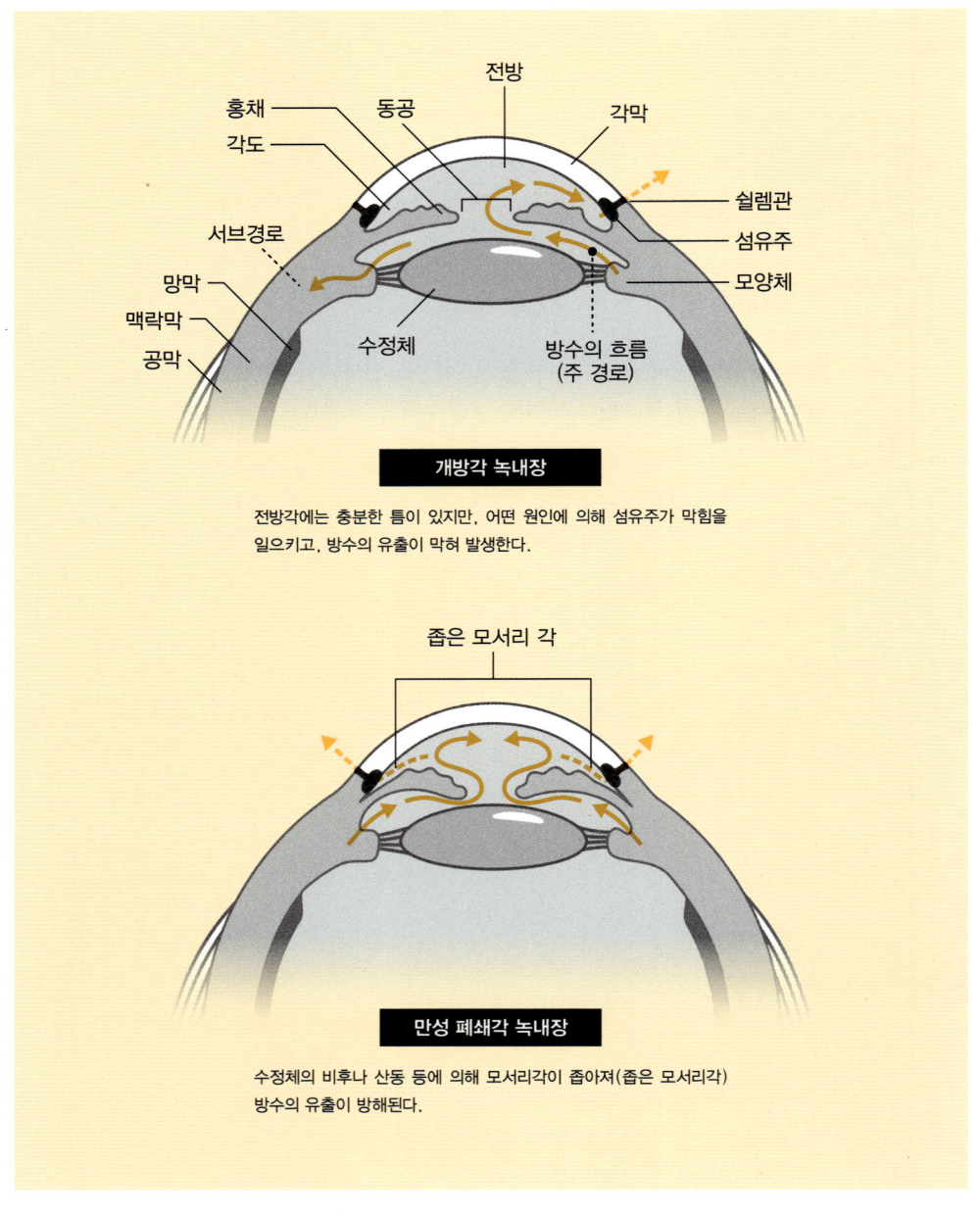

전방각에는 충분한 틈이 있지만, 어떤 원인에 의해 섬유주가 막힘을 일으키고, 방수의 유출이 막혀 발생한다.

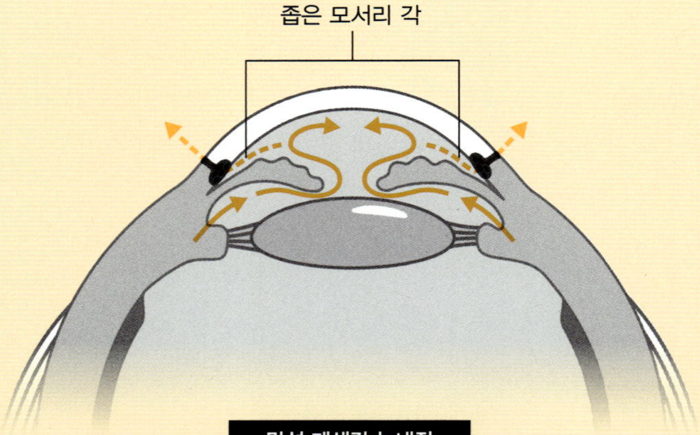

만성 폐쇄각 녹내장

수정체의 비후나 산동 등에 의해 모서리각이 좁아져(좁은 모서리각) 방수의 유출이 방해된다.

약물성 녹내장에서는 발병까지의 기간으로서 약물 사용 개시 몇 시간 후부터 1년 이상 경과하여 발병하는 증례까지 보고되고 있어 장기간에 주의가 필요하다. 또한 눈동자(동공)가 크게 열리는 산동이 일어나기 쉬운 야간이나 겨울에 많이 볼 수 있다.

일반적으로 약물에 의한 안압의 상승은 원인 약물의 중지에 의해 개선되지만, 시신경에 대한 상해는 비가역적이며 시야 결손은 회복되지 않기 때문에 조기 발견이 매우 중요하다.

녹내장의 병형은 전방각의 개방 상태에 따라 분류되며 전방각이 넓은 개방각 녹내장(OAG; open-angle glaucoma)과 전방각이 좁은 폐쇄각 녹내장(ACG; angle-closure glaucoma)로 크게 구분된다(그림 1). 일반적으로 전방각의 정상 각도는 25~45도이며, 20도 이하에서는 완전(0도) 혹은 부분적으로 폐쇄되어 있으면 폐쇄형으로 진단된다.

개방각 녹내장(OAG)

OAG에서 전방각은 넓게 개방되어 있지만(광각), 원인약물 등에 의해 섬유주가 막혀 방수의 배출 장애가 일어나 안압이 상승한다. 그 기전은 불분명하지만, 부신피질 스테로이드에서는 세포외 기질의 구성 분자인 글리코사미노글리칸의 섬유주 축적 등이 관여하는 것으로 추측된다.

신경장애를 일으키기 쉬운 당뇨병, 고혈압, 근시 환자에서 많은 것으로 알려져 있으며 안압의 상승은 느리고 서서히 시신경 장애가 되어 가는 만성형이기 때문에 무증상이 많아 깨닫지 못하는 경우가 많다. 또한 안압이 높지 않아도 선천적으로 시신경 유두 자체가 안압에 약하고 상해를 받기 쉬운 유형의 정상 안압 녹내장도 이 분류에 들어간다. 이 유형은 저혈압, 편두통이나 수족냉증 등 혈액 흐름이 좋지 않은 환자에게 많은 것으로 알려져 있다.

폐쇄각 녹내장(ACG)

ACG는 전방각(배수구)이 좁기 때문에(협각) 방수의 유출이 손상되어 안압이 상승하는 녹내장으로 '급성(ACG); 급성 발작'과 '만성(ACG)'이 있다. 통상적인 안압은 10~20mmHg이지만 급성 발작은 안압이 50mmHg 이상으로 급상승하여 실명의 원인이 된다. 만성 ACG의 급성 전환과 전혀 증상이 없었으나 갑자기 발병하는 경우가 있다.

급성 발작의 3대 증상은 안통, 두통, 메스꺼움이며 내과나 신경외과 등을 진찰하는 경우도 많아 발견이 늦어지는 경우가 있어 주의가 필요하다.

또한, 동공이 산동되어 각막이 흐려져 충혈로 인해 시력이 저하된다. 산동에 의해 눈동자가 녹색으로 보이기 때문에 「녹내장」이라고 명명되었다. 그 외에도 각막 내에 방수가 침입하기 때문에 각막 부종을 일으켜 빛이 난반사하여 가로등 등의 광원을 보면 무지개가 꽂힌 것처럼 보이거나(홍시증), 안개 속에 있는 것처럼 보이거나 하는(무시) 등의 증상이 나타난다.

한편 만성의 경우 진단은 더욱 어려워 눈의 피로, 시야 흐림, 충혈, 두통 등의 증상을 호소하여 내과, 뇌신경외과에서 진료받는 일도 드물지 않다.

급성 및 만성 ACG의 예방·치료에는 전방각을 넓히는 방법으로 주변 홍채를 절개하는 수술이나 홍채의 가장자리에 레이저로 작은 구멍을 뚫는다. 레이저 주변부 홍채 절개술(LPI), 백내장 수술 등이 수행된다(그림 2). 백내장 수술에서 삽입된 렌즈는 수정체에 비해 훨씬 얇기 때문에 전방각에 틈이 생기고 이러한 수술적 치료에 의해 ACG는 OAG가 된다. 급성 발작 시에는 약물요법으로 안압을 낮춘 후 외과적 처치가 진행되지만, 급격한 안압 상승으로 각막이 혼탁하여 레이저 치료나 백내장 수술이 어려워질 때에는 주변 홍채 절개술이 이루어진다.

ACG 발병 기전

개방각이 닫히는 기전에 대해서는 불분명 하지만, 산동 작용을 갖는 약물(산동제)에 의한 ACG의 발병에는 동공 블록이나 플라토 홍채 형상이 관여하고 있는 것으로 생각된다. 다른 약물성 ACG의 발병 기전으로는 맥락막 삼출액, 섬모체 부종, 방수 생산 촉진, 맥락막 혈관 확장 등의 관여되는 것으로 보인다. 또한 백내장의 진행이 약물성 ACG 발병의 방아쇠가 되는 것으로 보인다.

① 동공 차단

(상대적) 동공 차단이란 홍채 이면과 수정체 전면이 접착하는 결과 안구 후방(후방: 홍채의 뒷면)의 방수가 전방으로 흐르지 않게 되는 동시에 홍채가 앞으

그림 2 급성 및 만성 (그림 1 아래) 폐쇄각 녹내장의 치료 · 예방을 위한 외과적 처치 (필자 작성)

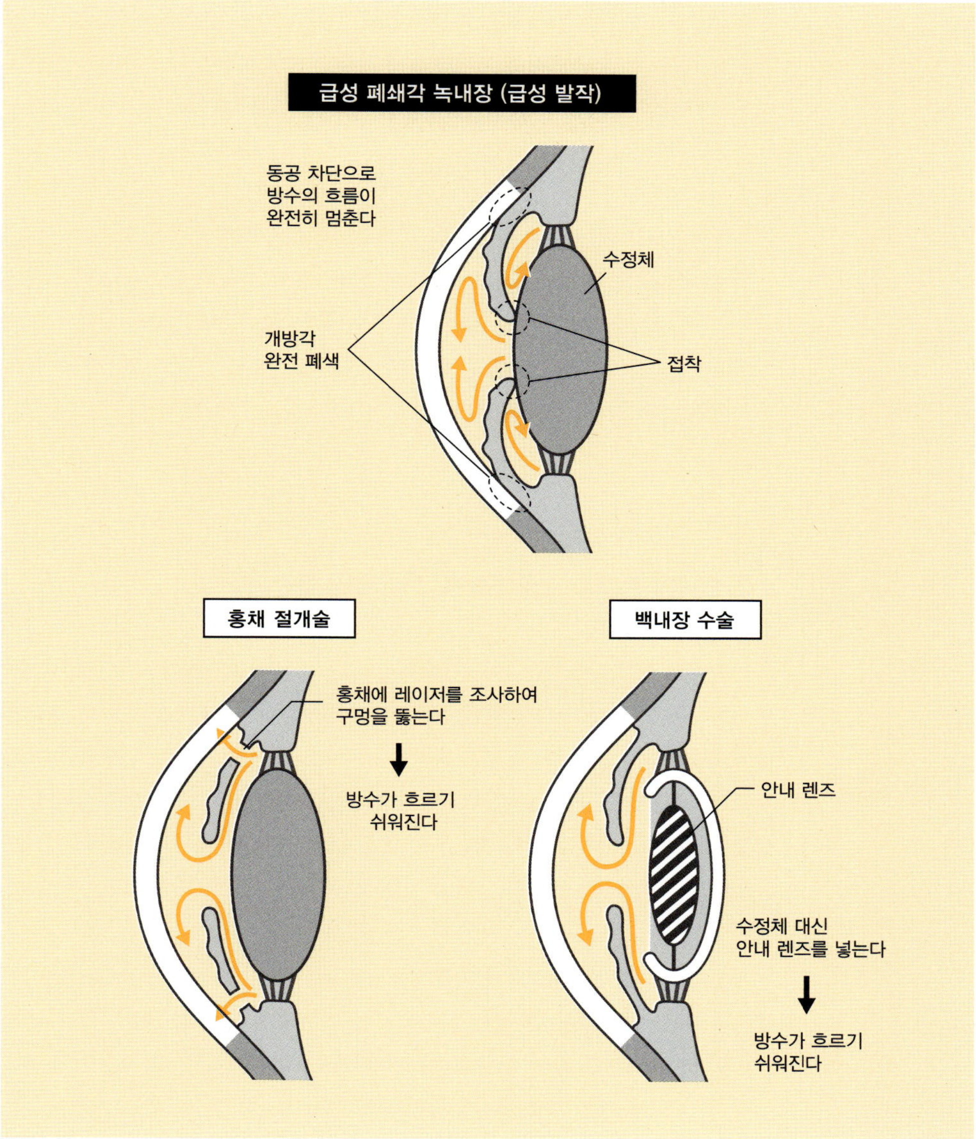

로 밀려 전방각(쉴렘관)이 완전히 폐쇄되어 안압이 급상승한 상태이다(그림 2). 항콜린제, 교감신경자극제 등의 산동제를 투여한 경우 산동 후 일반적으로 동공을 회복하는 과정에서 홍채 뒷면과 수정체 전면의 접착이 더욱 커지기 때문에 동공 블록을 일으키기 쉽다고 생각된다. 특히 전방각이 좁아진 환자에게 투여하면 급성 발작이 발생할 수 있다.

한편, 동공 차단을 수반하지 않고 홍채의 특징적인 형상(플라토 홍채 형상)이 관여하여 전방각이 폐쇄되는 경우도 있다. 홍채 근원의 형태에 이상이 있어 약간 두꺼운 홍채가 전방각 주변 근처에 있어 전방각이 매우 좁은 형태가 되고 있다. 당연히 이러한 형태를 가진 환자에서는 암실이나 약물의 영향으로 인한 약간의 산동이라도 전방각 폐쇄를 일으켜 급성 발작이 발생할 가능성이 높아진다.

② 맥락막 삼출액, 모양체 부종, 방수 생산 촉진

약물의 알레르기 반응 등에 의해 맥락막(망막의 외측의 혈관이 풍부한 막)에 존재하는 혈관으로부터 삼출액(혈액 성분)이 누출되는 것과(맥락막 삼출) 모양체 부종 등이 일어나면 홍채의 뿌리가 전방으로 밀려 나와 전방각이 좁아진다. 또한, 수정체가 전방으로 편향되어 전방의 공간이 좁아짐으로써 안압의 상승이 일어나고 수정체와 홍채의 선단부가 접촉함으로써 동공 차단이 속발될 우려가 있다.

설폰아미드계 약물인 토피라마트(상품명 토피나 등), 조니사미드(엑세그란, 트레리프 등), 설파메톡사졸(ST합제 등), 설포닐우레아(SU) 약(글리메피리드[아마릴 등] 등) 이뇨제(하이드로클로로티아지드, 아세타졸라미드[다이아목스]) 등은 섬모 부종 및 맥락막 삼출을2) 선택적세로토닌재흡수억제제(SSRI)와 항파킨슨병 약물(D2 자극제)의 작용을 통해서는 맥락막 삼출을 유발하는 것으로 생각된다.

또한, 세로토닌 작동제에 의한 방수 생산 촉진도 안압 상승과 관련하여 5HT2A/2C 수용체를 통한 모양체의 방수생생촉진작용, 또 5HT7 수용체를 통한 동공괄약근의 이완작용에 의한 산동도 나타나고 있다[4].

또한, 질산제 및 일산화질소(NO) 공여제, 포스포디에스테라아제(PDE)5 억제제는 해면체와 유사한 구조를 가지는 맥락막의 혈관을 확장하여 맥락막의 부피를 증가시키기 때문에 과도한 안압 상승을 일으킬 수 있음이 시사된다[5].

③ 백내장의 진행 등

노화성 백내장에서는 수정체가 커져 ACG 발병의 방아쇠가 될 것으로 생각된다. ACG 발병은 50세 이후가 많고 60세 초반부터 70세 중반에 걸쳐 발병 연령 피크가 있어 약물성 ACG에서도 같을 것으로 생각된다. 이는 수정체가 크고 두꺼워지면 홍채가 밀려나 전방각이 좁은 눈(협우각안)이 되기 때문이며 여성, 원시를 가진 사람에서도 그 경향이 강한 것으로 알려져 있다.

녹내장 환자에게 투여 시 주의해야 할 약물(표 1)

첨부 문서에서 OAG 환자에게 투여하는 것이 금기인 약물은 없다. 그러나 ACG 환자에서는 항히스타민제, 항파킨슨병약, 삼환계 항우울제, 과활동성 방광 치료제, 항부정맥제, 벤조디아제핀 수용체 작용제 등의 항콜린 작용을 갖는 약물, 또 세로토닌·노르아드레날린재흡수억제제(SNRI) 등의 교감 신경 자극 작용을 갖는 약물, NO 공여제(질산제), 아세타졸라미드(술폰 아미드계 약물) 등의 투여는 금기이다. 특히 이러한 약물을 협우각안을 가지는 노인과 파킨슨병 환자에게 투여하는 경우 인지 기능도 저하되는 경우가 많아 자각 증상을 깨닫지 못해 발견이 늦어지는 경우가 있어 정기적인 안과 진료를 권하는 것이 좋다.

현재, 첨부 문서 중의 「원칙 금기」는 폐지되고 신설된 「특정 배경을 가지는 환자에 관한 주의」 항에 기재되어 있지만 거기에 녹내장의 기재가 있는 약물에는 부신피질 스테로이드, 설폰아미드계 약물, SSRI, 항정신병약물, 칼슘 길항제 등이 있다. 원칙적 금기에 해당하는 금기 사항은 아니지만, 신중 투여나 병용 주의 등의 약물과 비교하여 보다 주의가 필요하다.

약물성 녹내장

앞서 언급한 것과 같이 첨부 문서에서 녹내장 환자에게 투여가 금기인 약물, 혹은 원칙 투여 금기(신중 투여)의 약물은 녹내장을 유발시킬 가능성이 있기 때문에 주의가 필요하다. 그러나 각 약물에 의한 녹내장의 발병 빈도는 밝혀지지 않았다. 일본과 의약품 사용빈도는 다르지만 미국에서는 미국 식품의약품국(FDA) 부작용보고시스템(FAERS)에서 산출된 「오즈비(ROR; 발병빈도)」가 보고되고 있다. 이를 바탕으로 ROR이 2 이상인 약물을 편의상 위험도에 따라 고중저로 분류하여 **표 2**에 정리하였다. 또한, ROR이 50 이상(≥50)을 '고위험

표 1 특히 주의해야 할 녹내장 유발 약물 (각 괄호는 주요 상품명)

폐쇄각 녹내장에 금기 약물	
항콜린 작용	●**항히스타민제**(d-클로르페닐라민 말레산염 [폴라라민], 알리메마진 타르타르산염 [알리 [메딘], 클레마스틴푸마르산염 [타베지르], 시프로헵타진 염산염 수화물 [페리아쿠틴], 디펜히드라민 염산염 [레스타민], 멕타진 [니폴라진, 제슬란], 펙소페나딘 염산염 [알레그라], 히벤즈산 프로메타진 [히베르나], 호모클로르시클리딘 염산염 "호모크로민"), ●**항파킨슨제**(레보도파 [도파스톤, 도파졸], 비페리덴 [아 [키네톤], 트리헥시페니딜 염산염 [아텐], 피로헵틴염산염 [트리몰], 프로메타진 염산염 [히베르나], 마자티콜 염산염 수화물 [펜토나]), ●**삼환계 항우울제**(이미프라민) 염산염 [이미돌, 토프라닐], 아미트립틸린 염산염 [트립탄올], 노르트립틸린 염산염 [노리트렌], 클로미프라민 염산염 [아나프라닐], 아목사핀[아목산], 로페브라민 염산염 [암플리민], [술몬틸], 도스레핀 염산염 [프로티아덴]), ●**사환계 항우울제**(마프로틸린 염산염 [루디오밀]), ●**과활동성 방광 치료제**(옥시부티닌 염산염 [폴라키스], 토르테로진 타르타르산염 [데토르시톨], 이미도 , 스테이블러], 숙신산 소리페나신 [베시케어], 프로피베린 염산염 [밥포], 페소테로진푸마레이트 [토비에이스]), ●**진경제**(아트로핀 황산염 수화물, 부트로퓸 브롬화물 [코리오판], 티메비디움 물 [세스덴], N-메틸스코포라민메틸황산염 [다이핀], 부틸스코포라민 브롬화물 [부스코판], 피페리드레이트 염산염 [닥틸], 티퀴듐 브롬화물 [티아톤], 티메비듐 브롬화물 수화물 [세스덴], 메펜 란콜론] 프로판테린 브롬화물 [프로반사인], 프리디놀메실산염 [록신]), ●**항부정맥제**(시벤졸린숙신산염 [시베놀], 디소피라미드 [리스모단] 빌메놀 염산염 수화물 [피메놀], 스코포라민) ●**진해제** (펜 톡시 베린 엔 산염), ●**만성 폐색성 폐질환 (COPD) 치료제** (우메 클리 디늄 제제, 글리코 피로 늄 제제, 아크리 디늄 브롬화물 [에크릴라], 티오 트로피 움 브롬화물 수화물 [스피리바]), ●**벤조디아제핀(BZ)계 약물**×1(브로마제팜[렉소탄], 브로티졸람[렌돌민], 디아제팜[셀신, 호리존], 에티졸람[데파스], 트리아졸람[하르시온] 등), ●**비 BZ 계 약물**×1(졸피뎀 타르타르산염[마이 쓰리], 조피클론 [아모반], 에스조피클론 [르네스타), ●**항다한제**(소프피로늄 브로마이드 [에크록])
교감 신경 기능 항진 작용	●**중추신경용 약물**(아토목세틴염산염 [스트라테라], 메틸페니데이트염산염 [리탈린, 콘서터], 리스덱산페타민메실산염 [비반세], 페모린 [베타나민], 마진돌 [사놀렉스]), ●**SNRI** (듀록세틴) 염산염 [사인 발타]), ●**승압제**(드록시도파 [도프스], 아메디늄 메틸 황산염 [리드믹]), ●**안과용 약물**(디피베프린 염산염 [비발레플린], 나파졸린 질산염 [프리비나])
혈관 확장 작용	●**질산제 및 NO 공여제**(일질산이소소르비드 [아이트롤], 질산이소소르비드 [니트롤], 니트로글리세린 [니트로펜, 미오콜], 니콜란딜 [시그마트 ; 질산에스테르형의 니코틴아 미드 유도체])

표 1 계속

기타	●**술폰아미드계 약물** (아세타졸라미드 [다이아목스]*2)
녹내장 환자에게 원칙 금기 및 주의 *3약	
●**코르티코 스테로이드**(덱사메타손 [레나덱스], 하이드로 코르티손 [코트릴], 코르티손 아세트산 에스테르 [코튼], 베타 메타손 [린데론], 부데소니드 [팔미 코트], 플루드로 코르티손 아세트산 에스테르 [플로리네프], 프레드니솔론 [프레드닌], 메틸프레드니솔론 [메드롤]), ●**SSRI계 약물, 술폰아미드계 약물**(토피라마트 [토피나]) [팩실], 에스시탈로프람옥살레이트 [렉사프로]), ●**SNRI**(벤라팍신 염산염 [이펙서], 밀나시플란 염산염 [트레도민], 밀타자핀 [리플렉스, 레멜론]), ●**SPARI**(볼티옥세틴 브롬화수소 산염 [트린텔릭스]), ●**항정신병제**(올란자핀 [디플렉사], 클로자핀 [크로자릴]), ●**녹내장 치료제**(브리모니딘 타르타르산염 [아이파간], 브린졸라미드 [에이조프트], 라타노프로스트[키사라탄], 트라보프로스트]), ●**기타 안과용 약**(라니비주맙 [유전자 재조합] [루센티스] 아플리베르셉트 [유전자 재조합] [아이리아], 브로르시주맙[유전자 재조합] [베오뷰], 정제된 히알루론산나트륨 [히아레인]), ●**항히스타민제**(하이드록시딘 하이드로클로라이드 [아탈락스]), ●**과활성 방광 치료제**(플라복세이트 하이드로클로라이드 [브라다론], 미라베그론 [베타니스]), ●**프로스타글란딘 제제**(게메프로스트[프레그란딘], 지노프로스톤 [프로스타글란딘 E2]), ●**칼슘 길항제**(니카르디핀 염산염 [페르디핀]), ●**기타**(스키사메토늄 염화물 수화물 [레락신], 디페니돌 염산염 [세파돌])	

SPARI ; serotonin partial agonist reuptake inhibitor

*1: 급성 폐쇄각 녹내장 금기 *2: 만성 폐쇄각 녹내장 환자에게 장기 투여 금기

*3: 첨부분서의「특정 배경을 가지는 환자에 관한 주의」에 녹내장이 기재된 약물

표 2 녹내장 발병 빈도가 높은 약물 (각 괄호는 주요 상품명 , 괄호는 오즈비 [ROR]*1)

(1) 폐쇄각 녹내장 유발 약물
▶ **고위험 약물 (ROR ≥ 50)** **이미프라민염산염 [이미돌, 토프라닐]***2,3 (삼환계 항우울제/175.15), 바르데나필염산염수화물[레비트라](PDE5 억제제/99.91), 토피라마트 [토피나] (술폰아미드계 약/89.85) ▶ **중위험 약물 (ROR ≥ 10)** 로피닐롤염산염[레킵](항파킨슨병약/18.22), 조니사미드[엑세그란, 트레리프](술폰아미드계약/16.10), 브리모니딘 타르타르산염[아이파간](SSRI/11.70) ▶ **저위험 약물 (ROR ≥ 2)** 시탈로프람[일본 미승인](SSR1/6.64), 메틸페니데이트염산염[리탈린, 콘서터](ADHD 치료제 /5.57), 플루옥세틴[일본 미승인](SSRI/5.30), 데스벤라팍신 [일본 미승인](SNRI / 4.75), 프레가발린[리리카](통증 치료제 / 2.73), **실데나필구연산염[바이아그라, 레바티오]**(MARTA/2.59), 둘록셀틴염산염[사인 발타](SNRI/2.41), 벤라팍신염산염[이펙서](SNRI/2.34), **올란자핀[디플렉서]**(MARTA/2.23)
(2) 개방각 녹내장 유발 약물
부신피질 스테로이드; 프레드니솔론[프레드닌 외](47.36), 베타메타손[린데론](26.13), 하이드로 코르티손[코트릴](15.78), 덱사메타손[레나덱스](13.27), 모메타손 푸란 조넥스](10.91), 부데소니드[팔미 코트](4.34)

*1 미국의 FDA 부작용 보고 시스템(FAERS)에서 산출한「오즈비(발병 빈도 ; ROR)」를 참고로 발병 빈도가 높은 약물(ROR ≥ 2)

*2 **굵은** 글씨의 약물은 항콜린 작용이 있는 약물(항콜린제)

*3 밑줄은 폐쇄각 녹내장(ACG) 환자에게 투여 금기 약물

약', 49~10(≥10)을 '중위험약', 9~2(≥2)를 '저위험약'으로 분류하였다.

① ACG 발병 빈도가 높은 약물

특히 이미프라민염산염(이미돌, 토프라닐; 항콜린제), 바르데나필염산염(레비트라 외; PDE5 억제제), 토피라메이트(토피라 외; 설폰아미드 제제)는 ACG 발병 빈도가 매우 높아(ROR≥50) 항상 주의가 필요하다. 일본에서는 이미프라민을 ACG 환자에게 투여하는 것은 금기 사항이지만, 바르데나필이나 토피라메이트는 녹내장 환자에게 투여가 가능하다. 다만, ACG 환자나 전방각이 좁은 구조를 가진 고위험군(고령자, 여성, 원시, ACG의 가족력 등)에 투여할 때는 주의해야 한다.

중위험약의 로피닐롤염산염(레킵 외: 항파킨슨제), 조니사미드(엑세그란, 트레리프 외; 설폰아미드 제제), 브리모니딘타르타르산염(아이파간 외; 녹내장치료제), 에스시탈로프람옥살산염 (SSRI) 등도 ROR이 10 이상으로 발병 빈도가 상당히 높아 투여시 주의할 필요가 있다.

또한, 저위험약으로는 SSRI, SNRI 등의 세로토닌 작용제, 교감 신경 자극제(SNRI, 메틸페니데이트 염산염[리탈린, 콘서터]), 실데나필 구연산염(바이아그라, 레바티오 등 : PDE5 억제제), 비정형 항정신병제(MARTA) 등에 더해 프레가발린(리리카 등)에서도 ACG 발병의 위험성이 있다. 대만에서는 SSRI를 복용하는 환자에서 녹내장의 발병 위험이 높고 그 경향은 고용량으로 복용기간이 길수록 현저히 높은 것으로 보고되고 있다. 또한 실데나필에서는 복용 개시 1시간 후에 안압 상승은 최대가 되어 약 26% 상승했다는 보고가 있다[8].

또한, 녹내장 치료 점안약인 브리모니딘은 α2 자극 작용에 의해 안압 하강 작용을 가지지만, 약한 α 자극 작용을 갖고 있어 반대로 ACG를 유발할 가능성이 있다. 마찬가지로, 프로스타글란딘 점안액은 섬모체를 통한 방수의 유출을 증가시키기 위해 섬모체 부종을 일으켜 ACG를 발병시킬 우려가 있다.

② OAG 발병 빈도가 높은 약물(스테로이드 녹내장)

OAG 발병의 ROR이 2 이상인 약물은 부신피질 스테로이드만이었다. 이 약에 의한 녹내장 (스테로이드 녹내장)의 ROR은 프레드니솔론(47) 〉 베타메타손(26) 〉 하이드로코르티손(15) 〉 덱사메타손(13) 〉 모메타손 푸란카르복실산에스테르수화물(10)의 순서로 극히 높다. 제형별 ROR은 분명하지 않지만, 이러한 약물을 사용하는 경우에는 항상 주의한다.

스테로이드 녹내장의 발병 위험은 탄수화물 코르티코이드 환산의 역가(항염증 작용)와 안구 이행성과 상관 관계가 있다고 생각된다. 즉, 점안약에서는 덱사메타손, 베타메타손이 고역가(강력)이며 안내 이행성이 좋기 때문에 발병 위험은 높지만, 플루오로메트론은 각막 침투성도 낮고 중등도로 약한 점안액이라 녹내장 발병 위험은 낮다.

연고에서는 프레드니솔론, 하이드로 코르티손, 덱사메타손은 저역가, 베타메타손, 모메타손 (외용약만)은 고역가이며, 내복약의 역가에서는 하이드로코르티손은 1.0, 프레드니솔론은 4.0, 베타메타손은 25~30으로 높아진다.

그 외에도 스테로이드 녹내장에서 주의해야 할 점은 (1) 점안액이나 안연고(눈꺼풀에 바름)를 사용하는 환자에서 발병할 위험이 높고, 사용 횟수가 많을수록 또한 지속기간이 길수록 발병하기 쉽다, (2) 발병 위험은 고령 혹은 6세 미만, 교원병, 당뇨병, 강한 근시(안구가 옆으로 길고, 망막·신경 혈관을 압박) 등 망막에서의 혈류량 저하를 일으키기 쉬운 질환의 병력이 있거나 녹내장의 가족력 등이 있는 경우는 발병 위험이 높다, (3) 빈도는 낮지만, 내복약(증례 1), 점적약, 눈꺼풀 이외의 피부 외용약, 흡입약등의 사용에 의해서도 발병할 가능성이 있다.

또한 안과에서 스테로이드 녹내장은 점안액의 부작용으로 가장 경계되고 있다. 즉, 점안 개시 후 몇 주간에 안압이 상승하기 시작하여 그 후 안압 수치가 증가(30~50mmHg)하여 더욱 시야가 좁아져도 눈치채지 못하고 사용으로부터 4~6개월 후에는 실명할 우려가 있어 예방을 위한 정기적인 안압 검사가 필수적이다. 또한, 부신피질 스테로이드는 안과에서 백내장 수술 후 포도막(홍채, 모양체, 맥락막을 합한 것)염 등의 안내 염증 등에서 점안액이 사용되지만, 안과 이외의 다른 과에서도 꽃가루 알레르기, 아토피성 피부염, 교원병(관류 류마티스; 증례 1) 등에 사용된다.

해당 약국에서는 내복약의 장기 투여에 의한 녹내장의 발병 예가 증례 1을 포함하여 3례나 있다. 복용 형태를 불문하고 장기간 사용하는 경우에는 정기적인 안과 검사를 받도록 지도한다.

약물 상호작용

ACG 발병에 대해서 표 1에 나타낸 「ACG에 금기 약물」, 「녹내장에 원칙 금기 및 주의 약물」, 또 표 2에 나타난「녹내장을 발병하는 빈도가 높은 약물」을 병용하는 경우에 그 발병 위험은 높아질 것으로 생각된다. 즉, 항콜린제, 교감신경자극제(SNRI 등), 혈관확장제(PDE5억제제, 질산제, NO 공여제) 설폰아미드계 약물, D2 자극제(로피닐롤), 세로토닌 작용제(SSRI, SNRI) 등의 병용에는 주의한다. 안압이 상승해도 눈치채지 못하는 경우가 많기 때문에 ACG 위험인자(고령자, 여성, 원시, ACG의 가족력 등)를 가진 환자가 이들 약물을 병용했을 경우에는 한 번은 안과를 진찰 하도록 추천해도 좋을 것이다.

항콜린제 중에서 이미프라민은 오즈비(ROR)도 가장 높고, ACG 환자에게 투여하는 것은 금기이며 주의가 필요하다. 또한 항콜린제는 다양한 진료과에서 사용되며, OTC약(종합감기약, 위장약 등)에서도 항콜린 작용을 갖는 것은 많다.

특히 정신과에서는 항콜린약 등의 다제 병용이 많기 때문에 개별 약물이 투여금기가 아닌 경우에도 항콜린작용이 협력하여 ACG를 발병할 가능성이 있어 주의가 필요하다(증례 2). 약물 동태학적 상호 작용으로 인해 ACG를 유도하는 약물의 혈중 농도 상승에도 주의해야 한다.

한편, 이미 말한 바와 같이 OAG 발병에 대해서는 제형을 불문하고 부신피질스테로이드의 사용이 문제가 되지만, 녹내장의 환자에게는 투여가 가능하며 타제와의 상호작용에 의한 OAG의 발병도 분명하지 않다.

그러나 우리나라의 의약품 첨부 문서의 상호작용란에 스테로이드와의 병용으로 시야장애의 위험도가 증대한다는 기재가 있는 것은 항간질제인 비가바트린(서브릴)뿐이며, 부신피질스테로이드 등 녹내장을 일으킬 우려가 있는 약물과의 병행에 주의가 필요하다.

비가바트린이 투여된 약 1/3의 환자에서 비가역적인 시야 협착이 일어났기 때문이며, 정기적으로 시야 검사를 포함한 안과 검사를 실시할 필요가 있다(경고). 따라서 시야협착을 일으키는 약물, 즉 녹내장에 투여금기 약물(표 1), 발병빈도가 높은 약물(표 2) 등과 부신피질스테로이드의 병용에도 주의하는 것이 좋다.

녹내장 환자에 대한 항콜린제 투여

마지막으로 투여 금기 항콜린제가 녹내장 환자에게 처방되었을 때의 대처에 대해 설명한다(그림 3). 지금까지 일본에서의 첨부 문서에서는 항콜린 작용을 가지는 많은 약물이「녹내장 환자에게의 투여는 금기」로 되어 있었다. 그러나 실제로는 OAG 환자에서 항콜린제의 안압 상승은 경도로 문제가 없었고, OAG에서 항콜린 작용에 의해 안전성에 우려가 생긴다는 기재는 일본이나 유럽의 성서에는 없었다.

이러한 이유로 현재 첨부 문서의 항콜린제 투여 금기 사항은「ACG 환자」뿐이며「OAG 환자는 신중 투여」로 개정되었다.

단, ACG 환자에서도 수술적 치료(홍채 절개술, 레이저 치료, 백내장 수술 등)를 받은 환자에서는 OAG가 되기 때문에 항콜린제의 투여는 문제 없다. 또한 벤조디아제핀(BZ)계약에서는「급성(ACG) 발작 환자」에게의 투여가 금기이지만 약국에서 마주치는 일은 거의 없다. 즉, 투약 금기의 항콜린제의 투여가 약국에서 문제가 되는 것은「외과적 치료를 받지 않은 ACG 환자」이다.

그러나 이런 환자라도 안과에서 점안액에 의한 약물 치료를 실시하고 있으면 투여금기의 항콜린제라도 복용이 가능해지는 경우도 있다.

이것은 (1) 녹내장 치료의 첫 번째 선택은 점안제로 안압을 낮추어 시야 장애의 진행을 억제하는 것이며 효과가 충분하지 않은 경우 수술이 적응증이 된다, (2) 약물 치료를 실시하면 급성 발작을 일으킬 가능성이 낮다, (3) 비록 급성 발작이 나타났다고 해도 그 치료법은 확립되어 있다, (4) 항콜린제의 유용성이 위험성(급성 발작 발병)을 상회하기 때문이라고 생각된다(증례 2). 저자들은 이전에 외과적 처치를 받지 않았지만 점안액으로 치료중인 ACG 환자에게 금기 약물인 피르메놀하이드로클로라이드수화물(피메놀; 다른 항부정맥제가 유효하지 않은 빈맥성 부정맥에 투여)가 처방되었다.

따라서 처방한 순환기 내과의사에게 의문조회를 실시한 바,「정기적인 안과 진찰로 검사를 실시하면서 투여하기 때문에 문제 없다」는 응답이었다(미발표).

따라서, 투여 금기의 항콜린제가 녹내장 환자에게 처방된 경우에는「약물 치료의 유무(내국하는 녹내장 환자는 대부분이 점안액에 의한 치료를 실시하고 있다)」,「ACG 여부」,「외과적 처치 여부」를 반드시 확인하고 외과적 치료가 없는 ACG에서는 의문조회를 할 필요가 있다(그림 3).

또한, 정말로 주의가 필요한 환자는 녹내장임을 눈치채지 못하고 안과를 진찰하지 않은 잠재 환자이다. 일본에서는 ACG가 0.6%의 비율로 존재한다고 보고되고 있어 항콜린제와 같은 투여 금기 약물이나 발병빈도가 높은 약물이 처방된 경우에는 일단 안과 진찰을 권하는 것도 좋을 것이다.

그림 3 투여 금기 항콜린제가 녹내장 환자에게 처방 된 경우의 대처 (필자 작성)

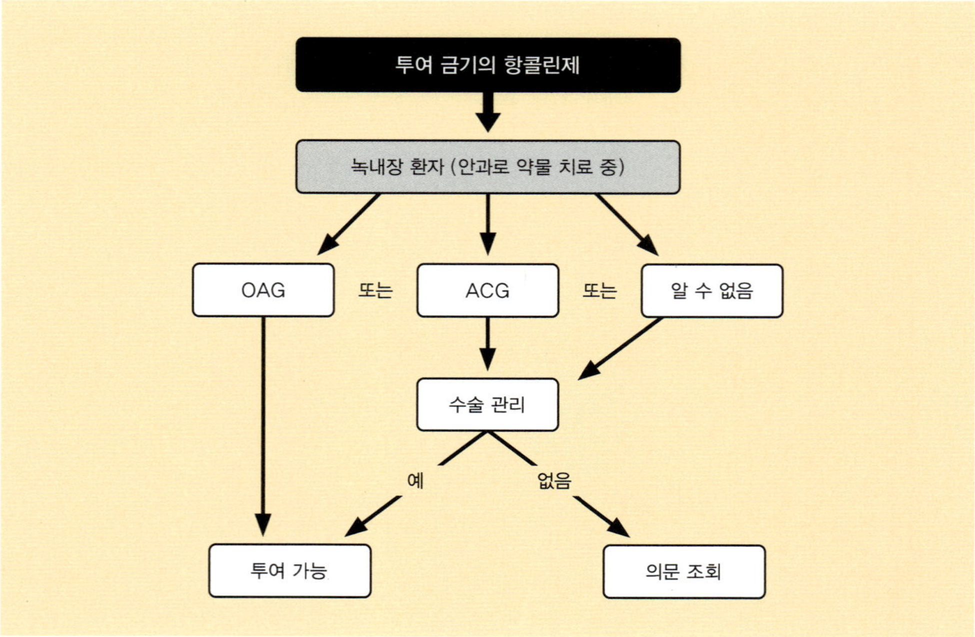

참고자료

1) 후생노동성「중증 부작용 질환별 대응 매뉴얼 녹내장」

2) Eye (Lond). 2011;25:971–80.

3) Eye (Lond). 2020;34:12–28.

4) J Clin Med. 2021;10:2947.

5) Exp Eye Res. 2011;93:103–7.

6) BMC Med Genomics.2021;14:109.

7) PLoS One. 2017;12:e0173005.

8) Exp Eye Res. 2011;93:103–7.

SECTION 02

QT 연장

QT 연장은 유발약끼리의 병용이나 전해질 이상으로 위험도가 상승한다

돌연사에 이르는 QT 연장의 유발약은 항부정맥약 외에 향정신성의약품 항균제, 분자표적치료제 등 다방면에 걸쳐있다. 유발약의 병용이나 전해질 이상, 서맥 등이 배경에 있는 환자에게는 QT 연장의 위험도가 상승하기 때문에 주의가 필요하다.

증례 1: 50대 여성, A씨

처방전

(1) 토프라닐정 25mg 1회 1정(1일 1정)
1일 1회 취침 전 28일분

(2) 콘토민당의정 50mg 아침 2정, 낮 2정, 저녁 2정, 취침 전 1정(1일 7정)
하루 4회 아침 점심 식사 후 취침 전 28일분

(3) 콘토민당의정 50mg 1회 1정
불면시 14회분

처방 배경

조현병과 불면증의 치료로 콘토민(일반명 클로르프로마진 염산염; 페노티아진계 약물)과 토플라닐(이미프라민 염산염: 삼환계 항우울제)을 복용중인 A씨.

이번에 증상의 악화가 보였기 때문에 콘토민이 돈용으로 추가되었다.

복약지도 포인트

이미플라민은 K 채널 중 하나인 hERG 채널의 차단 작용과 발현 억제 작용, 또한 클로르프로마진은 hERG 차단 작용을 갖기 때문에 약사는 QT 연장의 증상에 주의하도록 이전부터 지도했지만, 클로르프로마진 추가로 QT 연장 위험이 높아진다고 판단하여 가슴 통증(가슴이 두근두근하다, 조이는 느낌이다)와 부정맥(맥이 난다, 맥박 흐트러진다 동계 등), 휘청거림, 현기증, 의식 소실(실신), 정신이 아찔해지는 등의 증상에 그 어느 때보다 주의하도록 지도했다.

4주 후 다시 내국한 A씨에게 확인했을 무렵에는 자각증상은 특히 없고 불면증도 가라앉고 있었다.

그러나 QT 연장은 자각 증상을 동반하지 않는 경우가 많기 때문에 약사는 처방의에게 정기적인 심전도 검사를 실시하도록 제안했다.

증례 2 : 50대 여성, B씨

처방전

(1) 【일반】 클라리스로마이신정 200mg 1회 1정(1일 2정) 1일 2회 아침 저녁 식사 후 5일분

(2) 펠렉스배합 과립 1회 1g(1일 3g) 1일 3회 아침 점심 식사 후 5일분

(3) 페로베린배합정 1회 2정 설사시 5회분

처방 배경

B씨는 감기 때문에 세펨계 항균제와 펠렉스(살리틸아미드 · 아세트아미노펜 · 무수 카페인 · 클로르페닐라민 말레인산염)를 1주일 전부터 복용하고 있었다.

그러나 증상은 개선되지 않았고 설사도 동반되었기 때문에 이번에 클라리트로마이신과 페로베린(베르베린 염화물 수화물 겐노쇼코에키스)이 새롭게 처방되었다.

복약지도 포인트

클라리스로마이신에는 hERG 채널 차단 작용이 있으며, 페로베린에 포함된 베르베린에는 hERG 채널 차단 작용과 같은 채널의 세포막으로의 수송 저해 작용이 있다.

따라서 이러한 약물의 조합으로 QT 연장을 유발할 수 있다. 약사는 B 씨에게 가슴통증, 동계 등 평소와 다른증상이 나타나면 즉시 연락하도록 지도했다.

그 후, B씨는 해당 약국에 내국하지 않고 아마 감기는 완치된 것으로 보인다.

증례 3 : 80대 여성, C씨

처방전

(1) 아리셉트 D정 10mg 1회 1정(1일 1정)
1일 1회 아침 식사 후 28일분

(2) 【일반】 치앱드정 25mg 1회 1정(1일 3정)
1일 3회 아침 점심 식사 후 28일분

(3) 쯔무라 한방 억간산 엑기스 과립(의료용) 1회 2.5g(1일 7.5g)
1일 3회 아침 점심 식사 전 28일분

처방 배경

치매에 의한 인지기능장애와 주변증상(흥분, 배회) 때문에 아리셉트(일반명 도네페질염산염)와 티아프리드염산염을 복용중인 C씨.

이번에 불면이 강하게 나타났기 때문에 억간산이 추가되었다.

복약지도 포인트

도네페질, 티어플라이드는 hERG 채널 차단 작용, 도네페질은 hERG 채널의 세포막으로의 수송 저해 작용도 가지고 있는데다 억간산에는 감초가 포함되기 때문에 저칼륨혈증을 유발할 가능성이 있다. 또한 C씨는 고령, 여성, QT연장유발 약물의 병용이라는 QT 연장 위험 요소를 복수 가지고 있다.

약사는 저칼륨혈증을 유발하는 약물을 병용함으로써 QT 연장의 위험성이 더욱 높아진다고 생각하며 C씨와 가족에게는 정기적인 혈액 · 심전도 검사를 반드시 받는 것과 지금까지 주의하고 있던 QT 연장 증상 이외에 저칼륨혈증의 자각 증상(탈진감, 근육에 힘이 들어가지 않음, 메스꺼움, 구토, 변비, 다뇨 · 다음 등)에 대해서 설명하고 평소 와다른 증상이 나타난 경우에는 즉시 연락하라고 전했다.

그 후, 자각 증상이나 심전도상 이상은 발견되지 않았지만, 3개월 후의 혈액 검사에서 혈청 칼륨치의 저하가 보였기 때문에 억간산은 중지가 되었다.

소개

심전도 파형의 QT 간격은 심실의 흥분(탈분극) 개시로부터 종료(재분극 완료)까지의 시간을 나타내고 있어 QT 간격이 연장하는 상태를 「QT 연장」이라고 한다. QT 연장을 유발하는 병태는 QT 연장 증후군이라고 불리며 발병 원인에 따라 선천성과 이차성(약물성 등)으로 분류된다. 일본 순환기학회 등이 작성한 「QT 연장 증후군(선천성·2차성)과 Brugada 증후군의 진료에 관한 가이드라인(2012년 개정판)」에 의하면 약물성에 관해소 심박수로 보정한 QT 간격이 약 투여 후 25% 이상 연장되거나 0.5초 이상이 되는 경우에 이상한 QT 연장이 있다고 진단된다.

QT 간격이 연장되면 torsades de pointes(TdP: 톨사드 드 포완트)를 포함한 심한 심실성 부정맥이 발생하여 갑작스런 사망을 초래할 수 있다. 따라서 신약 제조 판매 승인 신청은 QT 연장의 잠재적 위험 평가에 중점을 둡니다.

주의해야 할 것은 QT 연장이보고 된 약물이 항상 QT 연장을 유발하는 것이 아니라 여러 위험 요인을 동반 할 때 발생하기 쉽다는 것이다. 위험 요인으로 여성, 노인(65세 이상; 향정신성의약품 복용 중 QT 연장 발병 확률은 65세 이상에서는 65세 미만의 3.2배가 됨), 전해질 이상(저칼륨혈증, 저마그네슘혈증 등), 심장 질환(서맥, 심근 경색, 심부전 등), 선천성 QT 연장 증후군 등 디기탈리스 제제 QT 연장 작용이 있는 약물의 병용, 이들 약물의 혈중 농도 상승 등의 약물 상호작용이 관련된 것으로 나타났다. 이러한 위험 요소는 모두 이온 채널을 억제하고 심근의 재분극 예비력(후술)를 감소시킨다.

전해질과 활동 전위의 관계

심실근 수축에서 확장까지의 활동 전위는 Na^{+}, K^{+}, Ca^{2+} 등의 전해질이 이온채널을 통해 심근세포를 출입함으로써 제어, 유지된다. 심근의 활동 전위(전기의 양)는 다음과 같이 5개의 연속적인 위상으로 형성된다(그림 1).

(1) 제0상은 외부로부터의 자극에 의해 Na가 Na 채널을 통해 단시간에 한꺼번에 세포 내로 유입되어 내향 Na 전류 (Ina)가 발생하여 세포 내 전하가 양(+)이 되어 전위가 높아져 탈분극이 일어나는 시점이다.

이 탈분극은 심근세포를 따라 전도되며, 심전도 파형의 QRS파를 형성한다.

그림 1 심근세포에서의 전해질 이동, 활동전위, 심전도 파형의 관계

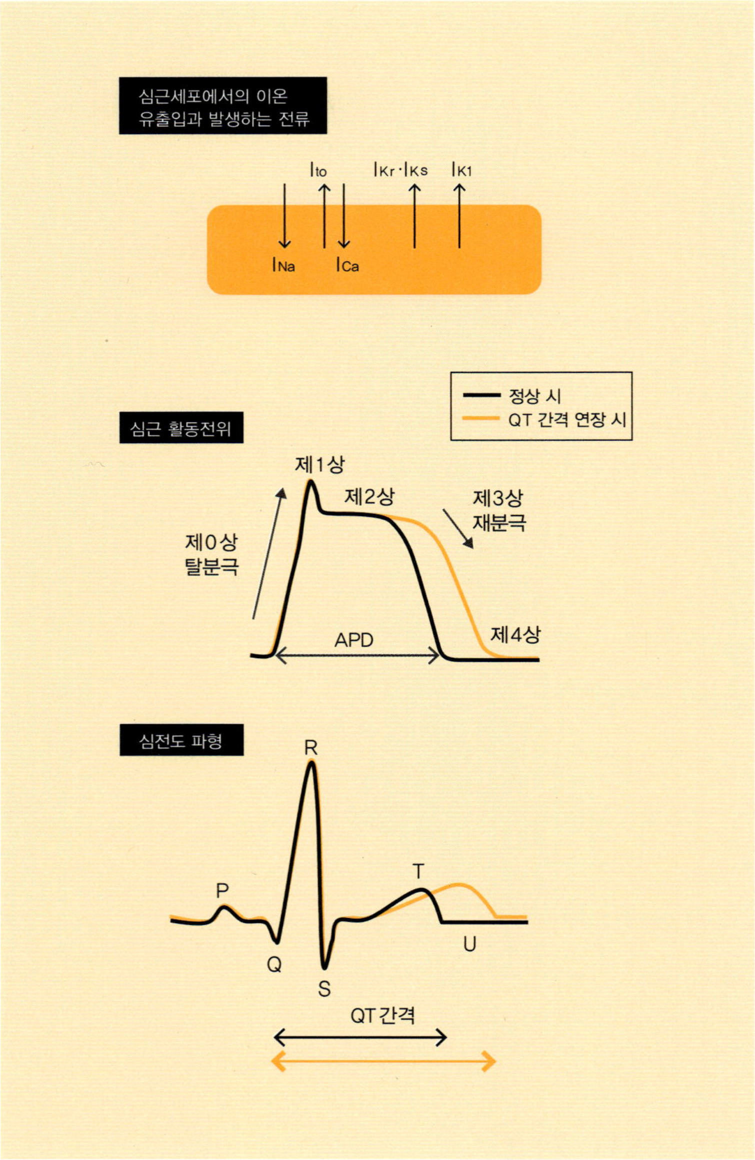

I_{Na} : 내향 Na 전류 I_{Ca} : 내향 Ca 전류 I_{to}、I_{Kr}、I_{Ks}、I_{K1} : 외향 K 전류
APD : 활동전위 지속시간

(2) 이어지는 제1상은 Na 채널이 닫히고 탈분극이 종료되고, 일과성 외향 K 채널에 의해 K^{+}의 유출이 일어나기 때문에 외향 K 전류(Ito)가 발생하여 세포 내 양전하의 양이 줄어들고 약간 활동전위가 내려가는 시점이다.

(3) 제2상은 Na^{+}에 이어 L형 Ca채널을 통해 Ca^{2+}가 유입되고, 내향 Ca전류(Ica)가 발생하는 시간이다.

유입하는 Ca^{2+}와 유출하는 K^{+}와의 밸런스가 유지되고 있기 때문에 세포 내의 전기량(전위)은 거의 변하지 않고 플래토(plateau) 상태라고 불린다. 심전도 파형이 평탄한 ST 부분에 상당한다.

(4) 제3상은 Ca^{2}의 세포 내로의 유입이 끝나는 것과 동시에 지연 직류성 K 채널을 통해 K^{+}가 일시적으로 다량으로 세포 외로 유출되어 외향 K전류 CIKr, Iks)의 발생에 의해 급격하게 세포 내의 전위가 감소하고 재분극이 일어나는 시점이다. 심전도 파형에서는 T파에 해당하며, T파의 전반부는 K^{+}가 유출이 시작되지만 Ca^{2+} 유입이 완전히 끝나지 않기 때문에 경사는 완만하게 된다.

(5) 제4상은 원래의 분극 상태(확장기)로 돌아간 상태이며, 내향 정류성 K 채널에 의해 K^{+}가 유출되어 외향 K 전류 (Ik1)가 발생한다. 따라서, 휴지막 전위를 유지한다.

이와 같이 각 채널을 통해 내향 전류나 외향 전류가 형성되어 심실근의 수축, 확장이 일어난다.

QT 연장의 발현 기전

QT 간격은 심전도 파형의 Q파의 시작부터 T파 종료까지의 시간 즉 심실근의 흥분(탈분극)의 개시로부터 재분극 완료까지의 시간으로 심실이 수축하고 있는 활동전위 유지 시간(action potential duration APD)을 반영하고 있다.

즉, QT 연장은 APD가 연장되어 있는 상태이다.

QT 연장은 주로 제3상의 재분극의 지연에 기인하지만, 제2상의 연장도 관여하고 있다. 전자에서는 K^{+}에 의한 외향 전류의 차단이, 후자에서는 Na^{+}나 Ca^{2+}에 의한 내향 전류의 증가 때문이다.

사실, 선천성 QT 연장 증후군은 심근세포의 이온 채널 및 세포막 단백질의 발현과 관련된 유전자의 이상으로 인한 것으로 나타으며, 13종의 유전자 다형성

(LQT type 1-13)에 의해 K^+에 의한 외향 전류의 감소(제3상 재분극의 지연), Na^+ 및 Ca^{2+}에 의한 내향 전류의 증가(제2상의 연장)가 관찰된다.

QT연장은 심실성 조기수축이나 TdP 등의 심실성 부정맥을 일으켜 실신이나 돌연사를 일으킨다.

이것은 탈분극 시에는 큰 자극이라도 전혀 흥분은 하지 않지만(절대 불응기), 재분극 전후의 시간은 강한 자극에 반응하는 데다(상대 불응기, 취약기), QT연장에서는 재분극이 연장되어 막전위가 불안정해져 쉽게 자극을 받기 때문이다.

Ik 차단에 의한 QT 연장

이론적으로 QT 간격에 큰 영향을 미치는 것으로 생각되는 채널은 제3상에서 다량의 K^+를 세포외로 방출하는 지연 직류성 K 채널이다. 이때, 주로 초급속(Ikur), 급속(Ikr), 완화(Iks)의 3종류의 Ix가 발생하지만, QT연장을 유발하는 약물의 대부분은 Ikr의 차단에 기인한다(표 1).

Ikr를 생산하는 K^+채널은 hERG(human ether a-go-go related gene)라는 단백질로 구성되어 있으며, 약물과의 결합이나 세포 외의 K+ 농도 저하에 민감한 것으로 나타났다.

예를 들어, 시사프리드(판매 중단), 퀴닌염산염수화물(상품명 염산 키니네), 퀴니딘황산염수화물(황산키니딘, 키니딘 황산염), 디소피라미드(리스모단 등), 졸피뎀타르타르산염 (마이슬리 외), 플루코나졸(디플루칸 등), 아토목세틴염산염(스트라테라), 트라조돈염산염(디지렐, 레슬린 등) 등의 약물은 hERG 채널의 포어(pore) 영역(이온의 통과 부위)에 존재하는 아미노산 잔기(Phe656, Tyr652 등) 결합하여 Ikr의 생산을 억제하는 것으로 보고되었다.

따라서 약물 QT 연장은 IRT 차단, 즉 hERG 채널 억제에 기인하는 것으로 생각되기 때문에 일본, 미국, 유럽의 의약품 행정 당국은 신약 개발에서 hERG 채널에 대한 안전성 시험(일본에서는 ICHS7B 시험)의 실시를 의무화하고 있다.

한편, 프로부콜(신레스탈, 로렐코 등), 펜타미딘이세티오네이트(베난벅스), 삼산화비소(트리세녹스), 듀록세틴염산염(사인발타) 등의 약물은 hERG 채널 단백질의 소포체로부터 세포막으로의 수송을 억제하고 hERG 채널 수를 감소

표 1 QT 연장을 유발할 수 있는 약물

①Ik (IKr/Iks)를 차단하는 약

【IKr(hERG 채널) 차단제】 • **항부정맥약**[1] (Ia군, Ⅲ군), 베프릴염산염수화물[2] (베프리콜; Ⅳ군, Ca 길항제), • **항정신병약**[3] (페노티아진계 약※, 부티로페논계 약※, 벤즈아미드계 약※ [티아프리드염산염 등], 리스페리돈[4] [리스파다르 외; SDA], 팔리페리돈[5] [인베가;SDA], 올란자핀[3] [디플렉사 MARTA], • **삼 · 사환계 항우울제**[※1,3] (퀴니딘 작용), • **SSRI** (시탈로프람★[6], 에스시탈로프람설트랄 [렉사프로], 셀룰라린 하이드로클로라이드[7] [제이졸로프트 등]), 플루옥세틴★및 그 대사물 • 마크로라이드계 항생제 미리스로마이신[에리스로신 등]) 클라리스로마이신[클래리시드, 클라리스 등][8], 퀴놀론계 항생제(목시플록사신 염산염[아벨록스], 오프록사신[탈리비트 외]), • **PDE5 억제제**(발데나필 염산염수화물[11][레비트라] 실데나필시트르산염[바이아그라, 레바티오 등]), 타목시펜시트르산염) (노르바덱스 외), • **트레미펜 구연산염**[13](페어스톤 등), • **메사돈염산염** (메사페인), • **분자표적 치료제** (다사티닙 수화물[13] [스프리셀], 니로티닙 염산염 수화물[4] [타시그나], 크리조티닙 '자코리', 라파티니부토실산염 수화물[15][타이켈브], 수니티닙말레산염[16][수텐트; 심부전, 좌심실 박출률 저하의 위험]), • **HIV 프로테아제 억제제**[17][비라셉트], • 할로판트린★ 사키나비르메실산염[17][인빌라제]), • **과활성 방광 치료제**(숙신산 솔리페나신염산염[13][베시케아], • **토르테로진 타르타르산염**:[9][디토르시톨]), • **갈란타민브롬화수소산염**[19], • **티자니딘염산염**[20](테르넬린 등), • **파로노세트론염산염**[13](알록시; 항 5-HT3 제)★[21]

【Ikr 차단제(hERG 채널 단백질의 결합 부위 [Phe656 및 Tyr652]가 보고된 약물)】
시사프리드★[22], 키니네염산염 수화물[23] (키니네염산염 ; 황산 퀴니딘), 퀴니딘황산염[23] (레이아탓츠; 항HIV약물), 아토목세틴염산염 [26](스트라테라; 선택적 노르아드레날린 재흡수 억제제), 트라조돈염산염(디지렐, 레슬린 등)

【hERG 수송 억제제[3]】 프로부콜(신레스탈, 로렐르코 등), 펜타미딘이세티온산염(베난벅스; 카리니 폐렴 치료제), 삼산화비소(트리세녹스; 백혈병 치료제), 듀록세틴염산염[30](사인발타; SNRI)
【hERG 차단제 및 hERG 수송 억제제[3]】 플루옥세틴 및 그 대사물, 플루코나졸[25], 데시프라민(이미프라민염산염[이미돌, 토프라닐]의 활성 대사산물), 베프리딜, 아타자나비르[23], 베르베린 화합물[31](베르베린 황산염, 베르베린 염화물수화물), 도네페질염산염[32](아리셉트 외), 티오리다진★

【피페리딘계 약】 H1 수용체 길항제[1](테르페나진★, 아스테미졸★), 시사프리드★, 페노티아진계 약(티오리다진★, 부티로페논계 약 (피모지드[2] [올랩], 드로페리돌[2][드로레프탄; 마취제] 등) 프로피베린염산염[33](밥포 외), 도네페질[32], 돈페리돈[34] (나우젤린 외; 중대한 심실성 부정맥, 해외에서 돌연사 보고됨.)
【피페라진계 약】 퀴놀론계 약(스파르플록사신★[10], 염산시프로플록사신[10][시프록산 외], 가티플록사신[10], 염산로메플록사신[37][발레온, 로메프론], 메실산갈레녹사신수화물[36], 레보플록사신수화물(크래빗 등), 트라조돈[12], 히드록시딘염산염[37](아탈락스), 히드록시딘 파모산염(아탈락스-P)

【Iks 차단제】 플루옥세틴 및 그 대사물[38], 이소플루란[39](폴렌 등 전신 마취제), 설트랄린, 라파티닙[15] 브로피베린[28], 메플로킨염산염[21](메파킨), 아미오다론염산염(안카론 등; 작용[40]), 프로피온산 대사물[41] 등

굵은 글씨는 심각한 부작용으로 심실 빈맥(torsades depointes 포함)이 첨부 문서에 기재되어 있는 약물
※는 중대한 부작용으로 첨부 문서에 기재되어 있는 약물
노란색 마커는 QT 연장에 관한 병용 금기에 대해 첨부 분서에 기재되어 있는 약물
★국내 미발매 또는 판매 중지 약

SDA: 세로토닌 드바민 길항제
MARTA: 다원 수용체 표적화 항정신병 약물
SSRI: 선택적세로토닌재흡수억제제
PDE: 포스포디에스테라아제
SNRI: 세로토닌, 노르아드레날린재흡수억제제

표 1 계속

② 다중 채널 차단제			I_{Kr}	I_{Ks}	I_{Ca}	I_{Na}
항부정맥약	Ia군	프로 카인 아미드 염산염[42](아미살린)	+	−		+
		디소피라미드[24]	+			+
		키니딘[23) 42)]	+	−		+
		시벤졸린 숙신산염[43](시베놀 등)	+	+	+	+
		피르메놀 염산염 수화물(피메놀)	+		+	+
	Ib군	아프린딘 염산염[44](아스페논 등)	(+)	−		+
	Ic군	프로파페논 염산염(프로논 등)	+			+
		프레카이니드 아세트산염(탐보콜)	(+)			+
		빌시카이니드 염산염 수화물[45](산리즘 등)	(+)			+
	Ⅲ군	아미오다론 주사제[39](안카론)	+	(+)	+	+
		아미오다론 경구[39]	(+)	+	+	−
		소탈롤 염산염[42](소타콜)	+	−		
		니페카란트 염산염(신비트)	+			
	Ⅳ군	페프리질[2,46,47]	+※	+	+	(+)
기타약	메사돈[3, 50]		+			+
	플루옥세틴 및 그 대사 산물[8, 36]		+※	+	−	−
	라파티닙[15]		+	+	−	−
	말라피록[13]		+	+	−	+
	프로피베린[28]		+	(+)	+	
	시타로프람 표시[6], 에스시탈로프람		+		+	
	토르테로진[18]		+		+	±
	리스페리돈[4]		+	−	+	
	타목시펜[12, 49]		+※		+	
	시프로플록사신[10, 51]		+		+	+
	설트랄린[7], 트라조돈[32, 48], 목시플록사신, 팔리페리돈[5], 파로노세트론[13], PDE5 억제제(바르데나필[11], 실데나필), 분자 표적치료제(다사티닙, 니로티닙[14], 스니티닙[17], 넬피나비르		+	+	+	+
	듀록세틴[13]		±※	±	±	±

+ : 차단 작용 있음 (+) : 약한 차단 작용 있음 − : 차단 작용 없음 +− : 둘 다 보고 있음 공란 : 알 수 없음

※hERG 수송 저해 작용의 보고가 있는 약물

표 1 계속

③ 기타(기전 불명)
밀타자핀(반향, 레멜론; NaSSA), 벤라팍신염산염(이펙서; SNRI), 아나그렐리드염산염 수화물(아그릴린; 본태성 혈소판혈증 치료제), 테라브레비르(테라빅; 항-HCV 약물), 엘리글스탯타르타르산염(사델가), 항진균(보리코나졸[부이펜드], 이트라코나졸[이트리졸 등]), 미라베글론(베타니스), 키누프리스틴 다르포프리스틴(시나시드 스트렙토그라민계 약), 안트라사이클 조조 상자 등; 클로파라빈[에볼트라], 보르테조밉[베르케이드], 엔잘루타미드[익스탄디], 렘바티닙 메실산염[렌비마]), 분자 표적 약물(반테타닙 [카프렐], 게피티닙 [일레사], 레고라페니브) 모감 리즈맙[포테리디오], 보스티니브 수화물[보슈리프], 파조파닙염산염[보트리엔트]), 스티리펜톨(디아커밋; 항간질제) 레베티라세탐(이케프라) 약), 테트라베나진(콜레아진; 비율동성 불수의운동치료제, 모노아민 고갈제) 독사람염산염수화물(도프람; 호흡중추자극제), 트라마돌염산염(트라말, 원트람; 가스타 등), 피페리딘계 약, 테네리글립틴브롬화수소산염수화물(테네리아), 데라마니드(델티바; 항결핵제), 나르메펜염산염수화물(세링크로), 스피라마이신, 아메나메비르(아메나 리프), 피페라진계 약 (로메리딘염산염[테라나스 미그시스], 아리피프라졸[에빌리파이; DPA], 브렉스피프라졸[렉살티], 아세나빈말레산염[시크레스트], 루라시돈[라투다])

NaSSA : 노르아드레날린 세로토닌 작용성 항우울제
DPA : 도파민 부분 작용제

시키는 작용이 있다.

이 때문에 심장의 재분극 예비력이 저하되어 QT 연장의 유발을 조장한다고 생각된다. 또한 정상 심장에서는 K채널 수는 기능 유지에 필요한 수의 2배 이상 존재하여 QT 간격을 정상적으로 유지하고 있으며, 이 상태를「재분극 예비력이 있다」라고 한다.

hERG 채널 저해 작용을 갖는 플루코나졸, 데시프라민(이미프라민염산염 [이미돌, 토프라니[르]의 활성 대사물), 베아리딜염산염 수화물(베프리콜), 베르베린 화합물(베르베린 황산염, 베르베린염화물수화물)), 도네페질염산염 (아리셉트 등)도 hERG 채널의 세포막으로의 수송 저해 작용을 갖는 것으로 나타났다.

또한, IKr 차단 작용이 있는 약물의 화학 구조식을 보면, 피페리딘환이나 피페라진환을 가지고 있는 약물이 많다.

페노티아진계 약물에서 QT 연장의 유도 빈도는 피페리딘계〉프로필아민계(지방족)〉피페라진계인 것으로 나타났다. 구조식과의 인과관계는 불분명하지만, 유의 할 필요가 있다.

한편, Ikg은 Ikr에 비해 QT연장에의 관여는 적다고 생각된다.

단, Irs를 발생하는 K채널 발현을 유전자 조작에 의해 억제한 배양세포에서 1kg 차단제인 플루옥세틴(국내 미발매)이 QT연장을 유발했다는 보고가 있다. 또한 선천성 대사 이상의 프로피온산 혈증에서 발견되는 QT 연장 증후군의 발병에는 프로피온산의 대사 산물에 의한 IKA 차단의 관여가 추측되고 있다.

즉, IKs는 유전성의 채널 이상이나 대사 이상이 존재하는 상태 등에서 중요한 역할을 담당한다고 생각된다.

다중 채널 차단제의 작용

Na 채널과 L 형 Ca 채널에 의한 내향 전류의 활성화는 제2상을 연장하여 QT 연장을 일으키지만, 이들 채널의 차단은 QT 연장에 대하여 억제적으로 작용하는 것으로 알려져 있다.

즉, IKr 및 Iks 차단 작용을 갖는 약물이라도, Ira 또는 Ica 차단 작용을 겸비한 약물에서는 QT 연장을 유발하기 어렵다고 생각되고 있다. 특히 Ca 채널 차단에 의한 QT 연장 억제 효과는 강하고, 항부정맥제로 보면 IKr 차단 작용과 강력한 Ica 차단 작용을 가지는 베라파밀염산염(바솔란 등; IV군)은 QT 연장을 거의 유발하지 않는다.

마찬가지로, Ikr 및 Ixs 차단 작용을 갖는 아미오다론염산염(안카론; III군)도 Ca" 유입의 직접적인 억제(급성 작용)와 Ca^{2+}의 밀도 감소(만성 작용)에 의한 Ica 차단 작용을 겸비한다. 따라서 다른 III군의 항부정맥제에 비해 TdP의 발현률이 낮다는 것이 알려져 있다.

QT 연장 및 TdP를 일으키기 쉬운 특성(역빈도 의존성)이 있지만, Iks 차단 작용을 겸비하면 역빈도 의존성은 완화되어 QT 연장 및 TdP의 위험성은 낮아지는 것으로 알려져 따라서 항부정맥제에서는 소탈롤염산염(소타콜;III군)와 같은 선택적 IK 차단제가 QT 연장을 유도하기 쉽다고 생각된다.

Ica를 증가시키는 약물은 선택적 Ikr 차단제보다 QT 연장을 유도하기 쉽다는 것이 시사된다. 퀴놀론계 약의 스파르플록사신(판매 중지)은 L형 Ca 채널의 불활성화를 늦추는 결과, Ca 유입이 증가하고 Ica가 증대하여 제2상이 연장되기 때문에 QT 연장을 유발하는 것으로 보고되고 있다(PLoS One. 2016;11:e0149198).

QT 연장과 관련된 상호작용

QT연장을 일으키는 약역학적 상호작용은,
(1) 복수의 QT연장 유발 약물의 병용(협력작용)
(2) QT연장 유발 약물과 전해질 이상이나 서맥 등의 위험인자를 유발하는 약과의 병용
(3) QT연장 유발 · 억제작용의 길항으로 나누어진다(표 2).

(1) QT 연장 유발 작용의 협력

QT 연장을 유도하는 약물을 병용 할 때는 항상 주의가 필요하다(표2【1】). 첨부문서상 심각한 부작용으로 심실 빈맥(TdP 포함)이 기재되어 있는 약물(표1)의 병용(증례 1)이나 Ia군, III군의 항부정맥약제와의 병용은 금기인 경우도 있어 조심스럽게 사용해야 한다. 이 약들은 주로 Ikr (hERG 채널) 차단 작용을 가지므로 전해질 이상(저칼륨 혈증, 저 마그네슘 혈증 등), 서맥과 심장 질환(심근 경색, 심부전 등)과 같은 QT 연장을 일으키기 쉬운 환자나 QT 연장을 보이는 환자에게 투여하는 것도 금기인 경우가 많다. 피모지드(판매 중단), 술토프리드 염산염(바르네틸 등)은 「QT 연장을 일으키는 것으로 알려진 약물」과의 병용은 금기이다.

표 2 QT 연장을 유도하는 약역학적 상호작용

[1] 협력 작용			
	QT 연장유발제		**병용으로 발생할 수 있는 사건 등**
병용금기	피페리딘계 약물(테르페나진, 아스테미졸*티오리다진*)	항부정맥제(β차단제 제외), 향정신약(페노티아진계약, 삼·사환계 항우울제 등), 스파르플록사신*시사프리드*	티오리다진은 B 차단제와도 금기.
	피페라진계 약물(스파르플록사신*)	디소피라미드인산염(리스모단 등), 아미오다론염산염(안카론 등), 키누프리스틴달포프리스틴(시나시드), 테르페나딘* 아스테미졸*	QT 연장 작용이 상가적으로 증강. hERG 차단 작용으로 인한 가능성, 스바루플록사신은 Ica 증강 작용 있음.
	목시플록사신염산염(아벨록스), **바르데나필염산염수화물**(레비트라; PDE5 억제제), **트레미펜크레이트**(페어스톤 등; 폐경 후 유방암 치료제)	항 부정맥제 : Ia군(퀴니딘황산염수화물[황산퀴니딘, 퀴니딘 황산염], 프로카인아미드염산염[아미살린], 디소 피라미드 등), II 군(아미오다론, **소탈롤염산염** [소타콜] 등)	QT 연장 작용이 상가적으로 증강. 항부정맥제는 임상 복용량에서 K 차단 작용이 있음. 아미오다론 주사약과 바르데나필은 병용 주의
	피모지드(판매 중단 부티로페논계 · 피페리딘계 약)	QT 연장을 일으키는 약물(**술토프리드염산염** [바르네틸 외], **에스시탈로프람수산염**[렉사프로], **드로페리돌** [드롤렙탄] 등)	QT 연장 작용이 상가적으로 증강, 피모지드는 hERG 차단 효과.
	술토프리드	QT 연장을 일으키는 약물(이미브라민염산염[이미돌, 토프라닐], 피모지드 등)	QT 연장, 심실성 부정맥의 보고 있음. QT 연장 작용 증강의 우려. Sultopride는 hERG 차단 효과가 있음.
	아미오다론 주사제(안카론 주 ; 주로 IK 차단 작용)	항부정맥제(Ia 군, III 군), 에리트로마이신락토비오네이트주사제(에리스로신 점적 정주 용)	아미오다론 경구약에서는 병용 주의.
		베프리딜염산염수화물(베프리콜)	
		펜타미딘이세티오네이트(페난버스)	
	아미오다론 경구 약물(안카론 정제; 주로 KS 차단 작용)	**PDE5 억제제**(바르데나필, 실데나필구연산염[비아그라, 레바티오 등])	아미오다론 주사제에서는 병용 주의.
	메플로킨염산염(메파킨; 항말라리아 약물, 키니네)	할로판트린*	QT 연장 작용의 증강[1]. 프로킨은 IK 차단제, 할로판트린은 bfcr 차단제.
	CYP 억제도 관여하는 상호 작용		
	Terapreville(테라픽; 항C 형간염 바이러스 약물)	퀴니딘, 프레카이니드 아세테이트(탐보콜), 프로파페논염산염(프로논 등), 아미오다론, **베프리딜, 피모지드**	QT 연장 작용이 상가적으로 증강. CYP3A4 억제 관련
	미라베그론(베타니스)	프레카이니드, 프로파페논	QT 연장, 심실성 부정맥(TdP 포함) 등의 우려, 미라베글론의 CYP2D6 억제도 관여. 항부정맥제(Ia군, III군)와의 병용은 주의.
	아미오달론	**엘리글스탯타르타르산염**(사델가; 고셔병 치료제)	QT 연장 작용 증강. 아미오다론에 의한 CYP2D6, 3A4 저해에 의한 엘리글스탯의 대사 저해도 관여.

표 2 계속

원칙금기	**파노비노스타트 락트산염** (파리덕; 히스톤탈아세틸화효소 억제제)	항부정맥제 : 디소피라미드, 프로카인아미드 등	QT 연장 작용이 상가적으로 증강. 병용은 피하는 것이 바람직.
	반데타닙 (카프렐사; 티로신 키나아제 억제제)	항부정맥제: 디소피라미드, 프로카인아미드, 키니딘 등 QT 연장을 일으키는 것으로 알려진 약물: 온단세트론염산염수화물(조푸란 등), 클라리스로마이신(클라리시드, 클라리스 등) 등	QT 연장을 일으키거나 악화시킬 우려가 있으므로 QT 연장을 일으키는 것으로 알려진 약물과 병용하는 경우에는 유익성이 위험성을 상회한다고 판단되는 경우에만 사용한다.
병용신중	hERG 차단제(목시플록사신, 매크로라이드계 약 등), hERG 수송 저해제(프로부콜 [신레스탈, 로렐르코 등] 등), hERG 차단 작용과 hERG 수송 저해 작용을 가지는 약제(베르베린 화합물 등), QT 연장 유발 약물 등의 상호 병용		QT 연장 작용이 상가적으로 증강. 목시플록사신과 프로부콜의 병용은 hERG 억제 기전이 다르기 때문에 주의. 첨부문서에 기재되어 있지 않지만, 베르베린 화합물과 마크로라이드계 약과의 병용으로 QT 연장 작용의 증강.

굵은 글씨는 QT 연장을 일으키기 쉬운 환자 또는 QT 연장이 있는 환자(선천성 QT 연장 증후군을 포함한다)에 대해서 투여금기

★일본 미발매 또는 판매중지

표 2 계속

【2】 QT 연장의 위험인자의 유발(저칼륨혈증, 서맥 등)			
	QT 연장 유발 약물	QT 연장 위험 인자 유도 약물	병용으로 발생할 수 있는 사건 등
병용금기	클래스 Ia 군, III 군의 항부정맥제	핑고리모드염산염(임세라, 딜레니아 다발성 경화증 치료제)	핑고리모드에 의한 심박수 저하, QT 연장 유발의 우려
병용금기	피페리딘계 약물(테르페나진*, 아스테미졸*, 티오리다진*)	이뇨제	저칼륨혈증으로 인한 QT 연장 유발의 우려
원칙금기	인산이수소나트륨 수화물 · 무수인산수소이나트륨(비지클리어; 경구장관 세정)	전해질 농도에 영향을 줄 수 있는 약물: · 저칼륨 혈증을 유발하는 약물(인슐린, β2 자극제, 코르티코 스테로이드, 루프 이뇨제, 티아지드계 이뇨제 등) · 저나트륨혈증을 유발하는 약물(혈당강하제, 항정신병 약, 항경련제, 루프 이뇨제, 티아지드계 이뇨제 등) · 고인혈증을 유발하는 약물(완하제 [인산항정신병 약[무함유 제제], 주입액[인 함유제제], 비스포스포네이트 제제, 성장 호르몬, 갑상선 호르몬 등) QT 연장을 일으키는 약제(항부정맥제, 삼환계 항우울제, 항정신병 약 등)	전해질 이상에 의한 QT 연장 유발의 우려
병용신중	hERG 차단제(목시플로키사신 등), hERG 수송 차단(삼산화비소[트리세녹스] 등)	저칼륨혈증을 유발하는 약물(글리틸리틴산 함유제제, 암포테리신 B[암비좀, 판기조 [그 외], β2 자극제 등)	저칼륨혈증으로 인한 QT 연장 유발의 우려

【3】 적대감			
	QT 연장유발제	왼쪽 약물의 작용에 길항하는 약물	병용으로 발생할 수 있는 사건 등
조합신중	메사돈염산염 (메사페인; hERG 차단, Na 채널 차단)	디아제팜 (셀신, 다이업, 호리존 등)	디아제팜은 메사돈의 I_{Na} 차단 작용에 대해 QT 연장 유발[4]
조합신중	QT 연장 유발 약물	L형 Ca 채널 차단제(베라파밀 염산염[와졸란 외]), Na채널 차단제(멕실레틴 염산염[멕시 틸 등])	QT 연장 작용 감소[5] 병용 후 Ca 채널 및 Na 채널 차단제를 중단하면 QT 연장 유발의 우려
조합신중	hERG 차단제 (에리스로마이신 투여 후 사용한 경우)	에리스로마이신 (에리스로신 등)	에리스로마이신의 알로스테릭 길항 작용으로 hERG 차단 작용 감소[6]

아미오다론에 관해서는 주사약과 경구약으로 병용 금기가 다르다. 비록 Ia, III군의 항부정맥제, 페프리딜, 펜타미딘은 아미오다론 주사제와 병용 금기이지만 경구약과는 병용 주의이다. 저자가 제조자에게 확인한 바 주사약은 항부정맥제 등과의 병용에 의해 QT 연장이나 TdP를 일으킬 우려가 있었기 때문에 승인 신청시에 해외의 첨부문서를 참고로 하여 병용 금기로 했지만, 경구 약은 임상상 병용도 있을 수 있기 때문에 임상의의 의견을 근거로 병용 주의로 했다는 것이었다.

한편, 포스포디에스테라아제(PDE) 5 억제제의 바르데나필염산염수화물(레비트라), 실데나필구연산염(바이아그라, 레바티오 등)은 아미오다론 경구약과 병용 금기이지만, 주사약과는 병용 주의이다. 이들에 대해서도 제조사에 확인한 바 아미오다론 경구약은 계속해서 사용하기 위해 병용 금기로 했지만, 주사약은 유효성이 위험성을 상회하는 긴급시에 사용하기 때문에 병용 주의로 했다고 한다.

또한, 아미오다론 경구약(만성 작용)은 주로 Iks 및 교감 신경 α 수용체, β 수용체를 주사제(급성 작용)는 주로 IR을 차단하기 때문에 주사제에서는 QT 연장 유발의 위험성 높다.

QT 연장유발제인 테라프레비르(테라빅), 미라베그론(베타니스), 아미오다론 등은 CYP 저해작용을 갖기 때문에 동태학적 상호작용에도 주의가 필요하다. 구체적으로 테라프레비르는 CYP3A4, 미라베글론은 2D6, 아미오다론은 2D6 및 3A4를 억제하고, 항부정맥제 등의 혈중 농도를 상승시킨다.

또한, 분자 표적치료제인 파노비노스타트락트산염(파리덕), 반데타닙(카프르사)에 관해서도 항부정맥제와의 병용은 피하는 것이 좋을 것이라고 생각된다(원칙금기). 특히, 파노비노스타트은 QT 간격이 450mm초 이상의 환자에게는 금기이며, QT 연장을 일으키는 다른 약물과의 병용도 원칙금기이다.

그 외, hERG 채널의 세포막으로의 수송 억제제(프로부콜 [신레스타르, 로렐르코 등], 듀록세틴염산염[사인발타] 등)과 hERG 채널차단제(목시플록사신염산염[아벨록스], 클라리스로마신[클라리시드, 클라리스] 등)와 같이 hERG 저해 기전이 다른 약물의 병용에도 주의가 필요하다고 생각된다(증례 2). 베르베린 화합물(베르베린황산염, 베르베린염화물수화물)과 마크로라이드계 약과의 병용에 대해서는 어떠한 첨부 문서에도 기재되어 있지 않지만, IK를 유의하게 감소시켰다고 하는 보고가 있다.

(2) QT 연장 위험인자의 유발

전해질 이상(저칼륨혈증, 저칼슘혈증, 저마그네슘혈증 등)이나 서맥 등은 그 자체가 QT연장을 유발하는 것 외에 QT연장의 발현 리스크를 높이는 위험인자이기도 하다(표 2[2]).

저칼륨혈증을 유발하는 약물에는 이뇨제, 감초나 글리틸리틴산을 함유하는 약물, β2 자극제 등이, 저칼슘혈증을 유발하는 약물에는 시나칼세토염산염(레그바라), 데노스맙(플라리아, 란마크)나 비스포스포네이트 제제 등이 있다. 특히 저칼륨혈증이나 서맥을 유발하는 약물과 QT 연장 유발약물은 신중하게 병용한다(증례 3).

핑고리모드 하이드로클로라이드(임세라, 딜레니아)는 서맥을 유발하기 때문에 Ia군, III군의 항부정맥제와는 병용 금기이다.

또한, 경구장관 세정제의 비지클리아(일반명 인산이수소나트륨일수화물 · 무수인산수소이나트륨)는 투여에 의해 QT연장이 온 증례가 인정되고 있다.

이러한 증례에서는 저칼륨혈증이나 저칼슘혈증 등의 전해질 이상과의 관련성이 지적되고 있기 때문에, 동약을 투여하는 경우에는 전해질 농도에 영향을 미칠 수 있는 약물이나 QT 연장 유발제가 투여 중이 아님을 미리 확인할 필요가 있다.

테르페나진, 아스테미졸, 티오리다진은 QT 연장유발 위험 때문에 판매 중지되었으나 판매 중에는 저칼륨혈증을 유발하는 이뇨제와의 병용은 금기로 되어 있었다.

(3) QT 연장 유발 작용의 길항

메사돈염산염(메사페인)와 디아제팜(셀신, 다이업, 호리존 등)의 병용에 의해 돌연사의 위험이 상승하는 것으로 알려져 있다. 메사돈은 IKr 및 Ina 차단 작용을 갖지만, 디아제팜은 심근의 활동 전위에 영향을 주지 않고 Na 채널에 대한 메사돈 친화성을 4분의 1로 저하시키는 것이 배양세포를 이용한 실험에서 보고되었다. 즉, 디아제팜은 메사돈의 I_{Na} 차단 작용에 길항하여 QT 연장을 유도하는 것으로 생각된다(표 2[3]).

멕시레틴염산염(멕시틸 등)과 리도카인염산염(키실로카인 등)의 Na 채널 차단 작용, 지르티아젬염산염(헤르베사 등)의 Ca 채널 차단 작용 등은 hERG 채널 차단제의 QT 연장 유발 작용에 길항한다. 따라서 QT연장 유발약물과의 병용 후에 이 Na, Ca채널차단제를 중지하면 QT연장이 일어나기 쉬워질 우려가 있다.

에리스로마이신(에리스로신 등)은 hERG 차단제에 대한 알로스테릭 길항 작용을 나타낼 가능성이 보고되었다. 에리스로마이신을 투여한 후 hERG 차단제인 티오리다진을 투여하면 티오리다진의 hERG 채널에 대한 친화성이 14~22배 감소한다는 보고가 있다(배양 세포 실험).

에리스로마이신에서는 QT 연장의 유발과 억제라는 완전히 반대의 작용이 보고되어 있어 흥미롭다.

참고자료

1) Ther Adv Drug Saf. 2012;3:241–53.
2) J Pharmacol Toxicol Methods. 2013;68:13–22. 3)
3) Curr Drug Saf. 2010;5:97–104.
4) Toxicol Appl Pharmacol. 2004;199:52–60.
5) J Cardiovasc Pharmacol. 2011;57:690–5.
6) FEBS Lett.2002;512:59–66.
7) Korean J Physiol Pharmacol. 2012;16:327–32.
8) Br J Pharmacol. 2006;149:481–9.
9) J Pharmacol Exp Ther. 2002;302:320–7.
10) Mol Pharmacol. 2001;59:122–6.
11) EurJ Pharmacol. 2004;502:163–7.
12) Naunyn Schmiedeberg의 Arch Pharmacol. 2003;368:41–8.
13) J Pharmacol Toxicol Methods. 2014;70:246–54.
14) Anticancer Res. 2014;34:4733–40.
15) Basic Clin Pharmacol Toxicol. 2010;107:614–8.
16) Toxicol Appl Pharmacol. 2013;272:245–55.
17) Lancet.2005;365:682–6.
18) J Phamacol Exp Ther. 2004;308:935–40.
19) Eur J Pharmacol. 2012;681:68–74.
20) J Cardiovasc Pharmacol Ther. 2012;17:102–9.
21) J Pharmacol Exp Ther. 2001;299:290–6.
22) J Med Chem.. 2009;52:1630–8.
23) Mol Pharmacol.2003;63:1051–8.
24) J Mol Cell Cardiol. 2012;52:185–95.
25) Br J Pharmacol. 2013;168:1215–29.
26) Eur J Pharmacol.2011;650:138–44.
27) Acta Pharmacol Sin.2015;36:454–62.
28) Br J Pharmacol.2009;156:226–36.
29) Naunyn Schmiedeberg의 Arch Pharmacol. 2004;370:146–56.
30) Naunyn Schmiedeberg의 Arch Pharmacol. 2013;386:795–804.
31) Drug Des Devel Ther. 2015;9:5737–47.
32) Brain Res. 2015;1597:77–85.

33) Naunyn Schmiedeberg의 Arch Pharmacol. 2008;376:431–40.

34) Curr Drug Saf. 2010;5:257–62.

35) Toxicology. 2006;228:239–48.

36) 메실산 갈레녹사신 수화물 (제니낙) 심사 보고서

37) J Pharmacol Sci. 2008;108:462–71.

38) Circ Arrhythm Eleecetrophysiol. 2013;6:1002–9.

39) Anesthesiology.2015;122:806–20.

40) PROGRESS IN MEDICINE 2010;30:735–40.

41) Heart Rhythm.2016;13:1335–45.

42) J Biomed Sci. 1999;6:251–9.

43) J Mol Cell Cardiol. 1996;28:893–903.

44) Br J Pharmacol. 1999;126:751–61.

45) J Cardiovasc Pharmacol. 2003;42:410–8.

46) Sci Rep. 2015;5:17623.

47) Therapoe.2000;55:195–202.

48) Hum Exp Toxicol. 2016;35:501–10..

49) J Pharmacol Exp Ther. 1998;287:877–83.

50) Br J Pharmacol. 2014;171:427–37.

51) J Pharmacol Sci.2013;122:205–12.

52) Eur J Pharmacol. 2013;720:29–37.

53) Eur J Pharm Sci. 2015;76:149–55.

54) J Cardiovasc Pharmacol. 2010;56:420–30.

55) Clin Pharmacol Ther. 2016;99:214–23.

56) Br J Pharmacol.2014;171:1668–75.

57) J Am Heart Assoc. 2015;4:e001813.

SECTION 03

레닌–안지오텐신(RA)계 억제

RA계 억제제 간 병용투여는 권장하지 않는다.

레닌–안지오텐신(RA)계 억제제는 고혈압의 1차 치료제이지만, RA계 억제제 간의 병용은 국소 RA계의 과잉 억제에 기인하는 것으로 보이는 신기능 장애나 고칼륨혈증을 유발할 수 있다.

증례1: 91세 남성, A씨

첫 방문 시 처방전

(1) 바이엘아스피린정 100mg 1회 1정(1일 1정)
【일반】 에날라프릴말레산염정 5mg 1회 1정(1일 1정)
【일반】 발사르탄정 40mg 1회 1정(1일 1정)
1일 1회 아침 식사 후 28일분

(2) 【일반】 니콜란질정 5mg 1회 1정(1일 2정)
【일반】 암로디핀정 2.5mg 1회 1정(1일 2정)
1일 2회 아침 저녁 식사 후 28일분

2차 방문 시 처방전

【일반】 프로세미드정 20mg 1회 1정(1일 1정)
1일 1회 아침 식사 후 7일분

처방 배경

① 몇 주 전, 요양시설에 입소한 A씨는 고혈압, 협심증, 심부전 등의 치료를 위해 (1)의 처방약을 복용 중이고 시설 직원이 처방전을 가지고 처음 내원하였다. A씨는 입소 전부터 (1)의 약을 수년에 걸쳐 복용해 왔으며, 지금까지 당뇨병의 병력은 없다. 현재 혈압은 안정적이며, 혈액 · 소변 검사상(혈청 크레아티닌, 혈청 칼륨(K)값, 소변량, 요단백 등) 이상 소견은 발견되지 않았다.

② 첫 내원 1주일 후, 하지 부종으로 인해 프로세미드(상품명 라식스 외; 이뇨제)가 추가 처방되었다.

복약지도의 포인트

① 첫 방문 시

레닌–안지오텐신(RA)계 억제제인 에날라프릴 말레산염(레니베이스 외; ACE 억제제)과 발사르탄(디오반 외; ARB)의 병용은 그 유용성이 입증되지 않았으며, 과도한 RA계 억제에 따른 부작용(저혈압, 신전성 급성 신장 손상 [신전성 AKI], 고칼륨혈증 등)의 위험성이 증가하기 때문에 권장되지 않는다. 또한, 바이엘아스피린(아스피린 장용정; 저용량 아스피린; 비스테로이성 소염진통제 [NSAIDs])은 저용량에서도 AKI를 발생시킬 수 있다. 게다가 초고령의 A씨는 당뇨병은 없지만 심혈관 질환을 앓고 있어 신장 손상을 유발하기 더욱 쉽다.

그러나 이 약들은 입소 전부터 복용하고 있었고, 현재 병세가 안정적임과 동시에 검사 결과도 이상이 없으므로, RA계 억제제와 저용량 NSAIDs의 병용은 문제가 없는 것으로 판단된다.

약사는 시설의 직원에게 앞으로도 혈압 관리 및 혈액 · 소변 검사를 주기적으로 하여 발열이나 설사, 식욕 부진 등에 의한 탈수(체중 감소)나 소변량의 감소가 있을 시 반드시 상담받을 것을 권했다.

② 2차 방문 시

이뇨제와 RA계 억제제, NSAIDs의 3제 병용에 의해 AKI의 발병 위험은 증가한다. 게다가 A씨는 ACE 억제제, ARB, NSAIDs, 이뇨제의 4제 병용이기 때문에 AKI의 발병 가능성이 매우 높을 것으로 생각된다.

약사는 시설 직원에게 신혈류량의 감소에 기인하는 신전성 AKI 발병의 위험성이 높으므로, 소변량 변화, 탈수(체중 감소), 혈압 저하 등의 증상에 더욱 주의를 기울여 줄 것을 당부하였다.

3주간의 지속적인 이뇨제 투여 후, 방문진료 의사(처방의사)로부터 '혈청 크레아티닌이 1.38mg/mL로 증가하고(eGFR=37.4mL/min/1.73m²; 신기능 중등도~고도 저하), 소변량이 감소한 것은 처방된 약물에 문제가 있는 것이 아닌가?' 라는 질문이 있었다. 그 즉시 약사는 약물 정보를 제공하였고, 4제 병용에 의한 신전성 AKI가 발병했을 가능성이 높다고 판단하여 가능한 범위 내에서 감량 또는 변경, 중단을 제안했다.

그 결과, 푸로세미드, 에날라프릴이 중단되었다.

한 달 후, 혈청 크레아티닌 수치도 0.68mg / mL (eGFR =81.1mL/min/1.73m²; 신기능 정상 또는 경미한 저하)까지 회복되었다.

증례 2: 70세 남성, B씨

내과 처방전

(1) 라식스정 20mg 1회 1정(1일 1정)
레니베이스정 5 1회 1정(1일 1정)
아달라트CR정 40mg 1회 1정(1일 1정)
크레스토정 2.5mg 1회 1 정제(1일 1정)
1일 1회 아침 식사 후 28일분

(2) 아이트롤정 20mg 1회 1정(1일 2정)
1일 2회 아침 저녁 식사 후 28일분

정형외과 처방전

록소닌정 60mg 1회 1정(1일 3정)
1일 3회 아침 점심 저녁 식사 후 28일분

처방 배경

심부전과 협심증 등으로 수년간 내과에서 (1), (2)를 처방받고 있던 B씨. 이번에 허리를 다쳐 정형외과에서 록소닌(일반명 록소프로펜나트륨수화물)을 처방받았다.

지금까지 고칼륨혈증, 저혈압, 헛기침, 혈관부종 등의 부작용은 나타나지 않고 있다.

복약지도의 포인트

ACE 억제제, 이뇨제, NSAIDs의 3제 병용은 병용 1개월 이내 AKI를 유발할 가능성이 높다. 게다가 B 씨는 고령, 고혈압, 심부전이라는 신장애의 위험 요인들을 가지고 있다.

약사는 B씨에게 발열이나 발한, 설사, 식욕 부진, 혈압 저하 등에 의한 탈수는 소변량과 체중이 감소하여 AKI가 발생하기 쉬우므로 이러한 증상이 나타나면 신속하게 의료 기관을 방문할 것을 권했다.

따라서 가정에서 혈압과 체중 측정을 꾸준히 하고, 정기적인 혈액·소변 검사(신기능 검사)를 기존처럼 반드시 받도록 했다.

수개월 후, 현재 혈청 칼륨 수치가 다소 증가한 경향이 있지만 신장 기능은 정상이며 AKI의 증상도 나타나지 않았다.

소개

신장은 노폐물을 배설하는 것 외에 주로 레닌-안지오텐신(RA)계라고 불리는 호르몬 시스템을 통해 체내의 혈액량과 수분량, 염분량(나트륨 이온), 혈압 등을 조절한다. RA계가 과도하게 활성화되면 고혈압, 심혈관·신장질환 등을 유발시키기 때문에 RA계 억제제가 개발되었다.

RA계 억제제는 ACE 억제제, 안지오텐신II 수용체 차단제(ARB), 레닌 억제제(알리스키렌헤미푸마르산염[상품명 라디레스]) 등이 있다. 본 SECTION에서는 RA계의 생리활성 산물인 알도스테론에 대한 길항제(스피로노락톤 [알닥톤A 외], 에플레레논[세라라])를 포함하여 설명한다.

순환 RA계와 국소 RA계

RA계에는 순환 RA계(전신RA계)와 국소 RA계(조직RA계)가 있다. 순환 RA계는 간에서 생성되어 혈액 순환하는 안지오텐시노겐(AGT)이 주로 신장의 사구체에서 분비되는 레닌에 의해 안지오텐신I(AngI)로 전환되고, 폐에서 생성된 안지오텐신 전환효소(ACE)에 의해 생리활성을 갖는 안지오텐신II(Ang II)로 전환된다.(그림 1)

한편, 심장, 신장, 뇌 등 국소 RA계는 주로 혈액으로부터 세포 내로 흡수된 레닌과 AGT로부터 Ang II가 생산되어 각 장기에 작용하는 것으로 알려져 있다. 심장이나 혈관내피세포 등에서는 세린프로테아제인키마아제가 Ang II를 생산한다[3].

생산된 Ang II는 세포막 상에 있는 안지오텐신II 1형(AT_1) 수용체를 통해 혈관 수축(혈압 상승), 체액량 증가(나트륨 저류), 세포 증식(심비대, 신정 조직 증식 등), 인슐린 저항성 증가(혈당 상승)등의 생리 작용을 발휘하는 것 외에 부신 피질에 AT_1 수용체를 통해 알도스테론의 생산·분비를 촉진한다. 알도스테론은 나트륨 보유-칼륨배설(혈압 상승), 염증 반응, 심장·신장의 조직섬유화나 리모델링 등에 관여한다.

또한, Ang II는 심근을 비대시키는 작용을 하는 것으로 알려져 있다. 일반적으로 신장 수출 세동맥의 수축 또는 수입 세동맥의 확장에 의해 사구체 내압(여

그림 1　레닌 – 안지오텐신 – 알도스테론 시스템 개요

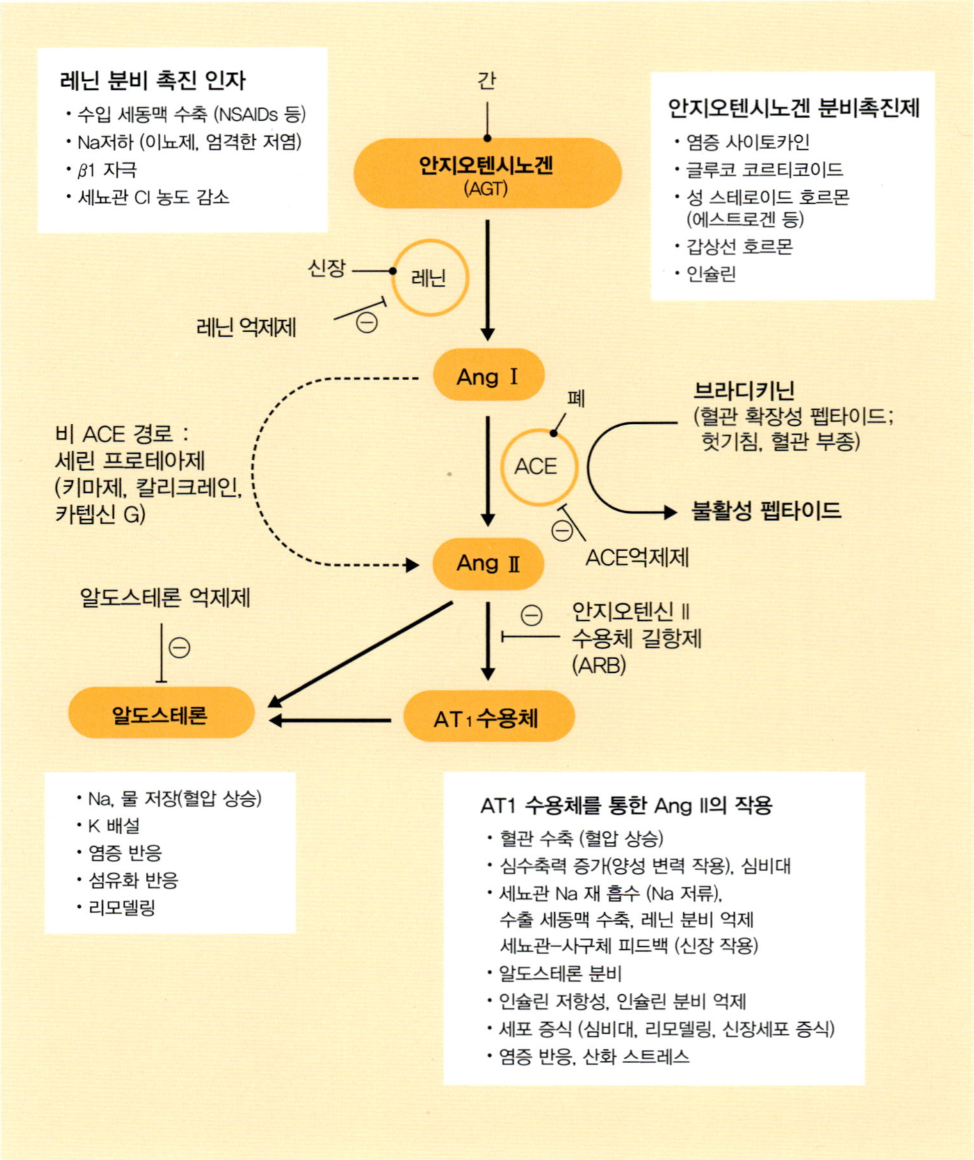
레닌 분비 촉진 인자
• 수입 세동맥 수축 (NSAIDs 등)
• Na저하 (이뇨제, 엄격한 저염)
• β1 자극
• 세뇨관 Cl 농도 감소
간
안지오텐시노겐 (AGT)
안지오텐시노겐 분비촉진제
• 염증 사이토카인
• 글루코 코르티코이드
• 성 스테로이드 호르몬 (에스트로겐 등)
• 갑상선 호르몬
• 인슐린
신장
레닌
레닌 억제제
Ang I
폐
ACE
브라디키닌 (혈관 확장성 펩타이드; 헛기침, 혈관 부종)
불활성 펩타이드
ACE억제제
비 ACE 경로 : 세린 프로테아제 (키마제, 칼리크레인, 카텝신 G)
Ang II
알도스테론 억제제
안지오텐신 II 수용체 길항제 (ARB)
알도스테론
AT1 수용체
• Na, 물 저장(혈압 상승)
• K 배설
• 염증 반응
• 섬유화 반응
• 리모델링
AT1 수용체를 통한 Ang II의 작용
• 혈관 수축 (혈압 상승)
• 심수축력 증가(양성 변력 작용), 심비대
• 세뇨관 Na 재 흡수 (Na 저류), 수출 세동맥 수축, 레닌 분비 억제 세뇨관–사구체 피드백 (신장 작용)
• 알도스테론 분비
• 인슐린 저항성, 인슐린 분비 억제
• 세포 증식 (심비대, 리모델링, 신장세포 증식)
• 염증 반응, 산화 스트레스

과압)과 사구체 여과량(GFR)이 상승하는데, Ang II는 수출 세동맥의 선택적 수축으로 사구체 내압을 상승시켜 신장 혈류량과 GFR 수치가 증가한다.

RA계 억제제는 신장 등에 대한 장기 보호 효과도 있다. 즉, 기존 신장 장애에서는 당뇨병성 신증 초기에 나타나는 보이는 과잉여과에 의해 사구체 내압이 높은 상태로 유지되고 이에 따른 손상으로 요단백이 검출되며 신장 장애가 진행되는데, RA계 억제제는 국소 Ang II 생산을 억제하여 수출 세동맥을 이완시켜 사구체 내압을 저하시키기 때문에 신증의 진행을 예방하는데 유용하다고 여겨진다.

RA계 이중 억제의 효능과 안전성

ACE 억제제와 ARB의 단독 투여는 강압 효과 이외에 장기 보호나 단백질뇨 저하 등의 작용을 나타내고 만성 심부전이나 만성 신장병(CKD)의 합병 예의 예후를 개선한다. 따라서, 종래 RA계 억제제의 병용요법에 의한 추가 예후의 개선이 기대되고 있다.

또한, ACE 억제제나 ARB의 장기 투여는 순환 RA계가 보상적으로 활성화되어 알도스테론 농도의 상승(알드스테론·브레이크스루 현상)이나 레닌 농도의 상승을 초래하기 때문에 약효 감약의 우려가 있다. 이 보상성의 피드백 기구는 주로 RA계의 율속 효소인 레닌의 상승에 기인하는 것으로 생각되어 레닌 억제제를 병용하면 회피할 수 있을 것으로 보인다. 또한 동맥경화나 신염 등 키마제가 항진하고 있는 병태에서도 레닌 억제제의 병용 효과가 기대되고 있다.

SECTION 03

RA계 억제제의 병용은 권장되지 않는다 (증례1①)

이러한 생각에 근거하여 만성 심부전이나 당뇨병, 고혈압, CKD 환자에서 ACE 억제제, ARB, 레닌 억제제의 병용요법이 이루어졌고, 여러 대규모 임상시험에서 유용성이 검증되었다(표 1). 그러나 병용의 유효성은 인정되지 않고 신기능 장애, 고칼륨혈증, 저혈압 등의 위험성이 상승한다는 결과가 나타났다.

따라서 현재는 ACE 억제제와 ARB의 병용은 권장되지 않으며(표 2), 각 질환의 진료 가이드라인에서 주의할 것을 명시하고 있다.

예를 들어 일본고혈압학회의 '고혈압 치료 가이드라인 2019'에서는 'ACE 억제제와 ARB의 병용은 단독 투여보다 요단백을 감소시킨다는 메타 분석 보고도 있지만, ONTARGET 시험에서는 ACE 억제제와 ARB의 병용군에서 단독 투여군 보다 요단백은 감소하지만, 투석 도입, 크레아티닌 수치 2배 증가, 사망률 증가 등 오히려 결과가 악화되는 것으로 나타나 일반적으로 이 조합의 병용은 권장하지 않는다. 단, 병용하는 경우에는 소량으로 시작하여 주의깊은 관찰이 필요하다'고 되어 있다.

또한, 일본신장학회의 '근거 기반CKD 진료 가이드라인 2018'에서는 '당뇨병 비합병성 CKD의 A1 구분증례에서 ARB와 ACE 억제제가 병용되는 경우에 세심한 주의를 할 필요가 있다'고 되어 있다.

한편, 레닌 억제제의 알리스키렌에 관해서 ALTITUDE 시험의 중간해석 결과에 근거해 신장 기능 장애(eGFR 60 mL/min/1.73 m^2미만)가 있고, ACE 억제제 또는 ARB를 복용중인 환자에게는 치료상 불가피한 경우를 제외하고 병용이 원칙적으로 금지되어 있다.

ACE 억제제 또는 ARB를 투여중인 당뇨병 환자에게도 역시 혈압강하제에 의한 조절이 적절히 이루어지고 있지 않은 경우를 제외하면 병용이 금지된다.

병태생리와 Ang II 보상작용

RA계 억제제를 병용해도 예후가 개선되지 않고 오히려 악화되거나 부작용이 증가하는 이유는 명확하지 않지만 당뇨병성 신증에서 볼 수 있는 병태생리와 관련이 있다고 생각된다.

즉, 앞서 언급한 바와 같이 고혈압, CKD, 당뇨병성 신증 등에서는 사구체 내압이 상승하여 요단백이 검출되기 때문에 사구체 내압을 감소시키는 RA계 억제제는 신장 보호 효과가 있다고 간주되었다. 그러나 최근 당뇨병성 신증에서 요단백을 동반하지 않는 동맥경화 등의 발병이 증가하는 양상을 보이는데 이는 수입세동맥 수축에 따른 신혈류량 감소로 사구체내압과 GFR이 저하된 경우가 많이 포함되어 있을 것으로 추측된다.

이에 대해 Ang II의 보상기전으로 수출세동맥을 수축해 사구체내압 및 GFR을 상승시켜 신기능을 유지하는 것으로 보인다.

따라서 RA계를 강하게 억제하면 사구체내압과 GFR이 과도하게 저하되고 혈청 크레아티닌이 급격히 상승하기 때문에 신전성 급성 신장 손상(신전성 AK1; SECTION17 참조)을 일으키거나 신증을 악화시킬 가능이 높아진다. 또한 신기능 장애에 따라 고칼륨혈증, 저혈압 등이 발생한다고 추측된다.

표 1 RA 계 억제제 병용의 안전성과 효능을 조사한 주요 무작위 시험 결과

시험 이름 : 약	대상 환자	안전성 (유해 사건)	병용 효과	참고문헌
1) ACE 억제제 + ARB 병용군 vs ACE 억제제 or ARB 단독군				
ONTARGET: 라미프릴, 텔미사르탄	2만 5620건(85% 심혈관 질환, 69% 고혈압, 38% 당뇨병성 신증) ; 평균 연령 66세 평균 eGFR69mL/분 /1.73m²	병용군에서 저혈압, 실신, 신기능 장애, 고칼륨혈증의 발생 위험 상승	심혈관질환, 사망, 심근경색, 뇌졸중, 심부전으로 인한 입원은 유의한 차이 없음 투석 도입, 혈청 크레아티닌 수치 2배증가, 사망률 악화. 그러나 요단백 감소 효과 있음 (유효성 없음)	N Engl J Med.2008; 358:1547–59. Lancet.2008; 372:547–53.
VA–NEPHRON–D: 리시노프릴, 로사르탄	1448건(당뇨병성 신증 환자); 평균 연령 64세, 평균 eGFR54mL / 분/1.73m²	병용군에서 급성 신장 손상, 고칼륨혈증의 발생 위험 상승 (안전성 우려로 조기 중지)	신장 기능 저하, 말기 신부전, 사망률은 유의한 차이 없음(유효성 없음)	N Engl J Med.2013; 369:1892–903.
2) ACE 억제제 or ARB + 알리스키렌 병용군 vs ACE 억제제 or ARB 단독군				
ALTITUDE: 알리스키렌, ACE 억제제 or ARB	8561건(2형 당뇨병, CKD, 심혈관 질환을 앓고 있는 환자) ; 평균 연령 64세 평균 eGFR57mL/분 /1.73m²	병용군에서 저혈압, 고칼륨혈증위험 상승 (안전성 우려로 조기 중단)	뇌, 심혈관 및 신장 질환 발생 유의한 차이 없음 (유효성 없음)	N Engl J Med.2012; 367:2204–13.

(Ther Adv Drug Saf. 2015; 6:166–76.)

표 2 RA 시스템 억제제가 관여하는 주요 상호 작용

약물A	약물B		병용으로 발생할 수 있는 부작용 등
RA계 억제제끼리의 병용(이중 억제)			
ACE 억제제	ARB		▸ **병용은 권장되지 않는다.** 병용시에는 소량으로 시작하여 혈압 관리 및 혈청 칼륨 수치, 신장 기능을 충분히 관찰해야 함 ▸ 병용에 의한 유용성은 인정되지 않고, 과도한 RA계 저해에 의한 부작용(저혈압, 고칼륨혈증, 신기능 장애)의 위험 증가(표 1)
알리스키렌헤미푸마르산염(라디레스; 레닌 억제제)	ACE 억제제, ARB		▸ eGFR60mL/min/1.73 m² 미만의 신기능 장애가 있는 환자 중 치료상 불가피한 경우를 제외하고 병용을 피한다.(**원칙적 금기**) 당뇨병 환자는 병용 금기 (단, 혈압강하제에 의한 혈압 조절이 불안정한 환자는 제외) ▸ 과도한 RA계 억제로 인한 AngII 고갈로 저혈압, 고칼륨혈증 및 신장 기능 손상의 위험 증가(ALTITUDE 시험, 표 1)
RA계 억제제, 이뇨제, 비스테로이드성 소염진통제의 3제 병용(병용주의)			
RA계 억제제 (ACE 억제제, ARB, 레닌 억제제)	이뇨제 ; 푸로세미드(라식스), 트리클로르메티아지드(플루이트란) 등	NSAIDs	▸ 급성 신장 손상의 위험 증가. 3제 병용시에는 신장 기능을 충분히 관찰해야 함 ▸ 이뇨제와 NSAIDs의 병용에 의한 신독성(GFR 저하, 신혈류량 저하 등)에 대하여 보호적으로 작용하는 AngII를 RA계 억제제가 억제

따라서 RA계 억제제는 요단백이 검출되는 경우에는 적극적으로 사용되지만, 요단백이 없는 경우(동맥경화 병변 동반)는 신중하게 사용해야 한다.

RA계 억제제, 이뇨제, NSAIDs의 3제 병용

ACE 억제제 또는 ARB와 이뇨제를 복용하는 중에 비스테로이드성 소염진통제(NSAIDs)를 투여한 3제 병용의 경우는 「Triple Whammy(트리플 워미)」라고 불리며, 신전성 AKI의 발생 가능성이 상당히 증가하는 것으로 밝혀졌다.

고혈압이나 심부전 등으로 인한 ACE 억제제 혹은 ARB와 이뇨제의 병용은 흔히 볼 수 있으며, ARB와 이뇨제를 배합한 약도 있다. 또한 해열진통제로 일시적으로 NSAIDs가 처방되는 경우도 많고(증례 2) 증례 1-②와 같이 4제가 병용되는 경우도 있으므로 주의가 필요하다.

그 기전에는 RA계 억제제의 병용과 마찬가지로 AngII 및 프로스타글란딘(PG)의 보상 기전을 억제하는 것으로 생각된다.

즉, 이뇨제 등에 의해 탈수 가능성이 있는 환자나 고혈압, 신기능장애, 심부전, 고령 등의 환자에서는 신혈류량(사구체내압, GFR)이 저하되기 쉽지만, Ang II는 수출세동맥을 수축하여 사구체내압을 상승시키고 PGE_2는 수입 세동맥을 확장하여 사구체 혈류량을 증가시켜 각각 신장 기능을 유지한다.

따라서 PG 생산을 저해하는 NSAIDs와 AngII 작용을 억제하는 ACE 저해제 또는 ARB를 병용하면 이 효과가 사라져 신혈류량이 감소하고 신허혈이 발생하기 때문에 신전성 AKI의 발생 위험이 높아진다고 알려져 있다.

또한 3제 병용에 의한 AKI의 발병은 단순히 이뇨제에 의한 순환혈류량의 감소, RA계 억제제에 의한 수출세동맥의 이완, NSAIDs에 의한 수입세동맥의 수축 등 서로 다른 기전에 의한 작용이 강화되어 신혈류량이 감소하여 신허혈이 발생했기 때문이라고 생각해도 좋다.(SECTION 17)

3제 병용에 따른 AKI는 초기(30일 이내)에 발생하기 쉬운데, 이는 이뇨제에 의해 신혈류량이 크게 감소하고 여기에 NSAIDs로 인한 수입세동맥의 수축까지 더해지기 때문이다.

한편, 레닌 억제제와 이뇨제, NSAIDs의 3제 병용 시 효과는 불분명하지만, 레닌 억제제의 알리스키렌은 신장 조직에 축적되기 쉬워 신장의 Ang II 생산을 강하게 억제할 가능성이 높아 3제 병용에 의한 신기능 장애 발생 위험도 증가에 주의해야 한다.

기타 상호작용(표 2)

그 외, RA계 억제제가 관여하는 약력학적 상호작용에 의해 고칼륨혈증이나 혈압저하, 혈당저하, 혈관부종 등을 유발한다.

ACE 억제제 특유의 부작용으로 알려진 헛기침이나 혈관부종은 이 약이 브라디키닌이나 서브스탠스 P와 같은 혈관 확장성 펩타이드의 분해를 억제하고 이들 펩타이드량을 증가시키기 때문인 것으로 생각되고 있다.

RA계 억제제와 고칼륨혈증을 유발하는 약물의 병용은 항상 주의해야 한다. 고칼륨혈증의 발생 위험은 RA계 억제제의 단독 투여 시 2% 이하지만, 병용 시는 5%, 심부전 또는 CKD를 동반된 경우 5~10%까지 상승한다는 보고가 있다. 고칼륨혈증을 유발하는 약물로는 칼륨제제, 칼륨 보존성 이뇨제(트리암테렌[트리테렌]) 외에도 디곡신(디고신 외), β차단제, 사이클로스포린(산디뮨, 뉴오랄 외), 설파메톡사졸·트리메토프림(박타, 박트라민 외) 등이 있다.

새로운 심부전 치료제인 ARNI(안지오텐신 수용체 네프릴라이신 억제제; 사쿠비트릴·발사르탄나트륨염수화물[엔트레스토])는 ACE 억제제와의 병용이 금기이지만, 앞에 언급한 RA계 이중 억제에 기인하는 것은 아니다.

ACE 억제제의 부작용은 브라디키닌에 의한 혈관부종이 있는데 ARNI에 포함된 사쿠비트릴이 브라디키닌을 분해하는 네프릴라이신을 억제해 병용투여 시 브라디키닌에 의한 혈관부종의 발병 위험이 높아지기 때문이다.

혈관부종이 후두에 생기면 호흡곤란을 동반해 생명에 치명적일 수 있으며 얼굴이나 상·하지 등에서도 발생하므로 ACE 억제제를 투여할 때는 혀, 입술, 잇몸, 목, 얼굴, 팔다리가 부어오르는지 항상 확인해야 한다.

표 2

<table>
<tr><th colspan="3">기타</th></tr>
<tr><td colspan="3">(1) 고칼륨혈증 유발</td></tr>
<tr><td>스피로노락톤(알덕톤 A; 알도스테론 길항제)</td><td>에플레레논(S알도스테론 길항제), 타크로리무스수화물(프로그래프 외)</td><td rowspan="2">▶ 병용 금기. 시너지효과에 의해 혈청 칼륨 수치가 상승함.
▶ 에플레레논은 고칼륨혈증 유발 가능성이우려가 있기 때문에 소량의 알부민뇨 또는 단백뇨를 나타내는 당뇨병성 신증, 중등도 이상의 신기능장애(크레아티닌 청소율 50mL/분 미만), 중증 간기능장애 환자에게 금기시 됨.</td></tr>
<tr><td>에플레레논(세라라)</td><td>칼륨제제, 칼륨보유성 이뇨제(트리테렌)</td></tr>
<tr><td>알리스키렌(라디레스)</td><td>사이클로스포린(산디뮨, 뉴오랄 등)</td><td>병용 금기. 고칼륨혈증 유발 가능성 있음.</td></tr>
<tr><td>RA계 억제제
(ACE 억제제, ARB, 레닌 억제제, 알도스테론 길항제)</td><td>고칼륨혈증유발제: RA계 억제제, 칼륨제제, 칼륨보유성이뇨제, 톨밥탄(삼스카), NSAIDs, β차단제, 사이클로스포린, 타크로리무스 등</td><td>▶ 병용주의. 고칼륨혈증의 유발 가능성 있음. 사지마비, 근력저하, 지각장애, 심전도 이상, 오심, 구토, 설사, 이레우스, 아시도시스 등의 증상에 주의해야 함. 혈청 칼륨 수치 7.0mEq/L 이상에서는 치사성 부정맥, 돌연사의 위험이 있음.
▶ ACE 억제제, ARB, 레닌 억제제의 경우 AngII에 의한 알도스테론 분비를 억제함. 알도스테론 길항제의 경우 알도스테론 수용체에 작용해 신장에서 칼륨 배설을 억제함.
▶ 고칼륨혈증의 위험인자는 고령, 만성신부전(3–5 단계), 울혈성 심부전, 당뇨병 등이 있음.</td></tr>
<tr><td colspan="3">(2) 혈압강하 유발(병용주의)</td></tr>
<tr><td>RA계 억제제</td><td>혈압강하제(칼슘길항제, 교감신경 차단제, 이뇨제 등), 기립성 저혈압 유도제(도파민 작용제 등), 혈관 확장제(칼리지노겐 제제, 질산제 등), 엄격한 저염 요법 등</td><td>▶ 급격한 혈압 저하의 가능성이 있음. 이뇨제, 칼슘 길항제 투여 혹은 엄격한 저염 요법 중에는 레닌 분비가 증가됨. 베타 차단제는 레닌 분비 저하에 의해 혈압 강하를 조절할 수 있지만, 자체적인 혈압 강하 작용이 우세한 것으로 보임.
▶ 과강압, 현기증, 기립성 저혈압, 안면 홍조, 두통, 반사성 빈맥, 대사성 부종 등의 증상에 주의해야 함.</td></tr>
<tr><td colspan="3">(3) 혈당 강하 작용의 협력 (병용주의)</td></tr>
<tr><td>RA계 억제제</td><td>당뇨병 치료제</td><td>RA계 억제제에는 인슐린 저항성 개선, 인슐린 분비 촉진의 작용이 있어 저혈당 발생 가능성 있음.</td></tr>
<tr><td colspan="3">(4) 혈관 부종 유발</td></tr>
<tr><td rowspan="2">ACE 억제제</td><td>ARNI(사쿠비트릴 · 발사르탄나트염 수화물[엔레스트] ; 안지오텐신 수용체 네프릴라이신 억제제)</td><td>▶ 병용 금기. ACE 억제제와 사쿠비트릴은 브라디키닌의 분해를 추가적으로 억제해 혈관부종의 위험 증가함.</td></tr>
<tr><td>DPP-4 억제제, 프레가발린(리리카)</td><td>▶ 병용주의. ACE 억제제에 의한 혈관부종의 위험 증가함.</td></tr>
</table>

참고자료

1) J Manag Care Pharm.2007;13(8 Suppl B):9–20.

2) Circ Res.1997;80:219–27.

3) Circ Res.2015;116:960–75.

4) Ther Res.2013;34:1469–74.

5) BMJ.2013;346:e8525.

6) Clin J Am Soc Nephrol.2010;5:531–48.

SECTION 04

출혈

항혈전제의 출혈 위험을 증가시키는 약물에 주목하라

약물에 의한 출혈은 주로 항혈전제에 의한 것이지만, 에제티미브, NSAIDs, 부신피질호르몬(스테로이드), 항우울제(SSRI 등) 와의 상호작용에 의해 출혈 위험은 더욱 높아진다. 인체에 치명적인 대량출혈, 소화관 출혈뿐만 아니라 경미한 출혈이라도 주의가 필요하다.

증례 1: 57세 남성, A씨

처방전

(1) 【일반】 클로피도그렐정 75mg 1회 1정(1일 1정)
【일반】 에제티미브정 10mg 1회 1정(1일 1정)
【일반】 페북소스타트정 20mg 1회 1정(1일 1정)
아이믹스 복합정LD 1회 1정(1일 1정)
【일반】 라베프라졸 Na 정 20mg 1회 1정(1일 1정)
1일 1회 아침 식사 후 30일분

(2) 【일반】 이코사펜트산에틸 연질캡슐 900mg 1회 0.9g (1일 1.8g)
1일 2회 아침 저녁 식사 후 30일분

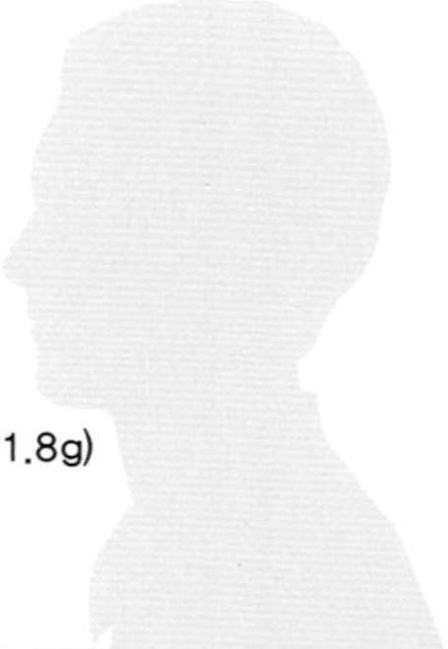

처방 배경

A씨는 허혈성 뇌혈관 질환 발병 후 혈전 예방을 위해 클로피도그렐황산염(상품명 플라빅스 외), 이상지질혈증에 에제티미브(제티아 외), 이코사펜트산에틸(에파델 외; EPA제제), 고요산혈증에 대하여 페북소스타트(패브릭 외), 고혈압에 아이믹스(성분명 일베살탄 · 암로디핀베실산염), 재발성 위궤양에 라베프라졸나트륨(상품명 파리에트 외)을 복용 중이다.

혈액 검사상 간 · 신장의 이상 소견은 발견되지 않았고, 음주는 간헐적으로 하는 편이다.

복약지도 포인트

A씨는 항혈소판제인 클로피도그렐, EPA제제 그리고 콜레스테롤 수송체(NPC1L1)를 억제해 비타민 K_1(VK)의 소화관 흡수를 억제하여 항응고 작용을 하는 에제티미브(응고인자 억제제) 등 3제 병용 중이며 소화성 궤양 치료 중이기 때문에 출혈의 위험이 높을 것으로 생각된다.

약사는 소화성 궤양의 증상(명치 주변의 통증, 속쓰림, 오심, 구역, 구토, 식욕부진, 하혈 등)과 경미한 출혈 증상 (잇몸 출혈, 비출혈, 혈변, 피부내 출혈 등)이 나타나면 반드시 상담을 받도록 하였다.

또한, 하혈(혈변 · 흑색변), 혈뇨 등이나 뇌출혈 증상(지속적인 두통, 약이 듣지 않는 두통, 사지마지, 의식저하 등), 안구내 출혈 증상(흐릿한 시야, 물체가 왜곡, 검게 보임, 시야 결손, 색이나 밝기의 판별이 어려운 등), 등이 나타나면 즉시 의료기관을 방문할 것을 권고했다.

과음은 피하고, 발치나 수술을 받을 때는 출혈의 위험이 높아지기 때문에 사전에 반드시 상담하도록 안내하였다.

어느 날, A씨는 갑자기 코의 출혈이 멈추지 않아 구급차를 불렀다. 이후 A 씨는 출혈을 멈추도록 하는 진료를 받았지만 처방의사는 경미한 출혈로 판단하여 따로 처방을 변경하지는 않았다.

약사는 출혈에 따르는 불안 때문에 환자 스스로 판단하여 복용을 중단하는 것은 혈전 발생의 위험이 있으니 복용을 엄수할 것을 강조하고, 만약 다시 출혈 증상이 나타나면 의사와 다시 상담하도록 조치했다.

이후 별다른 출혈 없이 기존의 처방약을 꾸준히 복용하고 있던 A씨는 1년 후 다시 코의 출혈이 멈추지 않아 응급실을 방문하였다.

그 결과, 처방의사는 A씨의 QOL에 지장이 있다고 진단해 클로피도그렐 용량을 50mg로 감량하고 현재 경과를 관찰 중이다.

증례 2: 50대 남성, B씨

내과 처방전

(1) 엘리퀴스정 5mg 1회 1정(1일 2정)

【일반】 비소프롤롤푸마르산염정 0.625mg 1회 1정(1일 2정)

1일 2회 아침 저녁 식사 후 42일분

(2) 【일반】 란소프라졸 구강붕해정 15mg 1회 1정(1일 1정)

1일 1회 아침 식사 후 42일분

피부과 처방전

【일반】 프레드니솔론정 5mg 1회 1정(1일 1정)

1일 1회 아침 식사 후 42일분

처방 배경

B씨는 내과에서 심방세동에 의한 심원성 뇌경색(뇌색전) 예방을 위해 DOAC 중 아픽사반(상품명 엘리퀴스; 항응고제), 심박수 조절제로 비소프롤롤(메타데이트 외; β차단제), 역류성 식도염의 유지요법으로 란소프라졸(타케프론 외; PPI)을 복용하고 있었지만, 이번에 피부과에서 심상성 건선 치료를 위해 프레드니솔론(프레드닌 외)을 처방받았다. 혈액 검사상 간 · 신장의 이상 소견은 발견되지 않았고, 음주는 하지 않는다.

복약지도 포인트

B씨는 역류성 식도염이지만, 고령이기에 소화관 출혈의 위험이 있다.

지금까지 약사는 B씨에게 아픽사반의 과다복용으로 인한 출혈에 주의할 것을 당부해왔다. 이번에 추가된 프레드니솔론(부신피질스테로이드)은 VK_1 흡수 억제 (응고인자 저해), 프로스타글란딘(PG) 합성 억제(혈소판 응집 억제), 위궤양 유발(위출혈) 등 다양한 기전들에 의해 출혈이 발생할 수 있기 때문에 아픽사반에 의한 출혈을 일으킬 가능성이 높다.

약사는 피부과에서 추가된 프레드니솔론의 다양한 부작용과 함께 기존의 복용하고 있던 약물과의 병용시 출혈 가능성이 높아지는 것을 설명하며, 그 어느 때보다 출혈 증상(증례 1 참고)에 주의하도록 당부했다.

프레드니솔론과 병용을 시작한 지 약 1년 후, B씨는 코의 출혈이 다시 발생하여 약국에 방문하였다.

약사는 즉시 처방의사에게 알렸고 코의 출혈이 멈출 때까지 2일간 아픽사반 투여를 중단했다. 이틀 후, 의사는 가벼운 출혈로 판단하여 아픽사반을 다시 처방하였고, 현재까지 또 다른 출혈은 나타나지 않고 있다.

본 증례와 같이 경미한 출혈은 일시적으로 발생하기도 하지만, 경도 출혈일지라도 처방의사에게 의심 소견을 전하도록 하고 있다.

증례 3: 84세 남성, C씨

처방전

(1) **자렐토정 10mg** 1회 1정(1일 1정)
【일반】텔미사르탄정 40mg 1회 1정(1일 1정)
【일반】암로디핀정 2.5mg 1회 1정(1일 1정)
【일반】페노피브레이트정 80mg 1회 1정(1일 1정)
【일반】로스바스타틴 구강붕해정 2.5mg 1회 1정(1일 1정)
1일 1회 아침 식사 후 28일분

(2) **【일반】록소프로펜 Na정 60mg** 1회 1정(1일 2정)
【일반】레바미피드정 100mg 1회 1정 (1일 2정)
1일 2회 아침 저녁 식사 후 10일분

처방 배경

C씨는 내과에서 심방세동에 DOAC 중 리버록사반(상품명 자렐토; 항응고제), 고혈압에 텔미사르탄(미카르디스 외), 암로디핀베실산염(암로딘 외), 이상지질혈증에 페노피브레이트(리피딜, 트리코 외), 로스바스타틴칼슘(크레스토 외)을 처방받아 복용 중이다. 이번에는 요통증 때문에 록소프로펜나트륨수화물(록소닌 외; NSAIDs)을 처방받았다. 치료가 필요한 간·신기능 장애 소견은 없으며, 음주도 하지 않는다.

복약지도 포인트

C씨는 응고인자 억제 작용을 하는 페노피브레이트(피브레이트계 약물)를 복용 중이었기 때문에 약사는 리버록사반에 의한 항응고 작용이 강하게 나타날 우려가 있어 출혈 증상(증례 1 참고)에 주의하도록 당부하였다.

이번에 추가된 록소프로펜은 NSAIDs이며, PG 합성 저해에 의한 혈소판 응집 억제나 소화성 궤양에 의한 소화관 출혈을 일으키기 쉽다.

또한 「HAS-BLED 스코어」에서 NSAIDs는 병용에 의한 출혈의 원인 약물(1점)로, 여기에 고혈압(1점), 고령(1점)을 더하면 3점이 되어 C씨는 출혈의 가능성이 높은 '고위험군'이다.

약사는 약물 병용으로 소화관 출혈을 포함한 심각한 출혈을 일으킬 수 있으므로 소화성 궤양 증상 등 출혈에 주의를 기울일 것을 환자에게 설명했다.

이후 록소프로펜 추가 복용에 의한 출혈 등의 부작용이 나타나지 않아 현재 계속 복용 중이며 경과를 관찰중에 있다.

소개

현재 일본은 고령화에 의해 심방세동, 심근경색, 뇌경색 등 치명적인 동맥경화성 질환이 증가하고 있다. 예를 들어, 심방세동 환자 수는 100만 명에 이르고 있으며, 허혈성 심장질환과 뇌경색 치료를 지속적으로 받는 환자 수는 약 150만 명으로 추정된다.(2019년 후생노동성)

이에 따라 심 · 뇌경색의 예방약으로 항혈전제를 복용하는 환자가 필연적으로 증가하고 있지만 그와 동시에 약물의 과량복용으로 인한 출혈이 치명적인 부작용으로 작용하고 있다.

또한 항혈전제로 인한 출혈의 위험은 약물간 상호작용에 의해 더욱 증가하는 것으로 알려져 있다. 따라서 조기에 출혈을 발견하는 것이 매우 중요함을 알 수 있다.

본 SECTION에서는 출혈 증상 · 정도, 출혈 위험 평가에 대해 설명한 다음 항혈전제에 의한 출혈과 출혈을 유발하는 약물간의 상호작용에 대해 설명한다.

출혈의 증상 · 정도 및 대량출혈

약물에 의한 출혈은 정도가 다양하지만, 가장 가벼운 것은 잇몸출혈, 비출혈, 피내 출혈(자반점상 출혈 등) 등이다. 일반적으로 이러한 '경미한 출혈'은 자연스럽게 멈추거나 치유되는 경우가 대부분이며 큰 문제가 되지 않는다. 반대로, 강력한 약효에 대한 불안 때문에 복용을 임의로 중단하면 이를 계기로 혈전이 생기는 것이 문제가 된다.

경미한 출혈로도 QOL에 지장을 주는 경우 항혈전제를 중단하거나나 감량할 수밖에 없다. 따라서 경미한 출혈일지라도 발생했을 때는 반드시 처방의사와 상담하고 지시에 따를 필요가 있다.(증례 1).

한편, 출혈이 계속 진행되면 '중증 · 대량 출혈'이 되어 쇼크, 빈혈, 심부전, 의식장애 등 전신 증상이 나타나지만, 그 외에도 출혈 부위에 따라 다음과 같은 다양한 국소 증상이 나타날 수 있다. 이러한 증상에 대해서는 반드시 환자에게 설명해야 한다.

두개내 출혈; (약물로 조절되지 않는)두통, 좌우 비대칭 사지마비, 수 차례

구토, 의식저하, 현기증 등
안구내 출혈; 흐릿한 시야, 왜곡된 시야, 시야 결손, 검게 변한 시야 등
소화기 출혈; 하혈, 토혈, 식욕 부진, 복통, 오심 등
비뇨기 출혈; 빈뇨, 배뇨통, 혈뇨 등
호흡기 출혈; 혈담, 기침, 흉통, 호흡 곤란 등

중대한 출혈 중 '대량 출혈'이라고 불리는 머리나 눈에서 발생한 심각한 출혈(두개내 출혈, 안구내 출혈 등)은 예후가 좋지 않거나 실명으로 이어질 가능성이 있기 때문에, 환자에게 자세히 설명해야 한다.

대량 출혈의 기준은 다양하지만, 기본적으로 치명적인 출혈, 중요한 부위·장기(두개내, 안구내, 뇌척수강내, 관절내, 근육내, 후복막)의 출혈, 헤모글로빈 수치 2~5g/dL 이상의 감소, 수혈량이 최대 2~4단위 이상 혹은 수술이 필요한 경우를 말한다.

본 SECTION의 '출혈'은 출혈 부위에 관계없이 경미한 출혈에서부터 중증 출혈(대량 출혈)까지 포함한 모든 출혈을 의미한다.

출혈 위험도 평가

항응고제 투여시 출혈의 위험성을 예측하는 한 가지 방법은 'HAS-BLED 스코어'이다(표 1, 증례 3).

즉, 출혈의 주요 원인인 (1)고혈압(H; hypertension; 1점), (2)신·간기능장애(A; abnormal renal/liver function; 2점) (3)뇌졸중(S; stroke; 1점), (4)출혈 기왕력 및 경향 (B; bleeding; 1점), (5)불안정한 프로트롬빈시간 국제표준비(L; labile INRs; 1점), (6)65세 이상 노인(E; elderly; 1점), (7)항혈소판제, 비스테로이드성 소염진통제(NSAIDs) 병용, 알코올 의존증(D; drug/alcohol; 2점)을 점수화하여 총점으로 평가한다.

최대 점수는 9점이며, 대량 출혈의 발생율은 3점 이상이면 「고위험」(연간 중증출혈 발생 위험 4~6%), 1~2점은 「중등도 위험」(연간 중증출혈 발생 위험 2~4 %), 0점은 「저위험」(연간 중증출혈 발생 위험 1%)로 평가된다.

그림 1은 'HAS-BLED 스코어'가 0~5점인 환자에게 항응고제를 투여했을

표 1 HAS–BLED 스코어

약어	임상 상황	점수
H	고혈압*1	1
A	신기능장애, 간기능장애(각 1점)*2	2
S	뇌졸중	1
B	출혈*3	1
L	불안정한 국제표준비(INR)*4	1
E	고령(> 65세)	1
D	약물, 알코올(각 1점)	2
	합계	9

*1: 수축기 혈압 >160nnHg

*2: 신기능장애: 만성 투석이나 신장 이식, 혈청 크레아티닌 200μmol/L(2.26mg/dL) 이상
간기능장애: 만성 간 손상(간경변 등) 또는 검사 수치 이상(빌리루빈 > 정상 상한치x2배, AST / ALT / ALP > 정상 상한치x3배).

*3: 출혈 기왕력, 출혈 경향(출혈소인, 빈혈 등)

*4: 불안정INR, TTR (time in therapeutic range) <60%

*5: 항혈소판제나 NSAIDs 병용, 알코올 의존증 등

출처:「심방세동치료(약물) 가이드라인 (2013년 개정판)」

그림 1 HAS–BLED 스코어와 중대한 출혈 (항응고 치료 중)

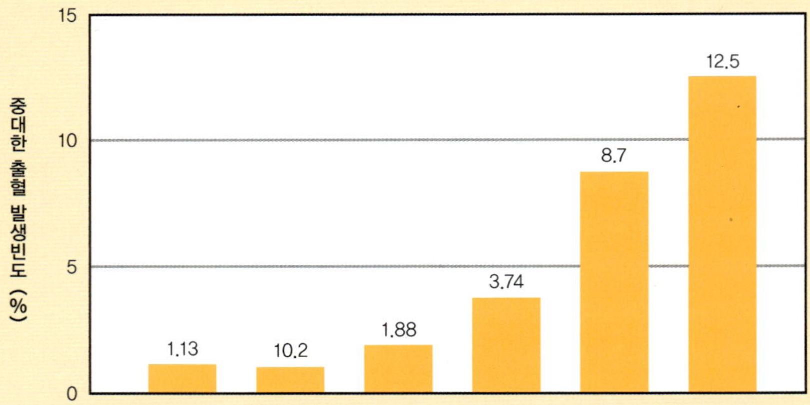

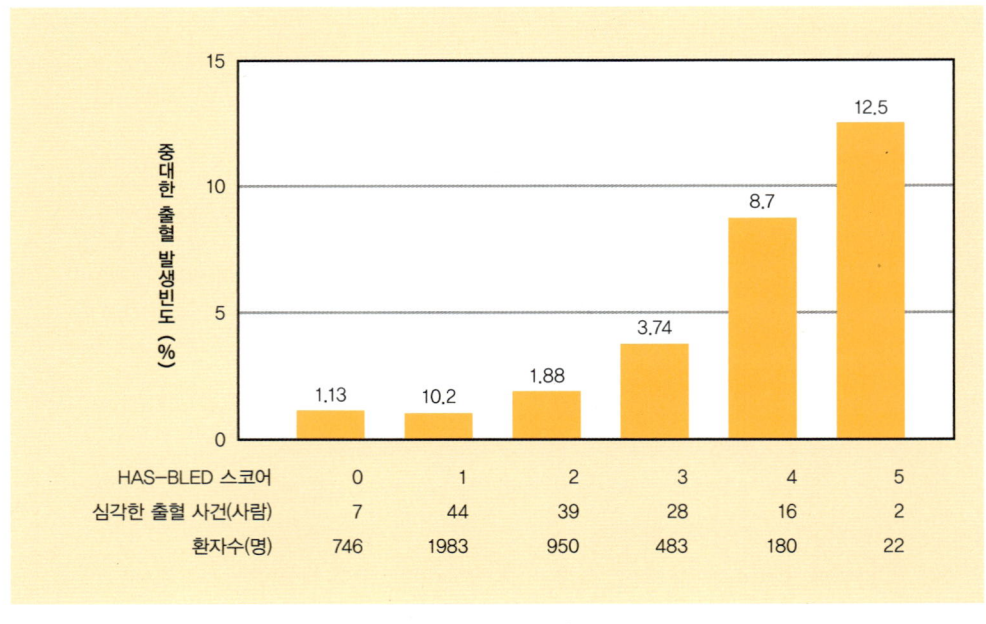

HAS–BLED 스코어	0	1	2	3	4	5
심각한 출혈 사건(사람)	7	44	39	28	16	2
환자수(명)	746	1983	950	483	180	22

때 '중대한 출혈 발생 빈도'를 보여 주는데, 특히 3점 이상의 환자에서는 발생빈도(%)가 3.74% 이상으로 급격히 높아지므로 주의가 필요하다.

주요 항혈전제 및 출혈을 촉진하는 약물

▶항혈전제 (항응고제 항혈소판제) (표 2 (1))

주요 경구용 항혈전제에는 항응고제와 항혈소판제가 있다. 일반적으로 혈액이 정체되어 발생하는 혈전(심방세동에 의한 뇌경색, 심부정맥 혈전증 등)은 응고인자가 주체이기 때문에 항응고제의 적응증이 되고, 동맥 혹은 협착부위에 발생하는 혈전(뇌경색, 심근경색 등)은 혈소판이 주체이기 때문에 항혈소판제의 적응증이 된다.

주요 항응고제는 와파린(상품평 와파린 외)과 직접작용 경구용 항응고제(Direct oralanticoagulant; DOAC)이다.

와파린은 비타민 K(VK)의 대사주기를 억제하여 VK의 재사용을 억제하는 항응고제로서 50년 가까이 유일한 경구용 항응고제로 사용됐지만, 2011년 비와파린 약으로 다비가트란에텍실레이트메실산염(프라닥사 외)이 출시된 것을 시작으로 현재는 리버록사반(자렐토), 아픽사반(엘리퀴스), 에독사반토실산염수화물(릭시아나)를 포함한 총 4종류가 사용 가능하다.

이들을 DOAC라고 불리며, 다비가트란은 트롬빈을 억제하고 나머지 3종류는 활성화 혈액응고 X인자(FXa)를 억제하여 항응고작용을 한다.

한편, 항혈소판제는 저용량 아스피린(바이아스피린, 바파린A81정), ADP수용체 (P2Y12) 억제제(티클로피딘염산염[파날딘 외], 클로비도그렐황산염[플라빅스 외], 프라수그렐염산염[에피언트], 티카그렐롤[브릴린타]), 실로스타졸(프레탈 외: PDE3 억제제), 사르포그렐레이트염산염(안플레이드 외; 5-HT2A길항제), 디피리다몰(페르산틴 외; 혈중 아데노신 농도 상승) 등 다양하지만 효과와 안전성 측면에서 현재 주로 사용되고 있는 것은 저용량 아스피린, 클로피도그렐 (증례 1), 실로스타졸이다.

항혈전제의 출혈 위험

표 2는 주요 경구용 항혈전제로 인한 출혈 위험의 '보고 오즈비(발생 빈도; ROR)'와 사례 수를 보여준다. ROR은 해외 보고 사례이지만, 표 중 항혈전제(와파린, DOAC, 저용량 아스피린, 클로피도그렐)에 기재된 황색 마커 수치는 복용 시작 후 30 일 이내에 발생하는 뇌내 출혈 위험의 ROR을 나타내며, 코데인, NSAIDs, 선택적 세로토닌 재흡수 억제제(SSRI)의 황색 마커 수치는 소화관 출혈 위험의 ROR을 나타낸다. 또한 표 중 흑색 마커 수치는 2018~19년에 일본에서의 출혈 보고 건수이다.

일반적으로 출혈 빈도는 항혈소판제보다 항응고제가 많고, 표2(1)에 나타난 ROR과 출혈 보고 건수에서도 결과가 비슷하다. 또한 항응고제인 와파린과 DOAC의 효과는 비슷하지만, 뇌내 출혈 위험의 ROR은 와파린이 2.65, DOAC가 1.80이다.

DOAC는 치명적인 뇌내 출혈의 위험이 확실히 낮고 안전하기 때문에 뇌경색을 유발하는 심방세동의 치료에는 DOAC를 우선적으로 선택하도록 권장된다. 그 외 다른 출혈에서도 DOAC는 와파린과 같은 수준이거나 우수하게 여겨지지만, 소화관 출혈에 대해서는 와파린보다 DOAC의 출혈 발생 위험이 높다는 보고가 있어 주의해야 한다.

한편, 항혈소판제의 뇌내 출혈 위험은 저용량 아스피린의 ROR은 1.40, 클로피도그렐은 1.48로 두 약물의 출혈 위험은 비슷한 것으로 나타난다.

P2Y12 억제제 중에서 프라수그렐과 티카그렐로는 클로피도그렐보다 혈전 억제 효과가 강한 것으로 나타남과 동시에 출혈 위험도 높은 것으로 알려져 있어 주의를 요한다. 또한 티클로피딘은 혈전성 혈소판 감소성 자반병(TTP), 무과립구증, 심각한 간손상 등의 중대한 부작용이 있는 것으로 알려져 현재는 잘 사용하지 않는 추세이다.

그 외, 실로스타졸은 출혈 위험이 매우 낮고(국내 출혈 보고 건수 5), 저용량 아스피린에 비해 뇌내 출혈 위험이 약 1/4인 것으로 보고되고 있다. 실로스타졸에는 또한 항혈소판 작용에 더하여 혈관 내피 보호 작용, 혈관 확장 작용, 혈관 평활근 증식 억제 작용도 하는 것으로 확인되어 아시아인에게 흔하다고 알려져 있는 두개내 동맥 협착에 대한 유효성 시사되고 있다.

표 2 항혈전제(항응고제, 항혈소판제)와 출혈을 일으킬 수 있는 주요 경구용 약물[1] (괄호는 대표 상품명)

약물	작용 기전 등
(1) 항혈전제	
a) 항응고제	
와파린(와파린 [2.65*[2] /161[3]])	VK 대사 억제
DOAC [1.80];	
다비가트란에텍실레이트메실산염(프라자키사 [159])	직접 트롬빈 억제제, 경쟁적 가역적 억제
아픽사반(엘리퀴스[859]), 리버록사반(자렐토 [558]), 에독사반토실산염수화물(릭시아나[335])	활성화 혈액응고 X인자 억제제
b) 항혈소판제	
저용량 아스피린(바이아스피린 외 [1.40/362])	PG 합성 억제 (TXA_2) 합성 억제
티에노피리딘계 약물; 클로피도그렐(플라빅스 [1.48/234]), 플라스그렐염산염(에피엔트 [63]), 티클로피딘염산염(파날딘)	비가역적 ADP 수용체 ($P2Y_{12}$) 억제
티카그렐러 (브릴린타)	직접적 • 선택적 • 가역적 $P2Y_{12}$ 억제 혈중 아데노신 농도 상승, cAMP 상승
실로스타졸(프레탈[5])	PDE3 억제, cAMP 상승
사포그렐레이트염산염(안플레이드)	항5-HT2A 작용
디피리다몰 (페르산틴)	혈중 아데노신 농도 상승, cAMP 상승
리마프로스트알파덱스(오팔몬)	PGE_1 유도체, c-AMP 상승
벨라프로스트나트륨(돌너)	PGI_2 (프로스타사이클린) 제제
EPA 제제(에파데일)	혈소판 PG_3, TXA3의 생산 촉진 및 아라키돈 유리 억제(PG_2, TXA_2 생산 억제)

1) 『신판 약의 상호작용과 구조 제2판』(닛케이BP, 2022)
2) JAMA Netw Open.2021;4:e218380.
3) 후생노동성 "중증 부작용 질환별 대응 매뉴얼 출혈 경향 2006년 6월

표 2 계속

약물	작용 기전 등
(2) 혈액 응고 억제제 (출혈을 일으킬 수 있는 약물)	
a) 응고인자 억제제	
• 비타민 K가 포함된 약물;	
항균제 전반; 설파제(특히 ST합제) 등	장내 세균총 변화에 의한 VK 공급 억제, VK 의존성 응고인자 생성 억제, 출혈 작용
퀴니딘, 키니네, 글루카곤	VK 의존성 응고인자 합성 억제
갑상샘 호르몬 제제	VK 의존성 응고인자 이화 촉진
다나졸(본졸: 테스토스테론 유도체)	VK 의존성 응고인자의 합성 억제 및 이화 촉진
단백질동화 스테로이드호르몬(안드로겐 제제)	간에서의 VK 이용 억제 작용, 응고인자 합성 억제, 이화 촉진
에제티미브(제티아)	NPC1L1 억제로 VK1 소화관 흡수 저하
프레드니솔론[21] (부신피질스테로이드)	NPC1L1 전사 억제로 VK_1 소화관 흡수 저하, 아라키돈산 유리 억제 (PG_2 합성 억제: 혈소판 응집 억제, 위산과다[소화성 궤양], 소화관 출혈)
로미타피드메실산염(적스타피드)	VK 흡수 저하
피브레이트계 약물	VK 대사에 영향, 응고 인자 합성 및 이화 촉진
• 발프로산(데파킨, 셀레니카R; 항간질제)	저피브리노겐혈증
• 마약성 진통 · 진해제(코데인 [1.9[5]], 코데인인산염산 1% 등)	장기투여로 응고인자 형성 억제
• 금속 이온 결합	
구연산Na (우랄릿)	응고에 필요한 제VIII인자(Ca2+)의 결합
디설필람(녹빈)	프로트롬빈에서 트롬빈을 생성하는데 필요한 금속 킬레이트
• 항갑상선제(티아마졸[메르카졸], 프로필티오우라실[티우라지르])	낮은 프로트롬빈혈증, 제VII인자 결핍증
• 급성 음주 (알코올)	응고인자 합성 장애

4) YAKUGAKU ZASSHI 2019;139:1485–94.
5) PLoS One.2019;14:e0215356.

표 2 계속

약물	작용 기전 등
b) 혈소판 응집 억제제	
• 이그라티모드 (케아람 ; 항류마티스제)	PG 합성 억제(TXA_2 합성 억제)
• NSAIDs [2.39[6]]	PG 합성 저해(TXA_2 합성 억제 「혈소판 응집 억제」, PGE_2 생산 억제[위산 과다 ; 소화성 궤양], 소화관 출혈. 단, 장기 투여시 심혈관계 혈전.색전의 위험 증가
• 프레드니솔론[프레드닌, 21] (부신피질스테로이드)	상기, 「a) 응고인자 억제제」참조
• 항우울제(5-HT 재흡수 억제제 ; SSRI[1.55[7]], SNRI, NaSSA, 삼 · 사환계 항우울제, 트라조돈염산염[디지렐, 레슬린] 등)	혈소판 5-HT 수송체의 다운 레귤레이션에 의한 혈소판 응집 억제
• 크라운 확장제	
딜라제프염산염수화물(코멜리안)	혈중 아데노신 농도 상승
트라피딜(로코르나르)	TXA_2 합성 · 작용 저해, PGI_2 합성 촉진
• 뇌 대사 · 뇌 순환 개선제 ; 니세르고린(사아미온), 이부지라스트(케타스), 이펜프로질타르타르산염 (셀로클랄)	이부지라스트는 항PAF, LT 길항작용
• 비타민E 제제	혈소판 ADP 응집, 콜라겐 응집, 아라키돈산 응집 억제
• PGI 제제 (폐고혈압 치료제); 트레프로스티닐(트레프로스트), 셀렉시팍(업트라비)	혈소판 응집 억제
• TXA_2 길항제 ; 라마트로반 (바이너스)	혈소판 TXA_2 합성 억제
c) 기타 (출혈 보고가 있는 약물 등)	
트라마돌하이드로클로라이드(트라마르[2.1]), 프레가발린(리리카[25]), 아미오다론(안카론[7]), 마시텐탄(옵서미트[6]), 암로디핀베실레이트(암로진[5]), 니페디핀(아달레이트[5]), 메코발라민(엠코발[5]), 라사길린메실산염(아질렉트[5]), 록사듀스타트(에브렌조[2]), 분자표적치료제 (렌바티닙메실산염[렌비마〈53〉], 니볼루맙[유전자재조합][옵디보〈20〉], 베바시주맙[유전자재조합][아바스틴〈15〉], 로모소주맙[유전자재조합][이베니티〈15〉] 등)	

★ ; 항혈전제[a)항응고제, b)항혈소판제의 황색으로 표시된 숫자는 복용 후 30일 이내에 뇌내 출혈의 보고 오즈비(ROR), 기타 황색 표시된 숫자는 소화관 출혈의 ROR이다. 그 외 일반적으로 표시된 숫자는 본방에서의 2018~2019년에 있어서의 출혈의 보고 건수를 나타낸다.

SECTION 04

6) Pharmaceuticals (Basel).2010;3:2225-37.
7) J Osteopath Med.2019;119:102-11.

▶출혈을 촉진하는 약물 (혈액응고 촉진 약물: 표2(2))

혈액 응고를 억제하여 출혈을 일으킬 수 있는 주요 약물은 a)응고인자 억제제, b)혈소판 응집 억제제(5-HT 억제, 트롬복산 [TX]A_2 억제, 프로스타글란딘[PG]I_2 합성 촉진, c-AMP 생산 촉진 등의 작용을 하는 약물), c)기타(출혈의 보고가 있는 약물 등) 등이 있다.

트라마돌(ROR=2.1)이나 출혈 보고 건수가 많은 약물은 주의해야 하며, 특히 혈소판 응집 억제 작용이 있는 NSAIDs(TXA_2·PGE_2 생산 억제), 항우울제(5-HT 작용 억제), 부신피질스테로이드(TXA_2·PGE_2 생산 억제, VK 흡수 억제; 증례 2)는 소화관 출혈의 위험이 있어 주의가 필요하다.

a) 응고인자 억제제

VK는 응고인자 생성에 필요하기 때문에 VK의 작용이나 소화관 흡수를 저하시키는 약물은 출혈을 일으킬 가능성이 있어 항상 주의해야 한다. VK 관련 약물에는 항균제 전반, 퀴니딘, 호르몬 제제(갑상샘호르몬, 다나졸, 안드로겐 제제), 고지혈증 치료제(에제티미브[제티아; 증례 1], 로미타피드메실산염[잭스타피드], 피브레이트계 약물), 부신피질스테로이드 등이 있다.
또한 항갑상샘제는 심각한 혈액장애를 유발하기도 하며, 알코올(음주)은 HAS-BLED 스코어에서도 사용되고 있으므로 주의할 필요가 있다.

에제티미브는 소장 점막 상피세포에 존재하는 콜레스테롤 수송체인 NPC1L1을 억제함으로써 콜레스테롤의 소화관 흡수를 억제하여 약효를 발휘한다. 그러나 NPCIL1은 VK의 흡수에도 관여하기 때문에 에제티미브에 의해 VK의 소화관 흡수가 억제되어 간의 VK 농도가 낮아져 출혈을 촉진하는 것으로 나타났다. 부신피질스테로이드(프레드니솔론 등)도 NPCILI의 전사(mRNA 발현군)를 억제하여 VK의 흡수를 감소시키지만, 그 효과는 에제티미브 보다 약하다.

부신피질스테로이드는 VK의 흡수를 억제하는 작용 외에 포스포리파아제 억제에 의한 아라키돈산의 생체막으로부터의 유리를 억제하여 PG 생산을 제한한다. 즉, TXA_2에 의한 혈소판 응집이나 PGE_2에 의한 위산 분비를 억제하는 등 다양한 기전에 의해 소화관 출혈을 일으키는 것으로 보인다(증례 2).
일본에서도 2년간 프레드니솔론에 의한 출혈 보고가 21건 있어 주의가 필요하다.

다른 응고인자 억제제의 경우, 발프로산나트륨(데파킨, 셀레니카R)은 피브리노겐, 디설피람(녹빈), 항갑상샘제는 트롬빈, 항균제 중 테트라사이클린계 약물과 클로람페니콜계 약물은 프로트롬빈, 페니실린계 약물은 안티트롬빈을 각각 억제하여 출혈을 촉진하는 것으로 알려져 있다.

b) 혈소판 응집 억제제

혈소판 응집 억제 작용을 하는 약물은 PG합성 억제(혈소판 TXA_2 억제, 위점막 PGE_2 억제), 혈관 내피 PGI_2 작용 촉진, 5-HT 억제(항우울제), c-AMP 생산 촉진(디피리다몰[페르산틴 외], 딜라제프염산염수화물[코멜리안 외], 트라피딜[로코날 외]) 등에 기인하는 경우가 많으며, 특히 ①PG합성 억제제, ②항우울제에 주의할 필요가 있다.

① PG합성 억제제

이그라티모드(케아람 외)의 첨부 문서 '경고'란에는, 「치명적인 귀로에 이른 범혈구 감소증이 인정된다」라고 기재되어 있다.

또한 시클로옥시게나제(COX) 억제에 의한 PG 합성 억제로 소화성 궤양을 일으키는 것으로 알려져 있어 출혈에 특히 주의해야 한다. 와파린과의 병용은 금기이다(후술).

NASIDs의 소화관 출혈 위험의 ROR은 2.39이며, HAS-BLED 스코어에서도 출혈 원인 약물로 되어 있기에 특히 주의할 필요가 있다(증례 3). NSAIDs에 의한 소화관 출혈은 COX 억제 작용에 의한 TXA_2 생산 저하로 인한 혈소판 응집 억제, PGE_2 생산 감소에 따른 위산 분비 촉진 등에 의해 발생한다.

소화관 출혈은 주로 염증 유발성 PG를 생산하는 COX1에 의해 유발되기 때문에 COX2 선택적 억제제는 다른 NSAIDs에 비해 소화관 출혈이 발생하는 확률이 작다.

또한, 이미 언급한 바와 같이 부신피질스테로이드도 아라키돈산의 유리 억제에 의해 TXA_2, PGE_2 생산을 억제하기 때문에 NSAIDs와 마찬가지로 주의가 필요하다(증례 2).

환자에게 소화성 궤양의 기왕력, 60세 이상, 필로리균 감염 등의 배경이 있다면 소화관 출혈의 위험이 크게 증가하기 때문에(각각의 ROR 4.76, 5.52, 6.13) NSAIDs 투여시 주의해야 한다.

한편, 선택적 COX2 억제제를 장기투여(18개월) 하는 경우에 심혈관계 혈전·색전증의 위험이 증가되는 것으로 보고되고 있다.

COX2 억제로 혈관 내피의 PGI2 생산 저하에 의한 혈소판 응집의 촉진이 원인으로 추축되지만, 출혈에 관해 NSAIDs는 양날의 검과 같아 주의가 필요하다.

② 항우울제

SSRI계에 의한 위장관 출혈 위험의 ROR은 1.55이므로 주의할 필요가 있다. SSRI계에 의한 5-HT의 재흡수 억제 작용은 혈소판의 5-HT 수용체의 다운레귤레이션이 일어나 5-HT 자극에 의해 혈소판 응집이 억제되기 때문으로 보인다.

즉, 5-HT 재흡수 억제 작용이 있는 항우울제(삼·사환계 항우울제, 세로토닌·노르아드레날린 재흡수 억제제[SNRI], 노르아드레날린 특정 세로토닌 항우울제[NaSSA], 트라조돈염산염[디지렐, 레슬린 외] 등)에서도 마찬가지로 주의한다.

그 밖에도 SSRI계는 위산 분비를 직접적으로 증가시키거나 위점막의 슈퍼옥사이드디스무타제(SOD; 항산화효소)의 함량을 감소시켜 출혈을 일으키는 것으로 보고되고 있다.

SSRI계에 의한 출혈에서 주목해야 할 점은 '복용 기간이 짧을수록 위험이 높아진다'는 것이다. 표에는 나타나지 않았지만 출혈 위험의 ROR이 복용 시작 후 1개월 미만에서는 2.55, 1개월 이상~3개월 미만에서는 1.95, 1년 이상에서는 1.28까지 감소한다.

즉, SSRI 복용 시작 후 수개월간은 반드시 주의해야 한다. 또한 SSRI는 미세하지만 뇌내 출혈의 위험 증가에도 영향을 줄 수 있음에 유의해야 한다.(ROR = 1.17)

항우울제의 출혈 위험은 5-HT 억제 효과의 작용강도와 관련이 있다. 5-HT 억제 작용을 5-HT 수송체의 해리 상수에 따라 3개의 그룹으로 나누면, 출혈 '고위험약물'은 '저위험약물'에 대한 ROR이 2.6, '중위험약물'은 '저위험약물'데 대한 ROR이 1.9로 5-HT 억제 작용이 중등도 이상인 약물에 대해서는 주의해야 한다.

—5-HT 억제작용—

【고위험】 세르트랄린염산염(제이졸로프트 등; SSRI), 파록세틴염산염수화물(팍실 등 ; SSRI), 클로미프라민염산염(아나플라닐; 삼환계 항우울제)

【중위험】 풀복사민말레산염(루박스, 디프로메르 등; SSRI), 벤라팍신염산염(이펙서; SNRI), 아미트립틸린염산염(트립탄올 등:삼환계 항우울제), 이미프라민염산염(이미돌, 토플라닐; 삼환계 항우울제)

【저위험】 밀타자핀(리플렉스, 레메론 등; NaSSA), 마프로틸린염산염(루디오밀 등: 사환계 항우울제), 미안세린염산염(테트라미드 등: 사환계 항우울제), 트라조돈염산염(레슬린, 디지렐 등 5-HT 재흡수 억제, α 차단 작용)

c) 기타

프레가발린(리리카 등), 분자표적치료제는 일본에서 20회 이상의 출혈 사례가 보고되고 있다.

또한 트라마돌염산염의 소화관 출혈 위험 ROR도 2.1로 이 역시 출혈에 유의해야 한다.

상호작용(표 3)

기본적으로 표2에 기술된 모든 약물끼리의 병용은 주의해야 하지만, 특히 조심해야 할 점은

(1) 항혈전제(항응고제, 항혈소판제)끼리의 병용(증례 1)

(2) 항혈전제와 응고인자 억제제(증례 1, 2, 3)

(3) 항혈전제와 혈소판 응집 억제제(증례 2, 3)

(4) NSAIDs와 부신피질스테로이드 및 SSRI와의 병용이다.

병용 금기 · 원칙 금기

와파린과 이그라티모드의 병용은 금기이다. 병용에 의해 와파린의 작용이 강화되어 심한 출혈을 온 사례(사망)가 있기 때문이다.

와파린 치료가 필요한 경우에는 이를 우선하고 이글라티모드는 투여해서는 안 된다. 기전은 정확하게 알려져있지 않지만, 이그라티모드에 의한 PG 합성 억

표 3 출혈 위험을 증가시키는 약역학 상호작용

	약물 A	약물 B	발생할 수 있는 사건 등
병용 금기	항응고제; 와파린	• 혈소판 응집 억제제; 이글라티모드(케아람; 항류마티스제; PG 합성억제 작용)	와파린의 작용 증가. 사망사례 존재. 정확한 기전은 알 수 없지만 이글라티모드의 PG 생합성 억제(TXA_2 합성 억제)에 의해 혈소판 응집 억제가 관여할 가능성이 있음.
원칙 금기	항응고제; 다비가트란(DOAC)	• 항혈소판제: 저용량 아스피린, 디피리다몰, 티클로피딘, 클로피도그렐 등	과다출혈의 위험이 증가(병용으로 헤모글로빈 2g / dL 이상의 감소를 나타내는 대출혈, 아스피린, 리마프로스트 병용시 사망 사례 있음). 부득이하게 병용하는 경우 치료의 유익성과 위험성을 충분히 고려해야 함.
병용 요법	항응고제; 와파린[2.65]	• 항혈소판제: 저용량 아스피린[1.40], P2Y12억제제[클로피도그렐[1.48]]	• 와파린+항혈소판제 병용 또는 와파린+항혈소판제 2제(DAPT)의 3제 병용요법. 병용시에는 적절히 INR 검사 실시해야 함. • 뇌내 출혈(대출혈)에 주의. 뇌내 출혈 위험의 ROR은 '와파린 단독요법' 에서는 2.65, '와파린 + 저용량 아스피린' 병용시 3.76, '울파린 + 클로피도그렐' 병용시 3.69, '와파린 + DAPT' (저용량 아스피린 + 클로피도그렐) 병용시 5.84로 상승.
	항응고제; DOAC [1.80]		• 「DOAC + 항혈소판제」의 2제 병용 또는 「DOAC + 항혈소판약 2제(DAPT)의 3제 병용요법. • 뇌내 출혈 위험의 ROR은 「DOAC+ 클로피도그렐」 병용시 1.69로 DOAC 단독요법과 일. 그러나 「DOAC + 저용량 아스피린」 병용시는 2.51인데 반해, 「DOAC + DAPT (저용량 아스피린 + 클로피도그렐)」 병용에서는 4.02로 상승하기 때문에 주의가 필요함.
	항혈소판제	• 항혈소판제; 저용량 아스피린[1.40], 클로피도그렐[1.48], 디피리다몰	• 항혈소판제 2제 병용요법(DAPT). • 투여 시작 후 30일 이내 뇌내 출혈 리스크의 ROR은 「저용량 아스피린+디피리다몰」 병용시 1.49, 「저용량 아스피린+클로피도그렐」 병용시 1.56이며, 병용에 따른 위험성의 증가는 경미함. • 90일 병용 투여에는 주의해야 함. 출혈 위험은 병요법과 비교하여 DAPT 개시 후 30일까지는 경미하지만, 90일 연속 투여시 약 2배로 보고되어 있음[8].

8) Jpn J Neurosurg. 2022:31:159-64.

표 3 계속

병용주의	항응고제; 와파린	• 항응고제(DOAC) • 응고인자 억제제; VK 관련 약물 (설파제[특히 ST 합제], 키니딘, 갑상선호르몬제제, 다나졸, 단백동화 스테로이드), 발프로산, 마약성 진통·진해제(장기 투여; 코데인린 산염산 1%, 코데인[1.9] 등) • 혈소판 응집 억제제(NSAIDs)	**【병용요법 가급적 피해야 함】** 병용하는 경우에는 환자의 상태를 충분히 관찰하는 등 주의를 기울여야 하고, 적절히 INR 검사 실시해야 함. • 레보티록신 병용시[PT15.5~28→35], 발프로산 병용시[INR1.8~2.6→3.9]로 연장 보고됨. • 「와파린」 단독요법과 「와파린+NSAIDs」 병용을 비교했을 때 소화관 출혈 위험의 ROR는 1.98[9] 되어 발생 빈도 증가.
		• 응고인자 억제제	
		VK 관련 약물; 항균제	• 과다출혈 위험 증가. 「와파린」 단독 요법과 병용요법을 비교했을 때 대출혈 위함의 ROR은 세펨계 약물 병용 시에는 2.45*, 페니실린계 약물은 1.92*, 마크로라이드계 약물은 1.86*, 퀴놀론계 약물에서는 1.69*가 되어 발생 빈도 증가[10] • 항균제에 의한 출혈 위험 증가는 항균제 복용으로부터 60일까지 계속된다는 보고가 있음.
		VK 관련 약물; NPC1L1 억제제(에제티미브, 코르티코스테로이드[프레드니솔론 등])	• 과다출혈 위험 증가. NPC1L1을 통한 VK1 흡수 저하로 인해 INR이 상승함. 「와파린」 단독요법과 「와파린+ 프레드니솔론」 병용요법을 비교했을 때 대출혈 위험의 ROR은 2.30*이 되어 발생 빈도 증가. • VK1 흡수 저하 작용은 스테로이드에 비해 에제티미브가 더 강력함.
		피브레이트계 약물	과다출혈 위험 증가. 「와파린」 단독 요법과 피브레이트계 약물 병용시를 비교하면 HR은 1.8이 되어 대출혈 발생 위험 증가[11].
		디설피람	과다출혈 위험 증가. 「와파린」 단독요법과 디설피람 병용시를 비교하면 ROR은 1.49로 출혈 발생 빈도 증가[12].
		• 혈소판 응집 억제제	
		SSRI [1.55]	병용에 의해 과다출혈 위험 증가. 「와파린」 단독투여와 SSRI 병용시를 비교하면 ROR은 1.34*로 발생 빈도 상승.
		부신피질스테로이드 [프레드니솔론 등]	과다혈 위험 증가(위의 VK 관련 약물 참조).

9) Thromb Haemost. 2020;120:1066–74.
10) Am J Med. 2012;125:183–9.
11) Int J Cardiol. 2017;228:761–70.
12) Eur J Clin Pharmacol. 2020;76:857–76.

표 3 계속

병용주의	항응고제; DOAC	•응고인자 억제제; 항간질제 (발프로산, 페니토인, 레베티라세탐)	• 과다출혈 위험 증가. 「DOAC」 단독요법과 B 약물 병용요법을 비교한 RR은 발프로산 병용 시 2.79, 페니토인 병용 시2.50, 레베티라세탐 병용 시는 2.50*로 위험도 상승[13]. • DOAC에서 에독사반은 항간질제의 영향을 적게 받는다.
		•혈소판 응집 억제제	
		NSAIDs, SSRI, 사환계 항우울제	• 과다출혈 위험 증가. 「DOAC」 단독요법과 B 약물 병용요법을 비교한 ROR은 NSAIDS 병용 시 2.07, SSRI 병용 시 1.78, 사환계 항우울제 병용 시1.34가 되어 발생 빈도 증가.
		NSAIDs [2.39]	소화관 출혈 위험 증가. 항혈소판제(저용량 아스피린[1.40], 클로피도그렐[1.98])과 NSAIDs의 병용시 ROR이 7.4로 증가하므로 주의가 필요.
		5-HT 재흡수 억제 작용을 갖는 항우울제(SSRI, SNRI, 트라조돈 등)	과다출혈 위험 증가. 「항혈소판제」 단독요법과 B 약물 병용 시를 비교한 ROR은 1.45*이 되어 발생 빈도 증가.
	NSAIDs [2.39]	•SSRI [1.55]	소화관 출혈 위험 증가. 병용에 의해 ROR이 12.2로 증가하기 때문에 주의가 필요.
	NSAIDs	•부신피질스테로이드	소화관 출혈 위험 증가. NSAIDs 단독요법과 「NSAIDs+부신피질스테로이드」 병용 시 비교하면 ROR이 1.83되어 발생 빈도 증가.

*는 약물 A 단독요법시와 약물 AB 병용시를 비교한 오즈비(ROR) 위험비(Hezard Ratio; HR), 상대 위험도(risk ratio; RR)이다.

*없는 숫자는 표1에서 발췌한 ROR이다. INR; 프로트롬빈 시간 국제 표준 비율

13) Eur Heart J Cardiovasc Pharmacother.2020;6:147–54.

14) Yonsei Med J. 2020 Sep;61:741–9.

15) Front Aging Neurosci.2022;14:791285.

제, 치명적인 범혈구 감소증등이 유발될 수 있다.

또한, DOAC의 다비가트란과 항혈소판제와의 병용요법은 헤모글로빈 2g/dL 이상의 감소를 나타내는 과다출혈의 위험성이 있기 때문에(아스피린, 리마프로스트 병용시 사망사례 존재) 부득이하게 병용 시 치료상의 유효성과 위험성을 충분히 고려하여 다비가트란의 투여가 적절하다고 판단되는 환자에게만 투여해야 한다.

항혈전제 병용요법(항혈전제끼리의 병용)

뇌경색 급성기나 허혈성 심장질환에 대한 경피적 관상동맥 중재술(percutaneous coronary intervention; PCI)수술 후 등에서는 혈전 발생의 위험이 매우 높기 때문에 「항혈소판제 2제 병용요법(dual antiplatelet therapy: DAPT)」을 시행할 수 있다.

또한 심방세동 환자에게 PCI를 실시하는 경우에는 「항응고제+항혈소판제」의 2제 병용이나 「항응고제+DAPT(항혈소판제)」의 3제 병용이 실시되는 경우도 있다. 아래에서 설명하듯이 병용요법 시에는 항상 출혈에 주의해야 한다.

첫째, 「항응고제(Wafarin, DOAC)+항혈소판제」의 병용은 출혈 위험이 매우 높다. 항응고제인 와파린(ROR=2.65)과 항혈소판제를 병용한 경우, 뇌내출혈의 ROR는 「와파린+저용량 아스피린(1.40)」 병용 시 3.76, 「와파린+클로피도그렐(1.48)」 병용 시 3.69, 「와파린+DAPT(저용량 아스피린+클로피도그렐)」의 3제 병용요법에서는 5.84까지 상승하기 때문에 반드시 주의해야 한다.

또한 DOAC(ROR=1.80)에서 「DOAC + 클로피도그렐」 병용요법의 ROR은 1.69로 유의한 연관성은 보이지 않으며, 「DOAC+저용량 아스피린」 병용 시 2.51, 「DOAC+DAPT(저용량 아스피린+클로피도그렐)」의 3제 병용 시에는 4.02로 상승한다.

또한, DOAC의 다비가트란과 항혈소판제의 병용은 과다출혈 때문에 원칙적으로 금기이다(전술 참조).

상기 결과는 항응고제와 항혈소판제의 병용요법에서 「DOAC + 클로피도그렐」을 제외하고 추가적으로 뇌내 출혈의 위험이 높다는 것을 의미한다.

흥미롭게도, 효과는 뇌출혈의 위험이 가장 낮은 「DOAC + 클로피도그렐」과 「와파린 + DAPT」 3제 병용이 동일한 것으로 나타났다.

즉, DOAC는 클로피도그렐과 병용하는 것이 가장 적절하며, 아스피린과의 병용은 피하는 것이 좋다.

한편, DAPT는 투여 시작 후 30일 이내에는 뇌내 출혈 위험의 ROR은 「아스피린+디피리다몰」 병용 시 1.49, 「아스피린+클로비도그렐」 병용 시 1.56이며, 아스피린 단독요법(ROR=1.40)에 비해 출혈 위험을 크게 증가시키지 않는다. 그러나 DAPT 투여 기간을 90일까지 연장하면 출혈 위험이 약 2배가되는 것으로 알려져 있어 항혈소판제끼리의 병용 시에는 투여 기간에 주의해야 한다.

항응고제(와파린, DOAC)와의 병용

와파린과의 병용 시 주의할 필요가 있는 약물 중 응고인자 억제제는 와파린의 작용점인 VK의 작용을 억제하는 약물(VK 관련 약) 외, 발프로산, 코데인, 피브레이트계 약물, 디설피람 등이 있다. 혈소판 응집 억제제에는 NSAIDs, 부신피질스테로이드, SSRI 등이 있다.

또한 DOAC와 병용 시 주의해야 할 약물은 응고인자 억제제로 항간질제, 혈소판 응집 억제제에서는 NSAIDs(증례 3),항우울제 등이 있다.

두 병용요법 모두 오즈비(ROR), 위험비(HR) 및 상대 위험도 (RR)로 판단할 때, NSAIDs를 병용하면 소화관 출혈, 다른 약물에서는 과출혈의 발생 빈도가 증가하므로 주의가 필요하다.

NSAIDs와 코르티코 스테로이드, SSRI의 조합

NSAIDs에 의한 위장관 출혈을 촉진하는 약물에는 SSRI와 코르티코 스테로이드가 있다. 부신피질 스테로이드는 NSAIDs와 마찬가지로 PGE2, TXA2 억제 효과가 있다. 이러한 약물은 사용 빈도가 높고, 병용하는 빈도도 높기 때문에 항상 주의해야 한다.

【참조】 DOAC와의 동태학적 상호작용에 주의해야 할 약물

DOAC는 와파린에 비해 안전성이 높고 정기적인 혈액 응고 모니터링이 필요하지 않기 때문에 사용 빈도가 높아지고 있는 추세이며, 따라서 DOAC의 약동학적 영향을 미치는 약물을 파악하는 것이 중요하다. 이를 「유럽 부정맥 심전학회(European Heart Rhythm Association: EHRA)의 가이드 라인」을 바탕으로 표로 정리해 놓았으니 참고하길 바란다.(표 4)

EHRA는 AUC 상승 정도에 따라 병용에 따른 위험을 3단계로 분류하고 있으며, 고위험(금기/병용금지), 중위험(DOAC 감량 혹은 병용금지), 저위험(다제 병용 또는 저위험약물 2제 이상의 병용시 신중투여)으로 나눠진다.

일본의 DOAC 첨부문서의 상호작용란에 약동학에 기인한 병용 금기 약물로 기재되어 있는 것은 리바록사반과 다비가트란뿐이지만, EHRA 가이드라인에서는 그 외 DOAC에도 위험성이 높은 약물이 있기에 이와 동일하게 취급할 것을 권고한다.

표 4 DOAC 와의 약동학적 상호작용에 주의해야 할 약물

① 모든 DOAC 공통
• **고위험**; 항악성종양제(이마티닙 등), HIV 치료제(HIV 프로테아제 억제제, 코비시스타트 함유 제제 등) • **중위험**; 타목시펜 • **저위험**; 아미오다론, 지르티아젬, 키니딘, HCV 치료제
② 다비가트란(P-gp 가 관여)
• **고위험**; 이트라코나졸, 시클로스포린, 타크로리무스, 그레카프레빌+피브렌타스빌 병용요법 • **중위험**; 베라파밀, 포사코나졸 • **저위험**; 심바스타틴, 마크로라이드계약(에리스로마이신, 클라리스로마이신), 플루코나졸
③ 리버록사반, 아픽사반(P-gp, CYP3A4 가 관여)
• **고위험**; 이트라코나졸, 포사코나졸, 볼리코나 • **중위험**; 나브록센(아픽사반만) • **저위험**; 베라파밀, 마크로라이드계약, 플루코나졸, 시클로스포린, 타크로리무스, 그레카프레빌+비브렌타스빌 병용요법
④ 에독사반/(P-gp 가 관여) (CYP3A4 의 관여는 4% 미만)
• **중위험**; 매크로라이드계 약물, 이트라코나졸, 포사코나졸, 사이클로스포린, 타크로리무스 • **저위험**; 베라파밀, 그레카브레빌+피브렌타스빌 병용요법

참고자료

1) 앤 위장관. 2021:34:651-9.

2) 일본 순환기 학회 "2020년 JCS 가이드라인 포커스 업데이트판 관동맥병 환자에서 항혈전 요법"

3) 혈전 지혈지 2017;28:326-34.

SECTION 05

저혈당증·고혈당증 (1)

인슐린 분비에 영향을 미치는 약물에 주목하자

인슐린 분비를 촉진하여 저혈당을 일으키는 약은 당뇨병 치료제만 있는 것이 아니다. 반대로 인슐린 분비를 억제하여 고혈당을 일으키는 약물도 있다. 이러한 인슐린 분비(유기경로, G단백질 결합형 수용체 경로)에 영향을 미치는 약물은 당뇨병 치료제의 효과를 증감시켜 심각한 저혈당이나 고혈당을 유발할 수 있다.

증례 1: 50대 남성, A씨

처방전

(1) 【일반】 글리메피리드정 1mg 1회 1정(1일 1정)
트라젠타정 5mg 1회 1정(1일 1정)
1일 1회 아침 식사 후 28일분

(2) 제니낙스정 200mg 1회 2정(1일 2정)
무코소르반L정 45mg 1회 1정(1일 1정)
1일 1회 저녁 식사 후 4일분

처방 배경

A씨는 당뇨병 치료를 위해 글리메피리드(SU약), 리나글립틴(상품명 트라젠타: DPP-4 억제제)을 복용 중이었다.

병용에 따른 저혈당 위험을 줄이기 위해 글리메피리드는 2mg/일 이하로 복용하고 있으며, 저혈당 증상은 관찰되지 않았다. 이번에는 가래 증상을 호소하여 가레녹사신메실산염수화물(제니낙스; 퀴놀론계 항균제), 암브록솔염산염(뮤코솔반 등)이 추가되었다.

복약지도 포인트

약사는 이전에 가티플록사신(퀴놀론 항균제, 판매 중단)을 복용했던 당뇨병 환자에게 저혈당 발작이 나타나 구급차로 이송된 경험이 있기에 동일한 ATP 민감성 K^+ 채널(ATP-K) 차단 작용을 하는 가레녹사신에서도 저혈당의 위험성이 있다고 판단했다.

따라서 A씨에게 저혈당 증상(손떨림, 가슴 두근거림, 발한, 어지러움, 현기증, 비정상적인 공복감 등)에 주의하고 만약 증상이 발현된 경우에는 즉시 포도당을 섭취함과 동시에 약국에 연락하라고 당부했다.

약물병용시 시작된 4일간의 복용 기간 동안 저혈당 증상은 나타나지 않았다.

해당 약국에서는 당뇨병 치료제와 ATP-K 차단 작용을 하는 약물(Ia군 항부정맥약 등)의 병용이 처방된 경우에는 항상 주의하여 대처하고 있다.

증례 2 : 40대 여성, B씨

내과 처방전

【일반】 메트포르민염산염정 50mg 1회 1정(1일 3정)

1일 3회 아침 점심 저녁 식사 후 14일분

정신과 처방전

쎄로켈정 25mg 1회 1정(1일 1정)

로나센정 8mg 1회 3정(1일 3정)

1일 1회 취침 전 14일분

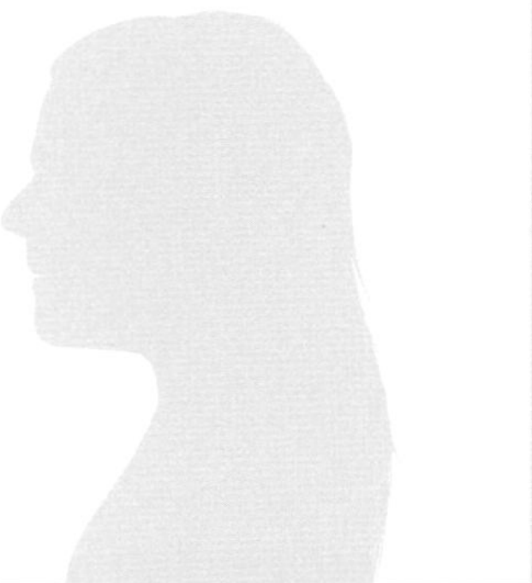

처방전 배경

B씨는 조현병(정신분열병) 치료를 위해 정신과에서 비정형 항정신병제인 블로난셀린(로나센), MARTA의 쿠에티아핀푸마르산염(쎄로켈)을 복용 중이었다.

이번에 혈당 수치가 상승해서(HbA1c : 7.0) 내과의사로부터 메트포르민염산염(메토글루코 외)을 처방받았다.

복약지도 포인트

블로난세린은 도파민 D_2 수용체 차단 작용(만성적 인슐린 분비 촉진으로 인슐린 저항성 발생), 쿠에티아핀은 M3 차단 작용(인슐린 분비 억제) 및 도파민 D_{2-3} 수용체 차단 작용이 있기 때문에 병용으로 인해 고혈당이 될 우려가 있었다.

따라서 약사는 B씨에게 고혈당 증상(구갈, 다음, 다뇨, 빈뇨, 권태감 등)에 항상 주의하고, 정기적인 혈액 검사를 받도록 권했지만 이번에 혈당 수치가 상승하였다.

B씨는 비정형 항정신병약물에 의한 당뇨병 발병 가능성이 크지만, 쿠에티아핀은 당뇨병 환자에게 투여 금지이기 때문에 정신과 의사에게 문의한 끝에 쿠에티아핀이 처방이 중지되었다.

중단 후, B씨의 신경정신학적 증상은 악화되지 않았고 메트포르민에 의해 혈당 수치도 정상으로 돌아와 현재는 저혈당 증상에 주의하도록 지도하고 있다.

증례3: 50세대 여성, C씨

처방전

【일반】 글리벤클라미드정 1.25mg 1회 0.5정(1일 0.5정)
테넬리아정 20mg 1회 1정(1일 1정)

【일반】 올메사르탄 구강붕해정 40mg 1회 1정(1일 1정)

【일반】 아제르니디핀정 16mg 1회 1정(1일 1정)

【일반】 푸로세미드정 20mg 1회 1정(1일 1정)
1일 1회 아침 식사 후 28일분

처방 배경

C씨는 당뇨병 치료를 위해 글리벤클라미드(상품명 다오닐 외; SU약), 테네리글립틴브롬화수소산염수화물(테넬리아;DPP-4 억제제)를 복용 중이었지만, 이번에 심장 비대와 부종때문에 푸로세미드(라식스 등)가 추가되었다.

복약지도 포인트

푸로세미드는 저칼륨혈증을 유발하여 인슐린 분비를 억제하기 때문에 당뇨병 치료제의 효과가 감소하여 고혈당이 될 가능성이 있다.

저칼륨혈증은 복용 후 즉시 나타나는 것은 아니지만, 약사는 지금까지와 마찬가지로 정기적인 혈액 검사(혈청 칼륨수치, 혈당수치, HbA1c수치 등)를 계속하여 저혈당 증상뿐만 아니라 혈당 상승에 따른 증상 (구갈, 다음, 빈뇨, 권태감 등)에도 주의하도록 설명했다.

현재 푸로세미드는 계속 복용하고 있지만, C씨의 혈당은 정상 범위이다.

소개

일본 후생노동성의 2014년 조사에 의하면 당뇨병 환자수는 약 316만 6000명으로 추정되고 있다. 당뇨병의 발병이 증가하는 원인으로는 주로 유전적 요인이나 환경적 요인이 관여하지만, 최근에는 약물 복용에 의해 고혈당이 발생하는 경우도 적지 않다.

예를 들어, 비정형 항정신병제 중에서 올란자핀(상품명 디플렉사 등), 쿠에티아핀푸마레이트(쎄로켈, 비프레소 외)는 고혈당을 일으킬 가능성이 높고 당뇨병 환자에게 투여하는 것이 금지되어 있다.

또한, 스타틴계 약물을 당뇨병의 위험 인자를 가진 환자에게 투여할 경우 인슐린 분비 저하를 초래하여 당뇨병의 발병 위험이 약 30% 상승한다는 보고도 있다.

게다가 이렇게 혈당 수치를 약물을 병용했을 경우, 약물 상호작용에 의해 당뇨병의 발병 위험이 높아지고(상승 작용) 당뇨병 치료제와 병용했을 경우에는 혈당 강하 작용이 감소할 우려가 있다(길항 작용).

한편, 당뇨병 치료제 이외에도 혈당 수치를 낮출 우려가 있는 약물들이 많이 보고되고 있다. 저혈당은 모든 당뇨병 치료제에 공통적으로 적용되는 심각한 부작용으로 당뇨병 치료제를 복용중인 환자가 혈당 수치를 낮출수 있는 약물을 병용하는 경우에 특히 주의해야 한다.

혈당 수치 변화에 관여하는 약물 상호작용은 임상적으로 매우 중요하기 때문에 이를 이해하기 위해서는 약물에 의한 혈당 수치 변화의 발현 기전을 파악허눈 것이 필요하다.

혈당 수치에 영향을 미치는 약물의 작용 기전은 (1)췌장 β세포에서의 인슐린 분비, (2)인슐린 감수성, (3)당대사(당신생, 글리코겐분해 등)등으로 크게 나눌 수 있다. 본 SECTION에서는 (1)의 인슐린 분비에 영향을 미치는 약물에 대해 설명한다.

인슐린 분비에 영향을 미치는 약물

인슐린이 분비되는 경로는 주로 'A. 포도당이 관여하는 경로(유기 경로)'와 'B. G단백질 연결 수용체(GPCR)가 관여하는 경로'가 있다(그림 1). 인슐린 분비에 영향을 미치는 약물은 주로 이 경로에 따라 작용한다.

A. 유기경로에 영향을 미치는 약물 (표 1 [A])

유기 경로는 췌장 β세포에서의 포도당 의존성 인슐린 분비경로이다. 즉, 음식물 섭취에 따라 혈당 수치가 상승하면 포도당수송체인 GLUT2에 의해 췌장 β세포 내로 포도당의 흡수량이 증가한다.

그 결과, 당대사(해당계, 미토콘드리아에 의한 산화적 인산화)가 촉진되어 아데노신삼인산(ATP)생산량이 증가하면(ATP/아데노신이인산[ADP]비의 상승) 칼륨(K^+) 채널이 닫히고 (ATP 민감성 K^+ 채널[ATP-K] 차단[폐쇄]), K^+의 세포 외 유출이 억제되기 때문에 세포 내 K^+농도가 상승하여 탈분극이 일어난다.

이 탈분극으로 전압의존성 칼슘(Ca^{2+}) 채널이 열리고 Ca^{2+}가 세포로 유입되어 Ca^{2+}농도를 증가시킨다.

그 결과, 인슐린이 저장되어 있는 분비과립과 세포막이 융합되어 안에 포함되어 있던 인슐린이 세포외로 방출된다(개구분비 또는 엑소사이토시스). 따라서 β세포 내의 K^+ 및 Ca^{2+} 농도의 상승으로 인슐린 분비가 촉진된다.

당뇨병 치료제인 설포닐우레아(SU)약(글리메피리드[아마릴 외] 등), 속효성 인슐린 분비 촉진제(나테글리니드[스타시스, 파스틱 외] 등)는 ATP-K를 닫음으로써(차단 작용) 인슐린 분비를 촉진하여 혈당 강하 작용을 한다(표 1 [A]).

또한 항부정맥제(Ia군), 퀴놀론계 약물(목시플록사신염산염[아벨록스], 레보플록사신수화물[크라비트 외], 가레녹사신메실산염수화물[제니낙스] 등), 설포닐우레아계 약물 등도 ATP-K 차단 작용에 의해 인슐린 분비를 촉진하여 저혈당을 일으키는 것으로 생각된다.

한편, ATP-K를 열어 인슐린 분비를 억제하는 디아족사이드는 저혈당 치료제로 사용되고 있다. 또한, 사이아자이드계 이뇨제나 글리틸리틴 제제 등에 의

SECTION 05

그림 1 췌장 β세포에서의 인슐린 분비에 관여하는 경로

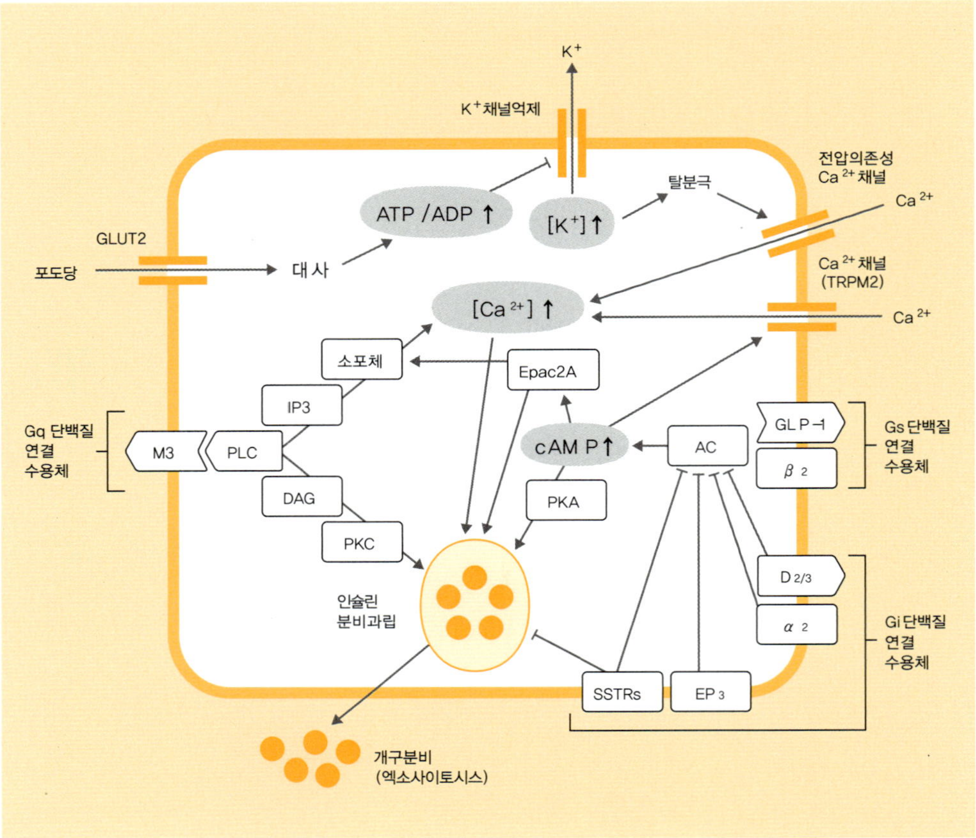

표 1 인슐린 분비에 영향을 미치는 약물 (괄호는 주요 상품명)

	기전	약물	IS※
[A] 유기경로	ATP 민감성 K^+ 채널 (ATP–K) 차단/개방	차단제: SU계 약물, 속효성 인슐린 분비 촉진제, 항부정맥제(IA군), 퀴놀론계 약물, 설파약, 부프로피온[16](항우울제)	↑
		개방제 : 디아족사이드	↓
	낮은 세포 내 K^+ 농도	저칼륨혈증 유도제: 시아자이드계 이뇨제, 루프 이뇨제, 글리시레틴 제제	↓
	낮은 세포 내 Ca^{2+} 농도	저칼슘혈증 유도제(페니토인[알레비아틴, 히단토인])	↓
	전압의존성 Ca^{2+} 채널 차단	Ca길항제, 심바스타틴[17](리포바스)	↓
	낮은 ATP/ADP 비율	스타틴계 약물[18], 타크로리무스수화물[19](그래셉터, 프로그랍), 목시플록사신염산염[20](아벨록스)	↓

※IS : insulin secretion (인슐린 분비)

표 1 계속

	기전	약물	IS※
[B] 단백질연결수용체(GPCR)	(a) Gs단백질 연결수용체(GPCR)		
	GLP-1수용체 작동[6]	GLP-1수용체 작용제, DPP-4억제제(GLP-1 분해 억제)	↑
	β_2수용체 작동/차단	작용제: 테르부탈린황산염(브리카닐)[7]	↑
		차단제: 아테놀롤(테노민), 세리프롤롤하이드로클로라이드(셀렉터), 베탁솔롤하이드로클로라이드(탈롱), 니프라디롤(하이퍼질), 프로프라놀롤하이드로클로라이드(인데랄, 헤만디올)	↓
	(b) Gi단백질 연결수용체 (GiPCR; 억제제)		
	도파민 $D_{2/3}$ 수용체 차단/작동	차단제: 비정형 항정신병제(올란자핀 [디플렉사], 쿠에티아피푸마르산염[세로켈], 리스페리돈[리스파다르], 팔리페리돈[인베카], 아리피프라졸[새우], 아세나빈푸마레이트[시크레스트])	↑
		작용제: 도파민 작용제(플라미펙솔염산염수화물[비시프롤, 미라펙스]), 레보도파제제(도파스톤)	↓
	α_2수용체 차단/작동	차단제: 요힘빈 (일본 미발매), 펜트라민 메실산염(레기청)[13]	↑
		작용제: 브로모크립틴메실산염(팔로델), 아드레날린, 덱스메데토미딘하이드로클로라이드(프레세덱스), 염산푸소이드페드린(디레그라, 시판 약에 함유)	↓
	EP_3수용체 (PGE_2 수용체) 차단	PGE_2 생산 억제 : NSAIDs[15]	↑
	SST(소마토스타틴) 수용체 작동[16]	지속성 소마토스타틴 유사체: 옥토레오티드 아세트산염(샌드스타틴), 파실레오티드파모레이트(시그니포), 란레오티드(소마추린)	↓
	(c) Gq단백질 연결수용체 (GqPCR)		
	M3수용체 발현증가[17,18] /차단[17,18]	발현 증가: 올란자핀, 클로자핀(클로자릴)	↑
		작용제: 콜린에스테라아제 억제제(염화 암베노늄[마이텔러제])	↑
		차단제: MARTA(올란자핀, 클로자핀, 쿠에티아핀)	↓

※IS : insulin secretion(인슐린 분비)

1) J Pediatr Endocrinol Metab.2013;26:343-6.
2) Clin Pharmacol Ther.2016;99:390-400.
3) Matabolism .2014;63:735-45.
4) ell Commun Signal.2017;15:47.
5) Eur J Pharm Sci.2014;52:206-14.
6) Exp Ther Med.2017;14:5219-27.
7) cta Physiol Scand.1985;124:381-9.
8) NPJ Schizophr.2017;3:17.
9) J Mol Endocrinol.2015;29:542-57.
10) J Biol Chem.2005;280:36824-32.
11) Diabetes.2017;66:699-709.
12) Am J Physiol Endocrinol Metab.2004;286:E463-71.
13) Br J Pharmacol.2008;154:1287-96.
14) Biochem Pharmacol.2010;79:1827-36.
15) Exp Mol Med.2014;46:e102.
16) Mol Metab.2016;5:988-96.
17) CNS Drugs.2013;27:1069-80.
18) Trends Endocrinol Metab.2011;22:74-80.

한 저칼륨혈증 시에는 췌장의 β세포 내 K^+농도가 낮기 때문에 탈분극이 일어나기 어려워져 인슐린 분비가 저하된다.

마찬가지로, 페니토인(알레비아틴, 히단토인 외) 등에 의한 저칼슘혈증시에도 세포 내 Ca^{2+} 농도가 낮아지기 때문에 인슐린 분비가 저하된다. 두 경우 모두 고혈당이 될 수 있다.

전압의존성 Ca^{2+} 채널을 억제하는 약물에는 Ca^{2+}길항제와 Ca^{2+}채널 길항작용을 갖는 심바스타틴(리포바스 외)이 있다. 이 역시 췌장의 β 세포 내 Ca^{2+}의 유입이 감소하여 인슐린 분비가 억제되어 고혈당의 가능성이 있다.

또한, 스타틴계 약물은 미토콘드리아 내막의 전자전달계 성분인 코엔자임 Q10의 합성을 억제하여 ATP/ADP비의 감소를 가져온다. 타크로리무스수화물(그래셉터, 프로그랍 등)은 미토콘드리아 장애를 유발하고, 목시플록사신은 ATP/ADP 비를 저하시킨다는 보고가 있다.

ATP의 감소는 ATP-K 차단을 억제하기 때문에 이러한 약물에서 인슐린 분비 저하를 일으켜 고혈당이 될 수 있다.

SECTION 05

B. GPCR이 관여하는 경로에 영향을 미치는 약물 (표 1 [B])

α、β、γ의 서브 유닛으로 구성된 G단백질은 α서브 유닛의 종류에 따라 활성화되는 효과기가 다르다. 효과기인 아데닐산시클라제(AC)를 활성화 또는 억제하는 G단백질을 각각 Gs, Gi라고 부르며, 포스퍼리파아제C(PLC)를 활성화하는 것은 Gq로 분류된다(그림1).

(1) Gs 단백질 연결수용체 (GsPCR)

글루카곤 유사 펩타이드-1(GLP)-1, β2 수용체는 인슐린 분비 촉진에 관여하는 GsPCR이며, 특히 전자는 인슐린 분비에 깊이 관여한다. 즉, 소화관 호르몬인 인크레틴(GIP [glucose-dependent insulinotropic polypeptide] 및 GLP-1)에 의해 GLP-1 수용체가 자극되면 GsPCR에 의해 AC가 활성화되어 세포 내 cAMP 농도가 상승한다.

cAMP는 Ca^{2+} 채널 중 하나인 TRPM2(transient receptor potential on channel, subfamily M, member 2)를 활성화하거나 cAMP의 센서인 Epac2A(cxchange protein directly activated by cAMP 2A)의 활성화

를 통한 소포체로부터의 Ca^{2+} 방출을 촉진하여 세포 내 Ca^{2+} 농도를 상승시키고 인슐린 분비를 촉진한다. 또한 cAMP에 의해 활성화되는 단백질 키나아제 A(PKA)와 Epac2A는 인슐린의 탈과립을 직접적으로 증강시키는 작용도 하는 것으로 알려져 있다.

인크레틴 관련 약물 중 디펩티딜 펩티데이즈(DPP)-4 억제제 또는 GLP-1 수용체 작용제는 GLP-1 수용체에 직·간접적인 자극을 하여 AC, cAMP의 상승을 통해 인슐린 분비를 촉진하고 약효를 발휘한다. 또한, $β_2$ 자극제인 테르부탈린황산염(브리카닐 등)은 상세한 기전은 불명확함에도 cAMP나 Ca^{2+} 이온을 상승시켜 인슐린을 분비시키는 것으로 나타났지만(동물 실험), 다른 β 자극제의 인슐린 분비 촉진 효과 유무는 명확하지 않다.

그러나 β차단제(아테놀롤[테노민 외], 셀리프롤롤염산염[셀렉톨 외] 등)는 인슐린 분비를 억제하여 혈당 수치를 상승시킬 가능성이 있는 것으로 지적된다. β차단제에 의한 혈당 수치 감소는 간의 β수용체를 통한 당신생 촉진, 글리코겐 분해 억제에 기인하는 것을 보인다.

그림 1에는 표시되지 않았지만, SU계 약물은 ATP-K 차단 작용 외에도 직접적으로 Epac2A를 활성화하는 것으로 보고된다. 인크레틴에 의한 인슐린 분비 촉진은 혈당 수치에 의존하기 때문에 혈당 수치가 낮으면 작용하지 않는 것으로 알려져 있다.

이것이 바로 SU계 약물이나 속효성 인슐린 분비 촉진제와 비교하였을때 저혈당 위험이 낮다고 여겨지는 이유이다.

(2) Gi 단백질 연결수용체 (GiPCR)

도파민 $D_{2/3}$ 수용체, 아드레날린 $α_2$수용체, 프로스타글란딘E_2(PGE_2) 수용체의 서브타입 중 하나인 EP_3, 소마토스타틴 수용체인 SSTRs(somatostatin receptors, 서브타입이 5종) 등은 GiPCR 이며 GPCR과 길항작용을 한다. 즉, 이들 수용체를 자극하면 Gi에 의해 AC 활성화가 억제되기 때문에 세포 내 cAMP 농도가 감소하여 인슐린 분비가 억제된다.

도파민 $D_{2/3}$ 수용체가 AC 활성을 억제하는지 관해서는 논란의 여지가 있지만, 도파민 작용제에 의해 세포 내 cAMP, Ca^{2+}농도가 감소하고 인슐린 분비가 억제되는 것으로 보고된다.

반면, $D_{2/3}$ 수용체 차단 작용이 있는 비정형 항정신병제는 인슐린 분비를 촉진시켜 저혈당을 일으킬 가능성이 있다고 볼 수 있지만, 인슐린 분비를 만성적으로 촉진함으로써 주로 고인슐린혈증을 일으키고 이것이 인슐린 저항성을 유발하여 고혈당이 발생하는 것으로 생각된다.

그 외, α2 수용체 자극 작용이 있는 브로모크립틴메실산염(팔로델 등), 아드레날린 등은 GLP-1 수용체 자극에 의한 cAMP의 상승, TRPM2 채널의 탈과립, 세포 내 Ca^{2+} 농도의 상승 등을 억제하여 인슐린 분비를 감소시킨다.

한편, α2 수용체 차단 작용이 있는 요힘빈(일본 미발매)은 cAMP 농도 상승에 따른 세포 내 Ca^{2+} 농도 상승으로 인슐린 분비를 촉진하는 것으로 알려져 있다. 비스테로이드성 소염진통제(NSAIDs)는 PGE_2의 생성을 억제함으로써 EP_3가 매개하는 인슐린 분비 억제 시스템을 억제하여 인슐린 분비를 촉진하는 것으로 알려져 있다.

SSTRs는 AC 활성 억제, 세포 내 cAMP 억제, GLP-1 수용체 자극에 의한 인슐린 분비 촉진도 억제하는 것으로 보고된다.

그림 1에는 표시되지 않았지만, SSTR2는 G단백질 결합 내부 정류 칼륨(GIRK) 채널 활성화를 통한 과분극, 전압의존성 Ca^{2+} 채널의 억제, 인슐린의 탈과립을 직접적으로 억제하는 작용도 있다. 지속적인 소마토스타틴 유사체 약물에 의해 발생하는 고혈당은 SSTRs을 통한 인슐린 분비 감소로 인한 것으로 생각된다.

(3) Gq 단백질 연결수용체 (GqPCR)

M3 무스카린성 아세틸콜린 수용체가 GqPCR이며 인슐린 분비에 깊게 관여한다. 즉, 아세틸콜린에 의해 M3 수용체가 자극되면 Gq에 의해 PLC가 활성화되어 이노시톨삼인산(IP3)과 디아실글리세롤(DAG)을 생산한다.

IP3은 소포체의 IP3 수용체에 결합하여 Ca^{2+}의 방출을 촉진하여 세포 내 Ca^{2+} 농도를 상승시키고, DAG는 단백질 키나아제C(PKC)를 활성화하여 각각 인슐린의 탈과립을 증가시킨다.

비정형 항정신병제 중에서도 다수용체표적화항정신병제(MARTA)로 분류되는 올란자핀, 쿠에티아핀, 클로자핀(클로자릴)은 모두 도파민 $D_{2/3}$ 차단 작용이 있지만 비슷한 수준으로 M3 차단 작용도 가지고 있다.

즉, 이 약물들은 M3 차단에 의해 인슐린 분비를 억제시켜 고혈당을 유발할 수 있어 당뇨병 환자 및 기왕력이 있는 환자에게 올란자핀, 쿠에티아핀의 투여는 금기이다.

한편, 올란자핀, 클로자핀에서는 만성적인 고인슐린혈증, 인슐린 저항성이 보고되고 있다. 위에서도 언급한 것처럼 도파민 $D_{2/3}$ 차단 작용으로 설명 할 수도 있지만 M3 차단은 보상기전으로 M3 수용체의 발현을 증가시켜 인슐린 분비가 촉진된다.

아세나핀말레산염(시크레스트)은 M3 수용체에 대한 친화성이 낮아 혈당 수치에 영향을 덜 받는 약물이다. 실제로 아세나핀은 혈당 변화에 대한 결과가 다른 MARTA에 비해 매우 적어 당뇨병 환자에게도 사용할 수 있다. 이로부터 비정형 항정신병제에 의한 혈당 수치의 변화에 M3 수용체가 깊이 관여한다고 추측할 수 있다.

또한, 콜린에스테라아제 억제제인 염화 암베노늄(마이테라제)의 첨부 문서에는 인슐린 분비 촉진 작용에 의한 혈당 강하에 대해 주의를 주고 있다.

인슐린 분비가 관여하는 상호 작용

인슐린 분비를 촉진하는 당뇨병용 약물에는 ATP-K 차단 작용을 나타내는 SU계 약물, 속효성 인슐린 분비작용제, GLP-1 수용체(GsPCR)작용을 하는 GLP-1 수용체 작용제, DPP-4 억제제가 있다.

주된 상호작용은 인슐린 분비의 협력(A) 및 길항(B)이지만, 특히 주의해야 할 점은 당뇨병 치료제와 인슐린 분비를 촉진하는 약물과의 병용이다. 병용시 상승 작용에 의해 심각한 저혈당쇼크가 일어날 가능성이 있다.

한편, 인슐린 분비를 억제하는 약물과 병용시 길항 작용에 의해 당뇨병 치료제의 혈당 강하 작용이 감소하여 고혈당이 될 수 있다.

(A) 인슐린 분비 촉진 협력 (저혈당유발 ; 표 2[1])

가티플록사신

퀴놀론계 항균제인 가티플록사신은 2002년 출시 이후, 이 약물과의 관련성을 부정할 수 없는 심각한 저혈당(75례; 중례1), 고혈당(14례)이 보고되었기 때문에 2003년 긴급안전성정보(옐로우레터)가 발행되어 당뇨병 환자에 대한 가티플록사신의 경구 투여는 금지됐으며 2008년에 판매가 중단되었다.

당뇨병 치료제와 병용시 가티플록사신이 강하게 ATP-K 차단작용을 하여 인슐린 분비를 촉진하는 것으로 보인다(단, 고혈당 유발 기전은 불명확하다). 다른 퀴놀론 항균제는 당뇨병 환자에게 금기 사항은 아니지만 유사한 작용이 있기 때문에 주의해야 한다(후술 참조).

ATP-K 차단 당뇨병 약물 상호 병용

SU계 약물과 속효형 인슐린 분비 촉진제(나테글리니드[스타시스, 파스틱 외], 미티글리니드 칼슘 수화물 [글루파스트 외], 레파글리니드 [슈아포스트]) 와의 병용은 양제의 작용점이 동일한 ATP-K 차단이므로 병용에 의해 인슐린 분비가 현저하게 촉진될 우려가 있으며, 병용에 의한 상승작용의 임상 효과 및 안전성이 확인되지 않았기 때문에 병용은 피한다.

인슐린 분비 촉진 당뇨병 약물 상호 병용

당뇨병 치료제에 의한 저혈당은 항상 주의가 필요하지만, 특히 인슐린 분비를 촉진하는 당뇨병 치료제와의 병용은 심각한 저혈당이 발생할 가능성이 높아 주의가 필요하다. GsPCR 작용 당뇨병 치료제인 DPP-4 억제제와 ATP-K 차단 당뇨병 치료제인 SU계 약물을 병용했을 경우 심각한 저혈당 발생 사례가 많아 병용시 SU계 약물의 감량이 바람직하다.

또한, 고령(65세 이상) 혹은 경도 신기능 저하자(혈청 크레아티닌[SCr] 1.0mg/dL 이상)이거나 두 경우에 모두 해당한다면 SU계 약물의 감량은 필수이다. SU계 약물(글리클라지드는 제외)과 GLP-1 수용체 작용제는 Epac2의 활성화 작용도 가지고 있기 때문에 상승작용에 의해 인슐린 분비가 촉진되는 것으로 생각된다.

ATP-K 차단제 (Ia군 부정맥제, 퀴놀론계 약물)

인슐린 분비를 촉진하는 당뇨병 치료제와 ATP-K 차단 작용이 있는 Ia군 항부정맥제(시벤졸린숙신산염[시베놀 외], 디소피라미드[리스모단 외], 피르메놀염산염수화물[피메놀]), 퀴놀론계 항균제(시타플록사신수화물[그레이스비트], 목시플록사신, 갈레녹사신(증례 1), 풀리플록사신[스오드], 토수플록사신토실

표 2 인슐린 분비가 관여하는 상호 작용 (협동)*

[1] 인슐린 분비 촉진 협동 (저혈당: 당뇨병 치료제 약효 증대)			
병용금기	당뇨병 치료제 (당뇨병 환자, 치료중인 당뇨병 환자)	ATP-K 차단 작용제: 가티플록사신(퀴놀론계 항균제; 판매 중지)	저혈당(주) 및 고혈당. 저혈당쇼크. 당뇨병 환자에게 가티플록사신 투여는 금기. 당뇨병 기왕력이 있는 환자에게는 주의 요함.
병용금기	ATP-K 차단 당뇨병치료제: SU계 약물	ATP-K 차단 당뇨병 약물: 속효성 인슐린 분비 촉진제	작용점이 같으며, 병용에 있어서의 임상 효과 및 안전성이 확인되지 않음.
병용주의	ATP-K 차단 당뇨병 치료제: SU계 약물, 속효성 인슐린 분비 촉진제	GLP-1수용체(GSPCR) 작용 당뇨병 치료제: 인크레틴제제 (GLP-1수용체 작용 DPP-4 억제제)	심한 저혈당의 발현에 주의. 병용시 저혈당 위험을 줄이기 위해 SU계 약물 감량이 바람직함. SU계 약물 감량은 글리메피리드(아마릴 등)는 2mg/이하, 글리벤클라미드(오이글루콘, 다오닐 등)는 1.25mg/일 이하, 글리클라지드(글리미클론 등)는 40mg/일 이하. 고령자(65세 이상), 경도 신기능 저하자(SCr1.0mg/dL 이상)는 SU계 약물 감량 필수.
병용주의	ATP-K 차단 당뇨병 치료제, GLP-1수용체(GPCR)작용 당뇨병 치료제	ATP-K 차단제: Ia군 항부정맥제, 퀴놀론계 약물	저혈당 우려. ATP-K 차단의 협동 작용으로 인슐린 분비 촉진. Ia군 항부정맥제는 치료 중 당뇨병 환자에게 신중투여. 퀴놀론계 약물은 당뇨병 환자에게 저혈당 위험 상승함.
병용주의		α_2수용체(GiPCR)차단제[21]: 펜트라민메실산염[22] (레기틴)	저혈당 우려. 펜트라민에 의한 인슐린 분비 촉진(동물 실험).
병용주의		EP_3수용체(GiPCR)차단제: 살리실산계약물 (아스피린장용정[바이아스피린 등] 등)	저혈당 우려. 인슐린 분비 상가작용에 의해 증대. PGE_2 합성 저해에 의한 인슐린 분비 촉진이나 간 글리코겐 고갈 · 당 신생 억제에 관여.
병용주의		M_3수용체(GqPCR)작용제: 염화 암베노늄(마이테라제)	저혈당 우려. 암베노늄은 당뇨병 환자에게 신중투여. M_3 수용체 작용에 의한 인슐린 분비 촉진.
[2] 인슐린 분비 억제 협동 (고혈당)			
병용주의	ATP-K 활성화 약물(통로개구제): 디아족사이드(고인슐린증으로 인한 저혈당증 치료제)	저칼륨혈증 유발 이뇨제(사이아자이드계 이뇨제, 루프이뇨제)	혈당 상승 작용이 상가작용에 의해 증대. 혈중 요산 수치 상승(요산 배설 억제 효과 협동작용).

*첨부문서(상호작용, 신중투여, 부작용) 및 문헌보고를 바탕으로 기재

산염수화물[오젝스, 토스키사신, 토스플록사신 외] 등)과 병용시 인슐린 분비가 추가적으로 촉진되어 저혈당을 초래할 우려가 있다.

앞서 언급된 Ia군 항부정맥제의 첨부 문서에서 치료 중인 당뇨병 환자는 신중투여로 되어있다.

퀴놀론계 항균제는 당뇨병 환자에게 투여를 신중하게 해야한다는 기재는 없지만, 저혈당이 발생할 가능성이 높다. 특히, 시타플록사신에서는 당뇨병성 혼수에 이르는 사례가 있어 주의가 필요하다.

GPCR에 작용하는 약물

GPCR에서는 GiPCR(억제계)의 차단 또는 GqPCR의 작동에 의해 인슐린 분비가 촉진한다. 특히, 당뇨병 치료제와의 병용에서는 GiPCR인 α2 수용체, EP3 수용체의 차단제, GqPCR인 M3 수용체 작용제(염화 암베노늄[마이테라제]: 중증근무력증 치료제)와의 협동작용에 의한 저혈당이 문제가 될 수 있다.

암베노늄 자체는 저혈당을 유발할 우려가 있기 때문에 당뇨병 환자에게 신중하게 투여되고 있다.

SECTION 05

(B) 인슐린 분비의 길항 (당뇨병 치료제의 작용 약화; 표 3)

비정형 항정신병제

비정형 항정신병제인 MARTA라고 불리는 올란자핀, 쿠에티아핀이나 약물내성 조현병 치료제인 클로자핀(클로자릴)은 M3수용체(GqPCR)의 차단제로 인슐린 분비를 억제한다.

이 약들은 고혈당이나 당뇨병성 산증, 당뇨병성 혼수 등을 일으키고 사망사례도 있어 당뇨병 환자나 기왕력이 있는 환자에게 투여는 금기 또는 원칙적으로 금기이다(증례 2).

또한, 클로자핀 투여 중에는 '클로자릴 환자 모니터링 서비스(CPMS)'에 의해 정기적으로 혈당 수치를 측정해야 한다. 당연하게도 당뇨병용 치료제의 혈당 강하 작용을 현저하게 약화시킬 우려가 있어 당뇨병 치료제와의 병용은 금기 또는 원칙적으로 금기이다. 이와 같이 GqPCR을 차단하는 항정신병제는 고혈당을 유발할 가능성이 매우 높고 주의가 필요하다.

기타 비정형 항정신병제(리스페리돈[리스페달 외], 팔리페리돈[인베가], 페로스피론염산염 수화물[루란 외], 블로난세린[로나센], 아세나핀말레산염[시크레스트], 아리피프라졸[아빌리파이] 브렉스피프라졸[렉설티])에서도 빈도는 낮지만 고혈당을 유발할 가능성이 있어 당뇨병 환자에게 신중히 투여해야 한다.

MARTA와 클로자핀을 제외한 비정형 약물에 의한 고혈당 발병 기전은 불문명하지만 M3수용체 차단에 기인하는 것은 아니다.

즉, M3수용체 차단 작용은 약하지만 $D_{2/3}$ 수용체(GiPCR)의 차단 작용이 강하기 때문에 만성적인 인슐린 분비가 일어나고 이것이 인슐린 저항성을 야기하여 고혈당을 유발할 가능성이 제기되고 있다.

유기경로에 작용하는 약물

당뇨병 치료제의 인슐린 분비에 길항작용을 하는 약물로 유기경로에서는 ATP-K 활성화제(통로개구제)의 디아족사이드(고인슐린혈성 저혈당증 치료제) 외에, 저칼륨(K)혈증유발제, 저칼슘(Ca)혈증유발제, ATP/ADP비 저하제가 있다. 특히 저칼륨혈증을 유발하는 이뇨제, 페니토인, 스타틴계 약물은 주의한다.

저칼륨혈증을 유발하는 이뇨제는 고혈당 유발 가능성으로 인해 당뇨병 환자에게 신중하게 투여된다. 또한 스타틴계 약물은 ATP/ADP비의 저하 작용이, 심바스타틴(리포바스 외)에는 전압 의존성 Ca2+채널 차단 작용이 있기 때문에 고혈당을 유발하는 것으로 여겨진다. 그러나 스타틴계 약물에 의한 혈당 수치 상승의 상세한 메커니즘은 불분명하며 인슐린 저항성의 유도등 다른 요인들도 고려되고 있다.

가장 주의해야 할 스타틴계 약물은 아토르바스타틴칼슘수화물(리피톨 외)이며, 당뇨병을 악화시킬 수 있기 때문에 당뇨병 환자에게 신중하게 투여해야 한다.

다른 스타틴계 약물의 첨부문서에는 당뇨병 환자 대상 투여에 대한 기재는 없지만, 로스바스타틴칼슘(크레스톨 외), 심바스타틴, 플루바스타틴나트륨(로콜 등)에서는 당뇨병의 발병 위험이 높다는 보고가 있다(해외사례).

표 3 인슐린 분비가 길항하는 상호작용 (당뇨병 약의 약효 감소)*

병용금기	당뇨병 약물 (치료 중인 당뇨병 환자)	M_3수용체(GqPCR) 차단제: MARTA(올란자핀[디플렉사 외], 쿠에티아핀푸마르산염[쎄로켈, 비프레소])	당뇨병 치료제의 혈당 강하 작용 감소. MARTA는 당뇨병 환자, 당뇨병의 기왕력이 있는 환자에게 투여금기. '경고' 있음. 현저한 혈당 상승, 당뇨병성 케톤산증, 당뇨병성 혼수 등 중대한 부작용이 발생하여 사망에 이를 수 있음.
원칙금기		M3수용체(GqPCR) 차단제: 클로자핀(클로자릴)	당뇨병 치료제의 혈당 강하 작용 감소. 클로자핀은 당뇨병 환자, 당뇨병의 기왕력이 있는 환자에게 원칙적으로 금기. '경고' 있음. 본 약물 투여 중에는 CPMS에 준하여 정기적으로 혈당 수치를 측정해야 함.
병용주의		$D_{2/3}$ 수용체(GiPCR) 차단제: 비정형 항정신병제	당뇨병 치료제의 혈당 강하 작용 감소. 특히 당뇨병 환자, 당뇨병의 기왕력 혹은 위험 인자를 가진 환자는 신중히 투여해야 함. 올란자핀, 쿠에티아핀, 클로자핀을 제외한 비정형 항정신병제는 M_3 수용체 차단 작용이 매우 약하기 때문에 $D_{2/3}$ 수용체 차단에 의한 만성 인슐린 분비(저혈당 주의)에 따른 인슐린 저항성 유도가 고혈당에 관여하는 것으로 추정됨.
	ATP-K채널 차단 당뇨병 치료제: SU계 약, 속효형 인슐린 분비 촉진제, GLP-1 수용체(Gs 단백제 결합 수용체, GPCR) 작용 당뇨병 치료제: 인크레틴 제제(GLP-1 수용체 작용제, DPP-4 억제제)	ATP-K 활성화제(통로개구제)(디아족사이드), 저칼륨(K)혈증 유도제(사이아자이드계 이뇨제, 루프이뇨제, 글리틸 린 제제 등)	당뇨병 치료제의 혈당 강하 작용을 감소시켜 고혈당 발생 가능성 있음. 디아족사이드는 당뇨병 치료제의 작용을 현저하게 감소시킴. 저칼륨혈증 유발 이뇨제는 당뇨병 환자에게 신중하게 투여해야 함. (2형 당뇨병 환자에서 고혈당 발생 사례 있음)
		저칼슘(Ca)혈증 유도제(페니토인)	당뇨병 치료제의 혈당 강하 작용을 감소시켜 고혈당 발생 가능성 있음. 세포 내 Ca* 농도 감소에 의한 인슐린 분비 저하로 고혈당 발생 가능성 있음.
		ATP-K 활성화제 (통로개구제)(디아족사이드), 저칼륨(K)혈증 유도제(사이아자이드계 이뇨제, 루프이뇨제, 글리틸 린 제제 등)	당뇨병 치료제의 혈당 강하 작용을 감소시켜 고혈당 발생 가능성 있음. 디아족사이드는 당뇨병 치료제의 작용을 현저하게 감소시킴. 저칼륨혈증 유발 이뇨제는 당뇨병 환자에게 신중하게 투여해야 함.(2형 당뇨병 환자에서 고혈당 발생 사례 있음)
		$D_{2/3}$수용체(GiPCR) 작용제: 레보도파계열(도파스톤, 도파졸), 레보도파,벤세라지드(이시드펄,네오도파졸, 마도파) 등	당뇨병 치료제의 혈당 강하 작용 감소. 레보도파 제제는 당뇨병 환자에게 신중히 투여해야 함.(혈당 상승을 유발하여 인슐린 요구량을 증가 보고 있음. $D_{2/3}$ 수용체 자극에 의한 인슐린 분비 억제에 기인)
		α_2 수용체(GiPCR) 작용제 : 브로모크립틴메실산염(팔로델 등) 아드레날린, 염산슈도에페드린(알레그라디, 시판 감기약해, 진해거담제, 비염약 등에 배합)등	당뇨병 약의 혈당 강하 작용의 약화. α_2 수용체 자격에 의한 인슐린 분비의 억제. 슈도에피네프린은 당뇨병 환자에게 신중하게 투여해야 함(고혈당 가능성). 브로모크립틴은 당뇨병에 의한 심혈관질환 발생을 감소시키며, 미국에서는 당뇨병 치료제로 승인됨.
		SST(소마토스타틴) 수용체(Gi PCR) 작용제 : 소마토스타틴제제 옥트레오티드아세트산염[산도스타틴] 등)	당뇨병 치료제의 혈당 강하 작용의 약화. SST수용체 작용제는 포도당, GLP-1, 톨부타미드에 의한 인슐린 분비를 억제함(동물실험).

1) Experimental & Molecular Medicine.2014;46:e102.
2) Br J Pharmacol.2008;154:1287-96.
3) Mol Endocrinol.2015;29:542-57.
4) Diabetes.2017;66:699-709.
5) J Am Heart Assoc.2012;1:e002279.
6) Regul Pept.2002;108:97-102.
7) Endocrinology.1975;97:1594-600.

*첨부문서(상호작용, 신중투여, 부작용) 및 문헌보고를 바탕으로 기재

GPCR에 작용하는 약물

GPCR에서는 인슐린 분비의 억제계인 GiPCR의 $D_{2/3}$ 수용체, α_2수용체, SST 수용체의 작용제가 당뇨병 치료제의 혈당 강하 작용을 감소시킨다. 따라서 레보도파계열 약물인 슈도에페드린(α_2수용체 작용제)은 당뇨병 환자에게 신중하게 투여해야 한다.

슈도에페드린은 알레그라디(펙소페나딘염산염과 복합제) 외에 시판된 감기약 등에도 배합되어 있다는 점도 유의해야 한다.

α_2수용체 작용제인 브로모크립틴메실산염(팔로델 등)은 인슐린 분비를 억제하는 작용이 있는데 미국에서는 당뇨병 치료제로서 승인을 받았다. 이는 당뇨병 환자의 합병증인 심혈관계질환 발생 가능성을 유의하게 감소시키는 것으로 나타났기 때문이다.

상세한 기전은 불분명하지만, 인슐린의 과잉 분비 억제나 β세포의 기능부전 예방 등의 작용을 하는 것으로 추정된다.

참고자료

1) BMJ Open Diabetes Res Care. 2017; 5:e000438.
2) Diabetes Obes Metab. 2014;16 Suppl 1:118–25.
3) Am J Physiol Endocrinol Metab.2012;303E1107–16.
4) JPsychopharmacol. 2009;23:65–73.
5) Diabetes. Obesity and Metabolism. 2014;16:118–25.
6) JAm Heart Assoc. 2012;1:e002279.
7) Biochem Pharmacol. 2010;79:1827–36.

SECTION 06

저혈당증/고혈당증 (2)

인슐린 감수성에 영향을 미치는 약물에 주목하자

인슐린 감수성 저하(저항성)를 개선하는 약물로는 피오글리타존, 메트포르민 등의 당뇨병 치료제 외에 레닌-안지오텐신-알도스테론(RAA)계 억제제, 베자피브레이트 등이 있다. 한편, 인슐린 저항성을 유발할 수 있는 약물도 있어 주의가 필요하다.

증례 1: 50대 여성 A씨

처방전

(1) 노보래피드 30 플렉스펜주 1회 25단위(1일 50단위)
1일 2회 아침 저녁 식사 전 5병

(2) 트라젠타정 5mg 1회 1정(1일 1정)
아바프로정 50mg 1회 1정(1일 1정)
1일 1회 저녁 식사 후 28일분

(3) 베자립SR정 100mg 1회 1정(1일 2정)
1일 2회 아침 점심 식사 후 28일분

처방 배경

A씨는 당뇨병, 고혈압 때문에 (1),(2)를 처방받아 복용중이었으며, 이번 혈액검사 결과 중성지방 수치가 높게 나와 베자립SR정(일반명 베자피브레이트)이 추가되었다.

복약지도 포인트

아바프로(일베사르탄; ARB)은 골격근의 GLUT4에 의한 당 흡수를 촉진하여 인슐린 저항성을 개선하는 작용이 있다.

따라서 당뇨병 치료제(인슐린 제제, 트라젠타[리나글립틴; DPP-4억제제])와의 협동작용으로 저혈당이 나타날 수 있다.

약사는 A씨에게 저혈당에 주의할 것을 권하였고 저혈당 증상은 나타나지 않았다.

이번에 추가된 베자피브레이트는 PPARα의 활성화에 의한 중성지방 저하작용과 인슐린 저항성 개선 작용이 있다.

약사는 저혈당의 위험성이 높다고 판단하고, A씨에게 지금까지 해왔던 것처럼 스스로 혈당측정을 계속하고 발한, 손발 떨림, 두근거림, 빈맥 등 저혈당 증상에 주의하고 증상 발현시 포도당을 섭취하고 진찰을 받을 것을 권고했다.

이로부터 몇 개월이 지난 현재까지 저혈당 증상은 관찰되지 않았다.

소개

혈당 수치에 영향을 미치는 약물의 작용기전은 (1)췌장 β세포의 인슐린 분비, (2)조직 인슐린 감수성, (3)당대사(당신생, 글리코겐 분해 등)의 크게 3개로 나누어진다. 본 SECTION에서는 (2)에 관여하는 약물 상호 작용에 대해 설명한다.

인슐린 감수성 저하(저항성)란, 인슐린이 표적으로 하는 장기(골격근, 지방 등)에 충분히 작용하지 않아 포도당(당)이 세포 내에 흡수되기 어려운 상태를 말한다. 즉, 인슐린 분비 자체는 정상이더라도 인슐린 저항성의 증가에 의해 2형 당뇨병이 발병하는 경우도 있다. 그 원인은 충분히 밝혀지지 않았지만 유전 외에 비만, 운동부족, 식사, 약물, 노화 등 후천적인 요인도 관여하는 것으로 알려져 있다.

인슐린의 혈당 수치 강하 작용은 주로 말초 조직에서의 당 흡수 촉진에 기인하며, 특히 골격근은 혈액 중의 당을 흡수하는 가장 큰 장기이며 식후에 상승하는 혈당의 80%를 흡수한다.

즉, 인슐린의 주작용은 '골격근에서의 당 흡수를 촉진하는 것이며, 그 기능 저하가 인슐린 저항성을 유발한다'고 생각된다.

한편, 생체의 약 15~30%를 차지하는 지방조직은 생체 내 최대 내분비 장기로 아디포카인이라고 불리는 생리활성물질을 분비한다. 이 물질이 인슐린 저항성 발병에 깊이 관여하는 것으로 나타났다.

이상에서 인슐린 감수성에 영향을 주는 약물의 작용점과 그 상호작용에 대해 (1)골격근, (2)지방세포, (3)기타, (4)상호작용의 순서로 설명한다.

골격근과 인슐린 감수성

① 인슐린의 세포 내 정보 전달과 GULT4

혈당의 골격근 세포 내로의 흡수는 세포막에 존재하는 포도당수송체 type4(GLUT4)를 통해 이루어진다(그림 1).

일반적으로 GLUT4는 세포 내에 존재하며 특별한 기능은 없다. 그러나 인슐린 자극이 세포 내로 정보 전달되면 세포막 상으로(전달 위치)하여 당을 흡수하는 기능을 한다. 즉, 인슐린이 골격근의 세포 표면에 있는 인슐린 수용체에 결합하면 인슐린 수용체 기질(1RS; 골격근, 지방세포에서는 주로 IRS-1)→포스파티딜이노시톨3-키나아제(P13K)→단백질 키나아제 B(Akt)와 세포 내 정보 전달 효소가 차례로 활성화 된 후 궁극적으로 GLUT4 전위를 유발한다.

한편, 아데노신 일인산(AMP) 활성화 단백질 키나아제(AMPK; 세포 내 아데노신 삼인산[ATP] 생성을 증가시키는 효소), 일산화질소(NO; 브라디키닌2에 기인하여 생산) 이외에도 운동, 근육 수축 등도 인슐린과는 별도의 경로로 GLUT4의 전위 및 활성화를 일으키는 것으로 나타났다.

② 인슐린 저항성(감수성 저하) 개선 약물

레닌-안지오텐신-알도스테론(RAA)계 억제제

안지오텐신II(Ang II)는 활성산소(ROS) 생산 및 유도성 NO 합성효소(iNOS)에 의한 다량의 NO 생성 등의 산화적 스트레스를 증가시켜 인슐린의 세포 내 정보전달(IRS- PI3K-Akt) 경로를 방해한다.

최근에는 저용량의 Ang II를 만성적으로 투여하면 골격근에서 p38 분열 촉진인자 활성화 단백질 키나아제(p38MAPK)가 활성화되어 산화적 스트레스를 증가시키고, GLUT4 자체의 전사인자 발현이 억제되어 인슐린 저항성이 발생한다는 보고도 있다(동물 실험).

이것은 비만이 아니고 마른 사람이라도 골격근에 대한 Ang II(즉, Ang 수용체 1[AT 수용체])의 작용의 증대에 의해 당뇨병이 발달하는 것을 나타내고 있어 흥미롭다.

그림 1 골격근에서 인슐린 신호 경로와 GLUT4 의 관여

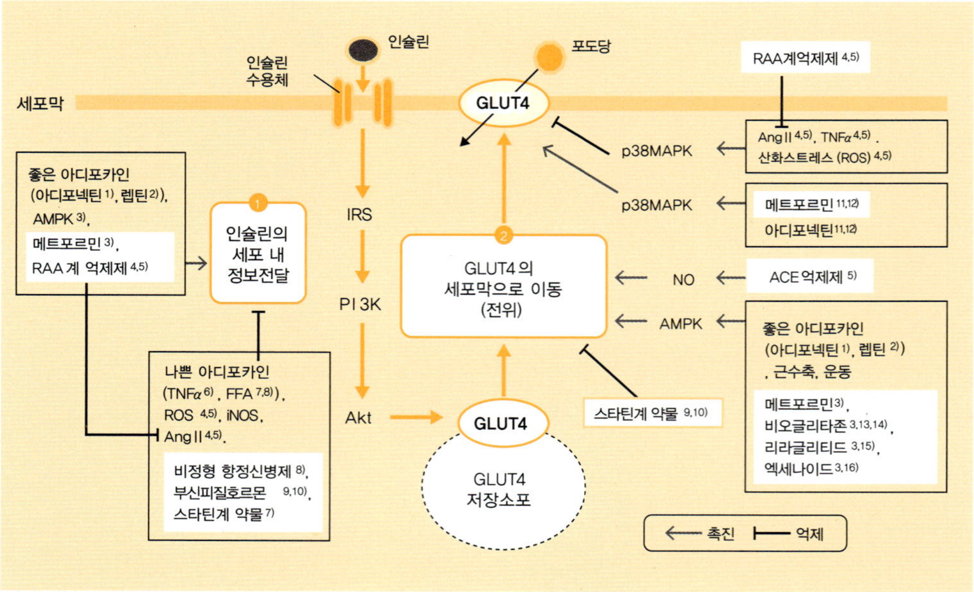

1) J Mol Cell Biol.2016;8:101–9.
2) Sci Rep.2017;7:15141.
3) Diabetes Metab Syndr Obes.2014;7:241–53.
4) Sci Rep.2018;8:2846.
5) Trends Pharmacol Sci.2011;32:734–9.
6) Nat Med.2002;8:731–7.
7) Eur J Clin Invest.2009;39:81–93.
8) Front Neurosci.2017;11:643.
9) Metabolism.2014;63:735–45.
10) Diabetologia.2006;49:1881–92.
11) Br J Pharmacol.2002; 137:329–36.
12) Diabetes.2001;50:1464–71.
13) Am J Physiol Endocrinol Metab.2006;291:E175–81.
14) Biochem Biophys Res Commun.2004;314:580–5.
15) Metabolism.2014;63:1022–30.
16) J Transl Med.2016;14:229.

따라서 Ang II의 작용을 억제하는 RAA계 억제제(Ang II 수용체 길항제 [ARB], ACE 억제제, 레닌 억제제, 항알도스테론제 등)는 인슐린 저항성을 개선하는 작용도 있다. 특히, ACE 억제제, ARB는 당뇨병의 발병 위험을 저하시키는 것으로 알려져 있으며 당뇨병 환자의 치료 효과를 높이는 강압제로서 처방되고 있다.

또한, ACE 억제제는 브라디키닌 작용에 의해 생산되는 NO를 통해 GLUT4의 전좌를 촉진하는 작용도 있다.

당뇨병 치료제

메트포르민염산염(상품명 글리콜란, 메토글루코 등), 피오글리타존 하이드로클로라이드(액토스 등), 리라글루티드(빅토사), 엑세나티드(바이에타, 비듀리온)는 AMPK를 활성화한다. 이것은 GLUT4 전좌를 촉진하고 인슐린의 세포 내 정보 전달을 활성화시켜 인슐린 감수성을 향상시키는 것으로 나타났다.

또한, 메트포르민에서는 p38MAPK를 통해 GLUT4를 활성화하는 작용도 나타났다(상술한 Ang II에 의한 p38MAPK 활성화에서는 GLUT4 발현이 저하된다. 즉, P38MAPK를 활성화하는 물질의 종류에 따라 GLUT4에 대한 효과 상충된다).

③ 인슐린 저항성 유발제

인슐린의 세포 내 정보 전달 경로를 차단하고 GLUT4의 전좌를 억제하는 약물에 비정형 항정신병제, 스타틴계 약물(플라바스타틴나트륨 [메발로틴 외] 제외); 수용성이며 세포막 통과 성이 낮다), 부신피질 스테로이드가 있다. 또한, 비정형 항정신병제에서는 $D_{2/3}$ 수용체 차단 작용에 의해서도 만성적으로 인슐린 분비가 촉진하기 때문에 인슐린 저항성이 유발된다(SECTION 5 참조).

또한 스타틴계 약물은 GLUT4의 전좌를 직접 억제하는 효과를 보여준다. 이는 HMG-CoA 억제 작용으로 인한 이소프레노이드(예: 제라닐제라닐피로포스페이트 등)의 생산 감소로 인한 것이다.

이소프레노이드는 GLUT4의 세포막 이동에 작용하는 저분자 글루타민트랜스펩티다아제(GTP) 단백질(Rab, Rho)의 활성화에 필수적이다.

지방세포와 인슐린 감수성

① 좋은 아디포카인과 나쁜 아디포카인

골격근의 혈당 흡수는 지방 조직에서 분비되는 아디포카인에 의해 조절된다(그림1, 2).

아디포카인은 인슐린 저항성을 개선하는 좋은 아디포카인(아디포넥틴, 렙틴 등)과 완전히 반대의 작용을 가진 나쁜 아디포카인(종양 괴사인자 [TNF]α, 유리지방산[FFA] 등)으로 나뉜다.

아디포넥틴은 골격근에서 인슐린의 세포 내 정보 전달과 AMPK, p38MAPK 등을 활성화하여 GLUT4에 의한 당의 흡수를 촉진한다. 또한 간, 지방조직 등에 존재하는 퍼옥시좀 증식인자 활성화 수용체(PPAR)α를 활성화하여 지방연소를 촉진하여 중성지방량을 저하시키는 작용도 있다.

최근, 렙틴의 AMPK 활성화는 뇌(시상하부복내측핵)의 교감신경의 활성화를 통한 골격근의 β2 작용의 증대에 기인하는 것으로 보고되어 있다. 또한, 렙틴은 췌장의 인슐린 감수성을 증가시킨다.

한편, 나쁜 아디포카인은 인슐린의 세포 내 정보 전달 경로를 저해함으로써 GLUT4에 의한 골격근의 당 흡수를 억제하여 인슐린 저항성을 일으킨다고 생각된다.

② 인슐린 저항성 개선제

아디포카인의 분비는 지방세포의 분화 및 비대화에 따라 변화한다(그림 2). 즉, 소형 지방세포에서는 좋은 아디포카인이 분비되고, 비만에 따라 지방세포가 비대화되면 나쁜 아디포카인의 분비가 많아진다.
이 지방세포의 분화 · 비대화에는 PPARγ가 중심적인 역할을 담당하고 있다.

피오글리타존은 PPARγ를 현저하게 활성화하고, 비대지방세포의 아폽토시스(세포사멸)나 소형지방세포로의 분화를 촉진시키기 위해 인슐린 저항성 개선제로서 당뇨병 치료에 사용되고 있다.
한편, ARB의 테르미사르탄(미카르디스 등), 일베사르탄(일베탄, 아바프로

그림 2 지방 세포에서 분화, 비대화와 PPAR γ 및 아디포카인의 관여

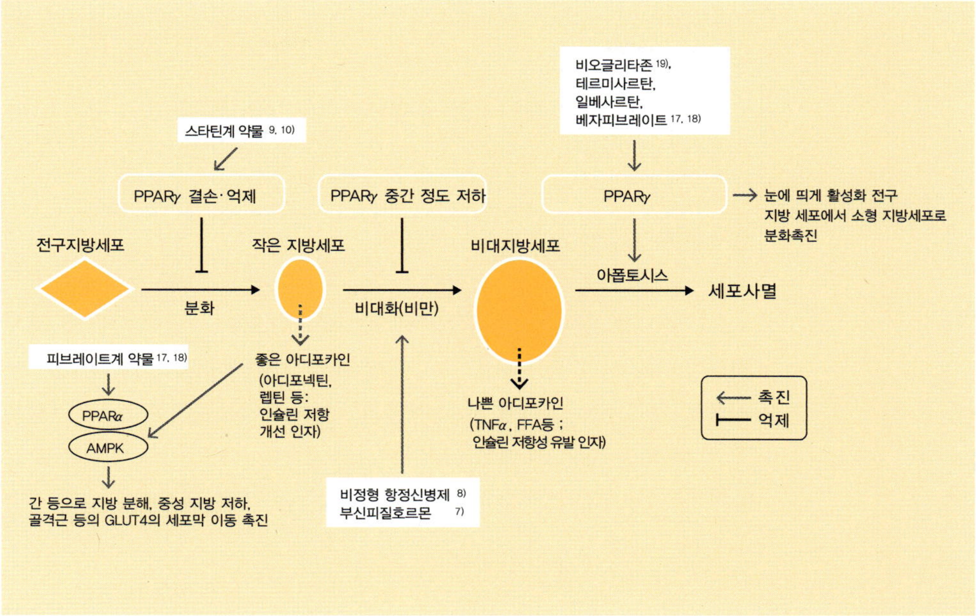

7)~10)은 그림 1 참조

17) Diabetes.2016;65:2540-52.
18) Metabolism.2014;63:456-60.
19) 일본 내 과학회 잡지 2016;105:1543-57.

등)에도 피오글리타존의 약 1/3이지만 PPARγ을 활성화하는 작용이 있다. 또한 베자피브레이트(베자톨, 베자 립 등)는 PPARα를 활성화하지만 PPARy도 활성한다.

피오글리타존은 나쁜 아디포카인 발현을 감소시키는 효과도 있다(표1[1][a]).

③ 인슐린 저항성 유발제 (표1[1][b])

스타틴계 약물은 PPARy를 저해하고 전구지방세포에서 소형지방세포로의 분화를 억제하여 좋은 아디포카인의 분비를 저하시키는 것으로 나타났다. 또한 부신피질 스테로이드, 비정형 항정신병제는 비만이나 지질 이상을 일으켜 지방세포의 비대화를 촉진하기 때문에 나쁜 아디포카인(단, 스테로이드는 TNFα를 감소)의 분비를 증가시킨다고 여겨진다.

기타 인슐린 저항성 유도제 (표1[1][b])

췌장의 β세포는 말초에서 인슐린 감수성의 저하가 발생했을 때 인슐린의 세포 내 정보 전달의 일원인 IRS-2의 활성화를 통해 β 세포에서 인슐린 분비를 촉진하고 감수성의 저하를 방지하는 기능이 있다(대상작용).

선택적 세로토닌 재흡수 억제제(SSRI)의 장기 투여는 췌장에서 IRS-2의 활성화를 억제하고 인슐린 저항성을 유발할 수 있다.

또한 SSRI, 부신피질 스테로이드, 비정형 항정신병제는 췌장세포의 아폽토시스(세프사멸)를 유도하는 작용도 있다.

그 외, 기전은 불명하지만 인슐린 저항성을 일으키는 약물에는 경구피임약, 다나졸(본졸), 성장 호르몬, 니코틴산 등이 있으며, 삼환계 항우울제에서는 인슐린 저항성을 개선하는 작용이 보고되었다.

인슐린 감수성으로 인한 상호작용 (표1)

협동작용에서는 당뇨병 치료제와 인슐린 저항성 개선 작용이 있는 약물의 병용(저혈당; 증례 1) 또는 인슐린 저항성 유발 약물 간의 병용(고혈당)에 주의

표 1 인슐린 감수성으로 인한 주요 상호작용 (병용주의) (괄호는 주 상품명)

[1] 협동작용		
[a] 인슐린 저항성 개선의 협동(저혈당 ; 당뇨병 치료제의 약효 증가)		
당뇨병 치료제 ; 인슐린 감수성 개선제(피오글리타존염산염[액토스]), 인슐린 감수성 개선 작용이 있는 약물(메트포르민염산염[메토글루코], 리라글루티드[빅토사], 액세나타이드[바이에타, 비듀리온]	**인슐린 저항성 개선 작용이 있는 약물 ;** ARB(칸데사르탄실렉세틸[브로프레스], 테르미사르탄[1][미카르디스], 일베사르탄[1][일베탄, 아바프로], 로사르탄칼륨[1][뉴로탄], 발사르탄[디오반], 아질살탄[아질바]), ACE 억제제, 베자피브레이트(베자톨, 베자립 등 ; 피브레이트계 약물), 삼환계 항우울제 등	• 혈당 수치 강하 작용 증가, 저혈당 우려 • 당뇨병 치료제를 투여하는 동안 ACE 억제제를 투여하면 저혈당이 발생하기 쉽다는 보고가 있음
[b] 인슐린 감수성 저하의 협동 ; 인슐린 저항성 유도제끼리의 병용 (고혈당)		
인슐린 저항성 유도제 ; 비정형 항정신병제(올란자핀[2,3][디플렉사], 클로자핀[클로자릴] 등), 스타틴계 약물(아토르바스타틴칼슘수화물[리피톨], 로스바스타틴칼슘[3][크레스톨], 심바스타틴[피타바스타틴칼슘[리바 외]), SSRI, 부신피질스테로이드(ACTH 등), 경구피임약, 다나졸[본졸], 성장호르몬, 니코틴산 등		• 고혈당, 당뇨병 발병 위험 증가 • 비정형 항정신병제 복용개시 및 전환 시 혈당 수치 이상에 주의 필요 • 스타틴계 약물의 프라바스타틴나트륨(메발로틴 외)은 인슐린 감수성 저하를 일으키기 어려움 • 췌장의 인슐린 감수성 저하제(SSRI, 부신피질스테로이드, 비정형 항정신병제) 에도 주의 필요
[2] 길항작용 (인슐린 감수성에 대한 길항 ; 당뇨병 치료제 약효 감소)		
당뇨병 치료제	인슐린 저항성 유도제	• 당뇨병 치료제의 약효 감소, 고혈당 우려

1) 첨부 문서의 중대한 부작용에 '저혈당' 이 기재되어 있음

2) 첨부 문서의 금기 사항에 '당뇨병 환자' 가 기재되어 있음

3) 첨부 문서의 중대한 부작용에 '고혈당, 당뇨병' 이 기재되어 있음

해야 한다. 길항작용에서는 당뇨병 치료제와 인슐린저항성 유발 약물의 병용으로 혈당 강하 작용이 감소할 가능성이 있다.

ARB, ACE억제제, 베자피브레이트에 의한 저혈당이 보고되고, 또 많은 ARB에서 중대한 부작용으로 저혈당이 있다. 한편, 비정형 항정신병제, 스타틴계 약물, SSRI에서는 고혈당 및 당뇨병 발병의 가능성이 보고된다.

참고자료

1) Drugs.2004;64:2537–65.

2) Diabetes.2005;54:2305–13.

3) 쇼와 대학 약학 잡지 2011; 2 : 127–34.

4) J Biol Chem. 2013;288:5682–93.

S E C T I O N   0 7

저혈당증 • 고혈당증 (3)

간 포도당 생산(글리코겐 분해, 당신생)에 영향을 미치는 약물에 주목하자

간에서 포도당 생산을 촉진하는 약으로는 글루카곤 제제, β수용체 자극제, α1수용체 작용제, PXR(프레그난 수용체) 활성화제, 부신피질 스테로이드 등이, 반대로 생산을 억제하는 약물로는 비구아나이드계 약물, 인슐린 제제, β수용체 차단제, 페노바르비탈, 이트라코나졸 등이 있다. 이러한 약물의 병용으로 인한 혈당 수치의 변화에는 항상 주의가 필요하다.

증례1 : 70대 남성, A씨

치료 계획

(1) 카나글정 100mg 1회 1정(1일 1정)
【일반】 암로디핀정 5mg 1회 1정(1일 1정)
【일반】 메토프롤롤타르트타르산염정 20mg 1회 1정(1일 1정)
【일반】 피오글리타존정 30mg 1회 1정 (1일 1정)
1일 1회 아침 식사 후 28일분

(2) 【일반】 메트포르민염산염정 250mg : GL 1회 1정(1일 3정)
1일 3회 아침 점심 식사 후 28일분

처방 배경

A씨는 고혈압 치료를 위해 암로디핀베실산염(상품명 암로진 외), 메토프롤롤타르타르산염(세로켄, 로프레솔 외; β차단제), 당뇨병 치료를 위해 메트포르민염산염(메트글루코 외), 피오글리타존염산염(액토스외; 인슐린 저항성 개선제)을 복용중이었지만, 이번에는 혈당 조절 불량으로 인해 카나글리플로진수화물(카나글루; 나트륨·포도당 공액수송체[SGLT]-2 억제제)가 추가되어 내국하였다.

복약지도 포인트

A씨는 고령이고 복용 중인 당뇨병 치료제 및 β차단제는 간 포도당 생산을 억제하는 작용이 있기 때문에 저혈당 발병의 위험이 상당히 높다. 또한 β차단제는 저혈당시 혈당 상승 작용을 억제 할 뿐만 아니라 저혈당 증상(진전 등)을 감출 우려도 있다.

약사는 지금까지와 같이 저혈당 증상에 주의하고 증상이 나타나는 경우에는 포도당을 섭취하고 처방의에게 연락하라고 전했다.

또한 병용에 의해 저혈당 증상이 나타나기 어렵기 때문에 혈당 측정은 스스로 반드시 계속하도록 지도했다.

그 후, A씨는 저혈당이 발생하지 않았고 혈당 수치도 안정되어 있다.

증례 2 : 50세 남성, B씨

처방전

(1) 【일반】 메트포르민염산염정 250mg 1회 1정(1일 3정)
1일 3회 아침 점심 식사 후 28일분

(2) 심비코트 터부헬러 60흡입 1개
1회 1흡입 1일 2회 아침 저녁

처방전 배경

B씨는 당뇨병 치료를 위해 메트포르민염산염(상품명 메토글루코 등)을 복용하고 있었지만, 이번 천식 치료를 위해 흡입제 심비코트 터부헬러(일반명 부테조니드·포르모테롤푸마르산염수화물)가 추가되었다.

복약지도 포인트

흡입제의 성분인 부테조니드(부신피질 스테로이드), 포르모테롤(β수용체작용)은 간 포도당 생산을 촉진하여 혈당을 증가시킬 수 있다.

약사는 B씨에게 지금처럼 저혈당 증상에는 주의하지만, 이번 흡입제에 의해 메트포르민의 혈당강하 작용이 감소할 우려가 있어 구갈, 다뇨, 불쾌감 등의 고혈당 증상이 나타날 경우 반드시 연락하도록 당부했다.

약 1년 후, 흡입제와의 인과관계는 불분명하지만 혈액검사 결과 혈당 수치의 상승이 나타나 당뇨병 치료제(시타글립틴린산염수화물)가 추가됐다.

소개

혈당 수치에 영향을 미치는 약물의 작용기전은 (1) 췌장 β세포의 인슐린 분비, (2) 조직 인슐린 감수성 (3) 당대사(당신생, 글리코겐분해등)로 크게 나눌 수 있다. 본 SECTION에서는 (3)과 관련된 약물 상호작용에 대해 설명한다.

간에서 포도당의 생산은 주로 당신생과 글리코겐 분해에 의해 이루어지며, 말초 조직에 포도당의 공급과 혈당 수치 유지에 기여하고 있다.

간에서 당신생과 글리코겐 분해의 비율은 병리학에 따라 다르다. 예를 들어 밤새 단식하면 생산되는 포도당은 약 70% 글리코겐 분해, 나머지가 당신생에 기인한다고 생각된다[2].

또한 음주 습관 등으로 간의 글리코겐이 고갈되면 당신생이 포도당의 주된 공급원이 되는 것으로 알려져 있다. 더욱이 당뇨병 환자는 글리코겐이 충분히 합성되지 않고 당신생이 항진하여 공복시 혈액 수치가 상승하는 것으로 여겨진다.

전술한 바와 같이, 간에서의 글리코겐 분해 및 당 신생에 의한 글루코스 생산은 말초 조직에 포도당 공급뿐만 아니라 혈당 수치 변화와 깊이 관련되어 매우 중요하다.

글리코겐 분해란

과도한 포도당은 글리코겐으로 주로 간과 근육에 저장된다. 따라서 혈당 수치 저하 등 포도당이 필요한 경우에는 간의 글리코겐의 분해가 일어나 포도당이 혈중으로 방출된다.

간에서 포도당은 글리코겐가인산분해효소(GP)에 의해 글리코겐으로부터 포도당-6-인산(G6P)으로 분리되지만, GP는 호르몬(글루카곤, 아드레날린 등)에 의해 활성화(인산화)된다. 또한 G6P는 포도당-1-인산 (G1P)이 된 후 탈인산화되어 포도당이 생성된다(그림1).
이와 같이 글리코겐 분해는 효소의 인산화·탈인산화에 의해 제어되고 있다.

당신생이란

간에서의 당신생이란, 저혈당 등에 글루코오스 이외의 저분자 물질(피루브산, 글리세롤, 락트산, 아미노산, 지방산 등)으로부터 포도당을 생성하는 대사경로이다.

이 경로에서 특히 중요한 역할을하는 효소는 포도당-6-포스파타제(G6 Pase), 과당-1,6-비스포스파타제(FBPase), 포스포에놀피루브산 카르복실라제(PEPCK)(그림 1)로 당신생은 이러한 효소의 유전자 발현을 증가(유도)함으로써 촉진된다. 즉, 공복시 아드레날린은 G6Pase, PEPCK의 유전자 발현을 증가시킴으로써 당신생을 촉진한다(혈당치 상승).

또한 동물실험이지만 당뇨병에서는 간의 PEPCK, G6Pase와 같은 유전자 발현이 증대(유도)되고 있어 내당능 장애가 발생한다고 보고되고 있다[2].

간의 포도당 생산(글리코겐 분해, 당신생)에 영향을 미치는 약물 (표 1)

(A) G단백질 연결 수용체

▶ Gs 단백질 연결 수용체(GSPCR)

글루카곤 수용체, 아드레날린 β수용체 등 간의 GPCR은 아데닐산시클라아제를 활성화시켜 세포 내 cAMP 농도를 증가시키고 프로테인 키나아제 A(PKA)를 활성화한다. 그 결과 GP가 활성화(인산화)되어 글리코겐 분해를 촉진시킨다(그림 1).

또한 PKA의 활성화는 CREB(c-AMP responsive elementbinding protein)라고 불리는 전사 인자를 인산화(활성화)하는 결과, PEPCK 등의 당신생 관련된 효소의 유전자 전사를 증대시켜 당신생을 촉진한다.

즉, 글루카곤 제제나 β수용체 작동제는 간에서의 포도당 생성을 촉진하여 혈당을 상승시키는 반면, β차단제나 αβ 차단제는 혈당을 저하시킬 수 있다(표 1).

당뇨병 환자에게 글루카곤제제, β수용체 작동제(β_1 선택성 제외)는 신중히

그림 1 간에서 포도당 생산(글리코겐 분해, 당신생)

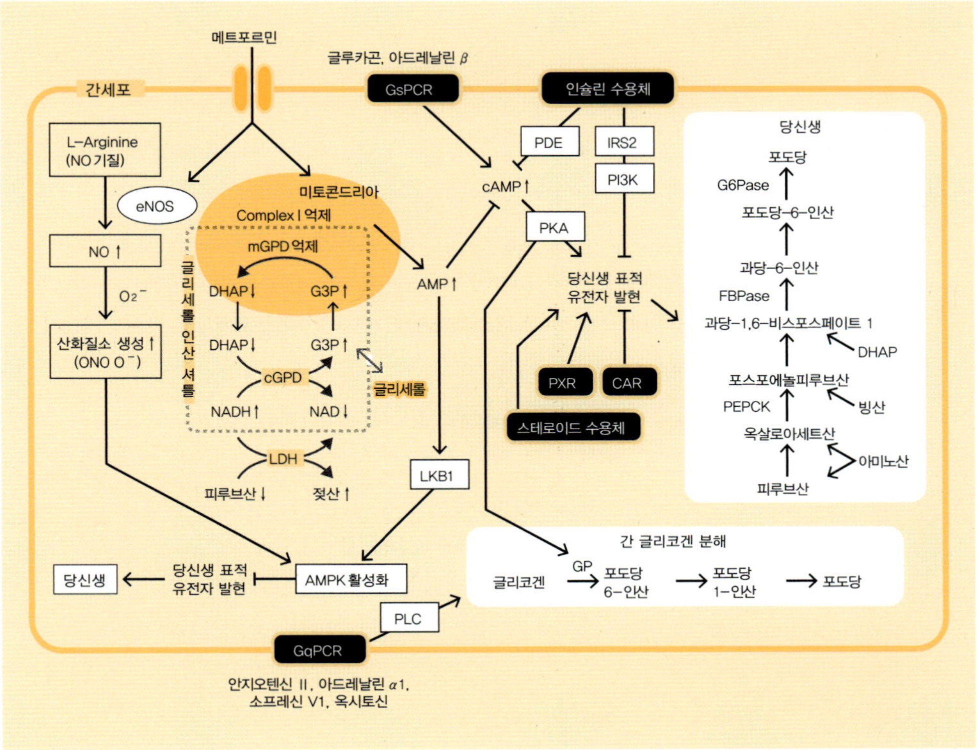

mGPD: 미토콘드리아글리세롤인산탈수소효소
DHAP: 디히드록시아세톤인산
G3P: 글리세롤3인산
LKB1: 간인산화효소 B1
LDH: 젖산탈수소효소
PDE: 포스포디에스테라아제
IRS2: 인슐린 수용체 기질2
PI3K: 포스포파티딜 이노시톨-3-키나아제
G6Pase: 포도당-6-포스파타제
FBPase: 과당-1,6-비스포스파타제
PEPCK: 포스포에놀피루브산 카르복실라제
GP: 글리코겐가인산분해효소

표 1 간 포도당 생성(간 글리코겐 분해, 당신생)에 영향을 미치는 약물 (괄호는 주요 상품명)

기전	약물	간 글리코겐 분해	당신생
(A) G 단백질 연결 수용체(GPCR)			
GsPCR : 글루카곤 수용체 작동[1]	글루카곤 제제[*1]	↑	↑
GsPCR: 아드레날린β수용체 작동/차단[2]	β수용체 작용제[*1] : 아드레날린 제형[*3](포스민), 에페드린, 이소프레날린 염산염(프로탄올), 살부탄올황산염(베네트린) 등	↑	↑
	β차단제[*2] : 프로프라놀롤(인데랄), 비소프롤롤(메인테이트), 아테놀롤(테노민) 등 αβ차단제: 카르베질롤(아티스트) 등	↓	↓
GqPCR[3] : α_1수용체 작동	α수용체 작용제[*1] : 테트라히드로졸린염산염, 옥시메타졸린(나시빈), 나파졸린(프리비나), 트라마졸린	↑	—
(B) 인슐린 수용체			
인슐린 작용[4] 강화/약화	인슐린 제형, 인슐린 저항성 개선제*, 인슐린 분비 촉진제※	↓	↓
	인슐린 저항성 유도제*, 인슐린 분비 억제제※	↑	↑
(C) 핵내 수용체			
PXR수용체 작동	PXR 활성화 약물: 리팜피신[5](리파진), 스타틴 신바스타틴[5] [리포바스])	—	↑
스테로이드 수용체 작동[7]	부신피질 스테로이드	—	↑
CAR 수용체 작동[8]	CAR 활성화 약물: 페노바르비탈(페노바르)	—	↓
(D) 기타 (주로 메트포르민의 작용 기전)			
복합체 1 억제[9, 10]	비구아나이드계 약물(메트포르민염산염[글리콜란, 메토글루코] [11,12,13], 부포르민염산염[디베토스]), 베르베린[14], 카나글리플로진수화물[15] (카나글루; SGLT2 억제제)	↓	↓
AMPK 활성화	메트포르민, 베르베린, 카나글리플로진, 이트라코나졸[16] (이트리졸), 피오글리타존염산염(액토스)	—	↓
mGPD 억제 FBPase 억제	메트포르민[17,18]	—	↓

– : 알 수 없거나 영향을 미치지 않음 ★ : SECTION6 참조 ※ : SECTION5 참조

PXR: 프레그난 X 수용체 CAR: 구성적 안드로스탄 수용체

*1 당뇨병 환자에게 신중하게 투여:
주) 스테로이드 전신 투여, 스테로이드 단제 흡입(플루티카손프로피온산에스테르[플루타이드]), 스테로이드 점안·점이·점비(베타메타손인산에스테르나트륨[린데론]), 스테로이드 점비(베크로메타손프로피온산에스테르 [리노코트]), β자극제 (전신투여 [β_1선택성: 돗타민, 데노파민 제외], 흡입), 배합제(β자극제/스테로이드[흡입], 테트라히드로졸린염산염•프레드니솔론[콜타이딘: 점비]는 당뇨병 환자에게 신중히 투여, 배합제 중에서도 플루티카손빌란테롤(렐베어)은 제외한다.

*2 (돌발성) 저혈당발작, 조절 불충분 당뇨병, 장시간 단식 상태의 환자에게 신중히 투여: β차단제, αβ차단제(전신 투여), 점안제는 조절 불충분 당뇨병

*3 조절 불충분 당뇨병 환자 원칙 금기: 덱사메타손인산에스테르나트륨(오르가드론 주사액)은 당신생 촉진작용(혈당 수치 상승)등에 의해 당뇨병이 악화될 수 있다.

1) 『일러스트 레이티드 하퍼 · 생화학원저 30판』(마루젠출판, 2016)
2) Am J Physiol Endocrinol Metab.2009;297:E231-5.
3) Endocrinology.2013;154:3495-7.
4) Am J Physiol Endocrinol Metab.2003;285:E685-92.
5) J Pharmacol Exp Ther.2014;348:131-40.
6) Scientific reports.2015;5:14076. [DOI:10.1038/srep14076]
7) Mol Endocrinol.2014;28:999-1011.
8) Mol Endocrinol.2015;29:1558-70.
9) Biochem J.2000;348:607-14.
10) Nature.2013;494:256-60.
11) J Clin Invest.2001;108:1167-74.
12) Science.2005;310:1642-6.
13) Diabetologia.2010;53:1472-81.
14) PLoS ONE.2011;6:e16556.
15) Diabetes.2016;65:2784-94.
16) Experimental and Therapeutic Medicine.2018;15:2165-71.
17) Nature.2014;510:542-6.
18) Nature medicine.2018. [https://doi.org/10.1038/s41591-018-0125-4]

투여, 아드레날린 제제(리도카인 함유 제외)는 원칙적으로 금기이다.

반면, β차단제, αβ 차단제는(돌발성) 저혈당 발작, 조절 불충분 당뇨병, 장시간 금식 상태의 환자에게는 신중히 투여해야 한다. 점안약이라도 조절이 미흡한 당뇨병 환자는 신중해야 한다(표1 각주).

또한 췌장의 β수용체 자극에 의한 PKA의 활성화는 인슐린 분비를 촉진하기 때문에 β차단제(아테노롤[상품명 테노민 외], 세리프롤염산염[셀렉톨 외] 등)에서는 혈당은 상승시킬 가능성도 지적되고 있다(SECTION 5 참조).

▶ Gq 단백공역형수용체(GqPCR; α_1수용체)

α_1수용체는 GqPCR이며, 포스포리파아제 C(PLC)의 활성화를 통해 간 글리코겐 분해를 진행하는 것으로 알려져 있다(혈당 상승)(그림1).

그 밖에 안지오텐신Ⅱ수용체, 바소프레신 Ⅵ수용체, 옥시토신수용체 등의 GqPCR도 간의 클리코겐 분해를 촉진하는 것으로 알려져 있다. α_1수용체 작동제인 염산테트라하이드로졸린 등은 점비약이지만 글리코겐 분해를 촉진할 우려가 있어 당뇨병 환자에게는 신중하게 투여해야 한다(표1).

(B) 인슐린 수용체

간 인슐린 수용체는 cAMP를 분해하는 포스포디에스테라아제(PDE)를 활성화하여 세포 내 cAMP 농도를 저하시키기 때문에 GsPCR을 통한 글리코겐 분해 촉진을 억제한다(그림1).

또한, 인슐린 수용체는 당신생 조절에 중요한 역할을 하는 단백질인 IRS2(insulin receptor substrate 2)를 통해 포스포파티딜이노시톨-3-키나아제(PI3K)를 활성화하는 것으로 알려져 있다. PI3K 경로는 PEPCK, G6Pase의 유전자 발현을 억제하여 당신생을 저해한다. 따라서 인슐린 제제, 인슐린 분비 촉진제, 인슐린 저항성 개선제 등은 간에서 글리코겐 분해 및 당신생을 억제하는 작용도 있다고 생각된다(표1).

(C) 핵내 수용체

스테로이드 수용체, 프레그난 X 수용체(PXR), 구성적 안드로스탄 수용체(CA

R)와 같은 핵내 수용체는 당신생에 영향을 미친다.

스테로이드 수용체는 G6Pase 및 PEPCK의 유전자 발현을 증가(유도)하여 당신생을 촉진한다(혈당 상승). 그림 1에는 나타내지 않았지만, 아미노기 전이 효소의 발현도 유도하고, 아미노산 대사를 자극하여 당신생을 촉진하는 작용도 있다. 즉, 부신피질 스테로이드(경구, 흡입제; 표 1 각주)는 혈당 수치를 상승시킬 수 있어 당뇨병 환자에게 신중하게 투여해야 한다.

또한, 덱사메타손인산에스테르나트륨(오르가드론 등)을 이비인후과 질환에 사용하는 것은 당뇨병 환자에게는 원칙적으로 금지되어 있다.

또한 PXR은 G6Pase 및 PEPCK와 같은 당신생과 관련된 효소의 유전자 발현을 증가시켜 당신생을 촉진하기 때문에 리팜피신(리파진등) 및 스타틴계 약물(심바스타틴[리포바스 외])에 의한 혈당 수치 상승에 PXR 활성화가 관여할 가능성도 있다.

한편, 당신생을 억제하여 혈당 수치를 저하시키는 것도 있다. CAR은 PEPCK의 발현을 증가시키는 PGC1α(peroxisome proliferator-activated receptor gamma coactivator-1α)라고 불리는 단백질의 분해를 촉진(유비퀴틴화)하기 때문에 당신생은 억제되어 혈당 수치가 저하하는 것으로 생각된다.

CAR 활성화제인 페노바르비탈(페노바르 등)에는 혈당 강하나 당뇨병을 개선하는 작용이 있다는 보고가 있어 흥미롭다.

SECTION 07

(D) 기타 (주로 메트포르민의 작용 기전)

▶ complex(복합체 I) 억제

미토콘드리아 복합체 I(complex I)은 ATP 생산에 관여하기 때문에 메트포르민염산염(글리콜란, 메토글루코 등)과 같은 복합체I억제제를 투여하면 ATP 생산량이 저하되고 AMP량이 증가하여 AMP/ATP 비가 상승한다(그림 1). 따라서 cAMP의 생산이 억제되고 간 GsPCR에 의한 포도당 생산이 저하되어 혈당 수치가 감소한다.

▶ AMPK 활성화

AMP 활성화 단백질 키나아제(AMPK)는 낮은 포도당, 저산소증, 허혈, 열쇼크 등 세포 내의 ATP가 부족하여 AMP가 상승하는 상태에서 활성화되어 ATP량을 회복시키는데, 간의 당신생에 관여하는 효소의 유전자 전사를 저해하여 당신생을 억제하는 작용을 한다(혈당 수치 저하, 표 1).

간의 AMP를 활성화하는 약물로는 비구아나이드계 약물, 이트라코나졸(이트리졸 외), 피오글리타손염산염(액토스 외), 그리고 위에서 언급한 복합체 I 억제 작용을 하는 약물도 있다.

메트포르민은 내피형 일산화효소(eNOS)의 활성화에 의한 NO 및 산화 질소(ONOO−)의 생산 증가로 AMPK를 활성화한다는 보고도 있다.

그 외, 고용량의 메트포르민에서는 AMP 상승에 의해 AMPK를 활성화하는 것으로 알려져 있었으나, 2022년 저용량 메트포르민에서 리소좀에 존재하는 PEN2 (presenilin enhancer 2)라는 단백질 결합하여 vATPase(ATP 의존성 양성자 펌프)를 억제함으로써 AMP 상승을 거치지 않고 AMPK를 활성화시키는 것으로 새롭게 드러났다[3].

▶ mGPD 억제, FBPase 억제

임상투여량에서 메트포르민의 당신생 억제는 간 미토콘드리아에서 글리세롤포스페이트(mGP) 셔틀의 억제에 의한 것으로 보고되었다.
신체에서 발생한 글리세롤은 글리세롤3인산염(G3P)이 되고 mGP 셔틀을 통해 디하이드록시아세톤인산염(DHAP)으로 전환되어 당신생에 이용되는데, 메트포르민은 미토콘드리아글리세롤인산탈수소효소(mGPD)를 억제하고 DHAP 양을 감소시킨다(그림 1).

더욱이 mGPD 억제에 의해 DHAP가 감소하면 세포 내 NADH(환원형 니코틴아미드 디뉴클레오티드)가 증가하는 결과, LDH(락트산탈수소효소)를 통한 피루브산의 생산량이 저하되어 당신생을 억제한다고도 생각할 수 있다.
즉, 메트포르민은 글리세롤이 DHAP로, 또한 젖산이 피루브산으로 각각 변환되는 경로를 저해하여 당신생을 억제하고 있다. 메트포르민은 FBPase를 억제하여 당신생을 억제하는것으로 알려져있다[4].

유의해야 할 상호작용 (표 2)

협동작용에서는 당뇨병 치료제와 간에서의 글리코겐 분해 및 당신생에 의한 포도당 생성을 억제하는 약물의 병용(저혈당), 간 글루코오스 생산을 촉진하는 약물 간의 병용에 주의한다(고혈당).

특히, 고령자에서는 간의 β2수용체 감수성이 저하되어 있기 때문에 아드레날린에 의한 혈당 수치 회복 기능이 저하되어 저혈당이 발병하기 쉽고 주의가 필요하다(증례 1).

한편, 길항작용에서는 당뇨병용 치료제와 간에서의 포도당 생산을 촉진하는 약물을 병용하면 혈당 강하 작용이 감소할 우려가 있다(증례2). 특히 당뇨병 환자에게 투여가 원칙적으로 금지되어 있는 아드레날린 제제, 덱사메타손 주사액에 주의한다.

표 2 간에서의 포도당 생성(글리코겐 분해, 당신생)에 기인하는 주요 상호작용

(1) 협동작용			
(a) 포도당 생산 억제 협동			
병용주의	당뇨병 치료제: 비구아나이드계 약물(메트포르미등), 인슐린제제, 카나글리플로진수화물(카나글루) 등	포도당 생산을 억제하는 약물(글리코겐 분해억제제, 당신생 억제제, 베타차단제, CAR 활성화제, AMPK 활성제제등; 표1 참조)	저혈당 우려. β차단제는 저혈당시 아드레날린을 통한 혈당 회복을 지연시킨다. 고령자는 β_2수용체의 감수성이 떨어지기 때문에 특히 주의해야 한다.
(b) 포도당 생산 촉진 협동			
병용주의	포도당 생산을 촉진하는 약물 병용(표1 참조); 글루카곤 제제, β수용체 자극제, 글리코겐 분비를 촉지하는 약물(α수용체 작용제), 당신생을 억제하는 약물(PXR 활성화제, 부신피질 스테로이드)		간에서 포도당 생산 증가. 혈당 상승의 우려. 당뇨병 발병 위험 상승 주의. 흡입제(β자극제, 스테로이드), 점비약 복합제(테트라히드로졸린, 프레드니솔론)은 당신생을 상호 증강시킬 수 있다.
(2) 길항작용(포도당 생산 억제에 대한 길항; 당뇨병 치료제의 약효 감소)			
원칙 금기	당뇨병 치료제; 비구아나이드계 약물, 인슐린제제, 카나글리플로진 등	아드레날린 제제(리도카인 배합 제외)	당뇨병 환자에게 원칙적으로 금기. 포도당 생성 촉진(글리코겐 분해 촉진). 인슐린 분비 저하에도 관여한다.
원칙 금기		덱사메타손	[전신 투여] 조절 불충분 당뇨병 환자에게 원칙적으로 금기 [이비인후과 질환: 점비·점이] 당뇨병 환자에게 원칙적으로 금기. 당신생 촉진에 기인한다.
병용주의		간 포도당 생산 촉진	혈당 강하 작용의 감소. 환자의 상태를 충분히 관찰. 신중투여(글루카곤 제제, β수용체 자극제, 부신피질 스테로이드, α_1수용체 작용제 등)에서 특히 주의해야 한다.

참고자료

1) Diabetes.1999;48:292-8.
2) 당뇨병 2009;52-321-3.
3) Nature.2022;603:159-65.
4) Nature Medicine. 2018;24:1395-406.
5) Experimental and Molecular Medicine. 2009;41:334-40.

SECTION 08

파킨슨 증후군

약물성 파킨슨 증후군의 위험성이 높은 약물 병용에 주의하자

약물성 파킨슨 증후군(DIP)을 일으키는 약물로는 도파민 D_2 차단제, 아세틸콜린 작용제, 세로토닌 작용제, 리튬 등이 있다. 특히, 항정신병제 등 DIP 발병 위험이 높은 약물 다제 병용에 주의하면서 환자의 DIP 초기 증상을 LUNSERS 평가 등을 이용하여 조기에 발견·감별하고, 처방의에게 의심약물의 감량과 중단을 제안하자.

증례 1: 35세 여성, A씨

처방전

(1) 【일반】 리스페리돈정 2mg 1회 2정(1일 2정)
【일반】 리스페리돈정 1mg 1회 1정(1일 1정)
【일반】 할로페리돌정 3mg 1회 1정(1일 1정)
【일반】 니트라제팜정 5mg 1회 1정(1일 1정)
1일 1회 취침 전 28일분

(2) 【일반】 탄산리튬정 100mg 1회 1정(1일 2정)
1일 2회 아침 식사 후, 취침 전 28일분

(3) 【일반】 조테핀정 50mg 1회 1정(1일 3정)
1일 3회 아침 점심 저녁 식사 후 28일분

(4) 【일반】 조테핀정 25mg 1회 1정 (1일 2정)
1일 2회 아침 저녁 식사 후 28일분

처방 배경

A씨는 조현병 치료를 위해 약물성 파킨슨 증후군(DIP) 발병 위험이 높은 리스페리돈(상품명 리스파다르 외; 세로토닌-도파민 길항제, SDA)과 할로페리돌(셀레네스 외; D_2 차단제), 조테핀(로드핀 외; D_2 차단제)을, 양극성 장애로 인해 탄산리튬(리머스 외)을 복용 중이었지만 최근 조현병의 악화(망상)로 리스페리돈이 1mg 추가되었다.

복약지도 포인트

DIP 발병 위험이 높은 3종류의 항정신병제의 다제 병용 중인 상황과 클로르프로마진(CP) 환산치가 리스페리돈이 500mg, 할로페리돌이 150mg, 조테핀이 303mg로 총 953mg이 되어 대량 투인 1000mg에 가까운 점, 여성이며 리튬에는 D2 저해작용이 있어 DIP 발병 위험이 중간 정도라는 것을 모두 포함하여 전체적으로 DIP 발병 가능성이 매우 높다고 생각되었다.

약사는 A씨와 가족에게 DIP 증상의 유무를 반드시 확인하고 달라진 모습이 있으면 상담하도록 지도했다.

현재 추체외로 증상은 없고 용태는 개선되고 있지만, 증상이 안정되면 처방의에게 연락해 CP 환산치로 600mg/일을 목표로 항정신병제 감량을 제안할 예정이다.

증례 2: 34세 여성, B씨

처방전

(1) 록소틴정 2mg 1회 1정(1일 1정)
1일 1회 아침 식사 후 14일분

(2) 【일반】 리스페리돈정 1mg 1회 1정(1일 2정)
【일반】 리스페리돈정 0.5mg 1회 1정(1일 2정)
【일반】 비페리덴염산염정 1mg 1회 1정(1일 2정)
1일 2 회 아침 식사 후, 취침 전 14 일 분

처방 배경

B씨는 조현병 치료를 위해 록소틴(일반명 브렉스피프라졸; 도파민부분작용제; DPA), 리스페리돈(상품명 리스파다르 외; SDA; 고위험약; CP 환산치300mg/일), 추체외로 증상의 예방을 위해선 비페리덴염산염(아키네톤 외)을 1년 이상 복용하고 있다.

그러나 "최근들어 손떨림이 나타나 식사나 책을 읽을 때 지장이 생겨 곤란하다" 는 호소가 있었다.

복약지도 포인트

브렉스피프라졸의 CP 등가환산치는 공표되지 않았기 때문에 CP 환산치의 합계는 산출할 수 없었지만, 리스페리돈과 브렉스피프라졸의 병용에 의한 DIP의 발병이라고 생각되었다.

약사는 즉시 처방의에게 연락하여 항정신병제 감량을 제안한 결과 의심 약물로 가장 가능성이 높은 리스페리돈의 투여량을 3mg/일(CP 환산치: 300mg/일)에서 2.5mg/일로 감량하게 되었다. 2주 후, 2.0mg/일(CP 환산치:200mg/일)로 감량 후, B씨의 진전은 줄어들어 일상생활에 지장이 없는 수준이 되었다.

리스페리돈 감량 후에도 조현병 증상은 다시 나타나지 않고 안정적이며, 진전의 악화도 보이지 않았다.

또한, 2022년 브렉스피프라졸의 CP 등가환산치(표 3 참조)가 0.5인 것이 공표되었다(임정약리, 2022; 25:91–8.).

즉, 본 증례에서 브렉스피프라졸(2mg/일)의 CP환산치는 400mg/일이며, B씨가 DIP를 발병했을 때의 리스페리돈과의 CP환산치의 합계는 700mg/일이 되어 적정 사용량(300~600mg/일)을 초과한 것이 되었다.

증례 3: 93세 여성, C씨

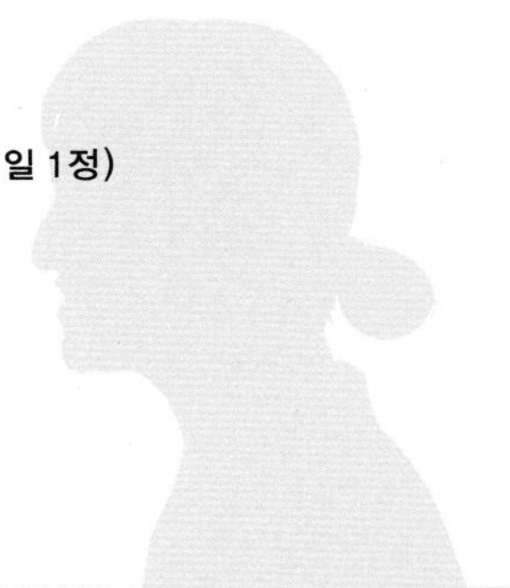

처방전

(1) 【일반】 도네페질염산염 구강내 붕해정 10mg 1회 1정(1일 1정)
【일반】 쿠에티아핀정 50mg 1회 1정 (1일 1정)
1일 1회 저녁 식사 후 14일분

(2) 【일반】 티아프리드염산염정 25mg 1회 1정(1일 3정)
1일 3회 아침 점심 저녁 식사 후 14일분

처방 배경

C씨는 도네페질염산염(아리셉트 외)을 복용 중인 치매 환자로 주변 증상인 흥분과 경미한 폭언 증상의 감소를 목적으로 쿠에티아핀(저위험약: CP 환산치 75mg)과 티아프라이드염산염을 약 3년간 복용 중으로 증상은 안정적이다.

복약지도 포인트

그런데 최근 가족들로부터 "C씨의 몸이 기울어진 채로 있고 보폭도 작아져 생활에 지장이 있다" 는 호소가 있었다.

약사는 C씨가 초고령의 여성으로 도네페질에는 아세틸콜린작용이 있기 때문에 항정신병제에 의한 DIP 발병 가능성이 높다고 판단했다.

DIP 증상으로 인해 생활에도 지장이 있다는 가족의 호소를 처방의에게 연락하여 의심약물로 가능성이 높은 티아프라이드의 감량 · 중지 또는 추체외로 증상이 적은 다른 비정형 항정신병제로의 변경을 제안했다.

그 결과, 티아프라이드를 1주일에 25mg씩 감량하게 되었고, 2주 후에는 중지하였다. 약물 감량과 함께 C씨의 DIP 증상은 완화되었고 중단 후에는 생활에 지장을 주지 않았다.

현재도 주변 증상의 재발은 보이지 않고 DIP 증상도 나타나지 않고 있다.

소개

약물에 의한 추체외로 증상은 많은 항정신병제에 의해 유발되는 전형적인 부작용이며 약물 상호작용에 의해 필연적으로 발병 빈도가 높아진다. 발병 빈도 자체도 높고, 항정신병제로는 15~60%[1]에 이른다. 신경정신질환 이외의 치료제에서도 나타날 수 있으며, 반드시 생명에 위험이 되는 부작용은 아니지만 장기간에 걸쳐 증상이 지속되는 등 환자의 QOL에 큰 영향을 미친다.

추체외로 증상을 동반하는 대표적인 질환으로는 파킨슨병이 있으며, 운동과소로 인한 고축(근육이 딱딱해짐)이나 무동(움직임이 느려짐), 진전(손발이 떨림: 불수의 운동), 경직된 걸음걸이·굽은 다리, 가면 같은 얼굴 등의 특징적인 증상을 보인다.

고축, 무동, 진전은 파킨슨병의 3대 징후이지만, 이러한 증상을 2개 이상 가지는 병태를 파킨슨 증후군이라고 부르며 약의 부작용에 의해 파킨슨 증후군이 일어나는 것을 약물성 파킨슨 증후군(DIP: drug-induced parkinsonism)이라고 한다.

이 외에도 약물로 인한 추체외로 증상에는 운동이상증(SECTION9), 정좌불능증(SECTION 10), 근육긴장이상증(SECTION 11) 등 다양한 증상이 있지만 발병 빈도가 가장 높은 것은 DIP, 그 다음으로 운동이상증이 꼽힌다.

추체외로 증상이란

중추신경에서 말초로의 근육운동과 관련된 전도 경로에는 주로 수의운동을 담당하는 추체로와 추체외로계가 있다. 추체외로계는 불수의운동을 조절하여 추체로를 보조하고 있다. 즉, 추체로와 추체외로계가 협동하여 작용해서 수의운동이 가능하다.

이 추체외로계의 장애가 생기면 불수의운동에 지장을 초래하여 수의운동에 영향을 미치게 된다.

추체외로계는 선조체, 담창구, 시상하핵, 흑질 등 4개의 신경핵으로 이루어진 대뇌 기저핵과 대뇌피질간의 신경회로를 말한다.

대뇌기저핵에는 초직접경로·직접경로·간접경로의 3개의 신경전달회로가 있으며, 각 회로가 협동하여 불수의운동을 조절하고 있다[2]. 추체외로 증상이란 대뇌기저핵의 작용에 이상이 발생하기 때문에 나타나는 운동 과소, 운동 과다 등의 불수의 운동이다.

DIP 발병 기전 (표 1)

(1) 도파민 신경계

대뇌기저핵 흑질에서 도파민을 선조체로 방출하는 도파민 신경계(흑질선조체계)는 운동 발현에 필수적인 것으로 알려져 있다.

선조체에 있어서 도파민 수용체에는 도파민 D_1과 D_2 수용체가 있으며, D_1 수용체는 직접 경로(운동 유발)에, D_2 수용체는 간접 경로(운동 억제)에 필수적이다.

파킨슨병에서는 도파민 신경세포의 변성에 의해 도파민 생산이 감소하며, DIP에서는 과도한 D_2 수용체 차단에 의해 각각의 도파민 신경계 활동이 감소하는 것으로 알려져 있다. 즉, D_1과 D_2를 통한 직접 경로 및 간접 경로의 활성이 각각 저하되어 협동성이 무너진 결과 운동 과소를 특징으로 하는 파킨슨 증후군이 발병하는 것으로 생각된다.

▶ 도파민 D2 수용체 차단제

많은 항정신병제는 D_2 수용체 차단제이며 DIP를 고위험으로 발병시키는 대표적인 원인 약물이다(표 1 [1]). 항정신병제에는 정형과 비정형이 있고 비정형약은 정형약에 비해 추체외로 증상 등을 일으키기 어렵다고 알려져 있다.

이는 (1) 정형약은 강력한 D_2 수용체 차단 작용이 있다는 것(D_2 수용체 점유율 60~80%)[3], (2) 비정형약은 D_2 수용체 점유율이 낮고 D_2와 5-HT_{2A}(도파민 유리 억제 작용) 수용체 모두에 대해 차단 작용을 나타내는 것 등에 기인하고 있다.

그러나 최근에는 두 약물 모두 추체외로 증상 발생 위험이 크게 다르지 않다는 다수의 보고가 있다.[4]

비정형약에 의한 5-HT_{2A} 수용체 억제로 D_2수용체 세포 내 정보 전달이 저해되어 D_2 작용이 감소하는 것이 관여하고 있을 가능성도 있어(그림 1) 비정형약에 의한 DIP에도 주의가 필요하다.

표 1 약물성 파킨슨 증후군 (DIP) 을 일으킬 수 있는 약물 (괄호는 주요 상품명, 이하 동일)

[1] D_2 수용체를 차단하는 약물	
고위험 약물[*1]	◎ **정형(항정신병)약** ; 페노티아진계 약물(클로르프로마진염산염[콘토민], 페르페나진[*2] [트릴라폰], 레보메프로마진말레산염[레보토민], 풀페나진데칸산에스테르[플루데카신]), 부티로페논계 약물 (할로페리돌[셀레네스], 조테핀[로드핀], 피모지드[올랩]) ◎ **비정형(항정신병)약** ; 스페리돈(리스파다르), 올란자핀(디플렉사), 아리피프라졸(에필리파이) ◎ **도파민 고갈제** ; 테트라베나진 (콜레아진)
중~고위험 약물	◎ **정형약** ; 프로클로르페라진말레산염(노바민), 벤자미드계 약물(설피리드[도그마티르, 애빌리드], 티아프라이드염산염[그라마릴]) ◎ **진토제** ; 메토클로프라미드(프린페란) ◎ **항히스타민제** ; 프로메타진염산염(피레티아 ; 페노티아진계 약물, 파킨슨 증후군 적응)
저위험 약물	◎ **비정형약** ; (쿠에티아핀푸마르산염[새록엘, 피프레소], 클로자핀[클로자릴]) ◎ **진토제** ; 돈페리돈(나우젤린)
기타	◎ **정형약** ; 페노티아진계 약물(프로벨리시안[뉴렙틸], 프로크롤페라진말레인삼염[노바민]), 부티로페논계 약물(티미페론[트로베론], 프롬페리돌[인브로맨], 피판페론염산염[프로피탄], 스피페론[스피로비탄]), 벤자미드계 약물(네모나프리드[에밀레이스], 술토프리드염산염[바르네틸]), 모사프라민염산염(크레민), 클로카프라민염산염수화물(클로펙톤), 옥시페르틴(홀리트) ◎ **비정형약** ; 브로나세린(로나센), 브렉스피프라졸(렉살티), 페로스피론염산염수화물(루란), 아세나핀말레산염(시크레스트), 발리페리돈(인베가) ◎ **진토제** ; 이토프리드염산염(가나톤 ; 콜린작용제), 탄도스피론구연산염(세딜 ; 약한 D_2 수용체 차단 작용, 5-HT_1 작용제)
[2] D_2 수용체의 정보 전달을 억제하는 약물 (그림 1)	
중위험 약물	탄산리튬(리머스 ; 조증치료제), 발프로산나트륨(데파켄, 셀레니카R ; 항 간질약)
[3] 콜린성 작용제	
기타	아크라토늄 나바디실산염(아보비스), 아세틸콜린 클로라이드(오비소트), 콜린 에스테레아제 억제제(이토프리드염산염[가나톤], 도네페질염산염[아리셉트], 갈란타민 브롬화수소산염[레미닐] 등)
[4] D_2 작용을 억제할 가능성이 있는 약물 (5-HT_{2A} 작동에 의한 도파민 유리 억제 등)	
고위험 약물	아목사핀(아목산 삼환계 항우울제), 메틸도바(알도메트, 유프레스도바 ; 혈압강하제), 레세르핀(아포프론 ; 도파민 고갈제)
중위험 약물	◎ **삼환계 항우울제** ; 아미트립틸린염산염(트립탄올), 이미프라민염산염(토프라닐, 미돌), 클로미프라민염산염(아나플라닐), 도스레빈염산염(프로티아덴) ◎ SSRI ◎ SNRI ◎ **탄산리튬**(리머스 ; 5-HT 합성 촉진 작용)

표 1 계속

기타	삼·사환계 항우울제, 트라조돈염산염(디지렐, 레슬린), H_2 수용체 길항제, 에티졸람(데바스), 토피소팜(그란닥신), 옥사토미드(셀텍트; 염기성 항알레르기 약물)
[5] 기전 불명	
중위험 약물	◎**항간질제**; 페니토인(아레비아틴, 히단톨), 레베티라세탐 (이케플라)[*3]
저위험 약물	Ca 길항제(딜티아젬염산염[헤르베사], 베라파밀염산염[바솔란]), 아미오다론염산염(안카론), 프로카인아미드염(아미살린), 사이클로스포린(네오랄, 샌디뮨), 탈리도마이드(살레도마이드), 리팜피신(리프아진), 항바이러스제(아시클로필[조빌락스] 등), 암포테라신B(할리존), 레포티록신나트륨 수화물(틸라돈S)
기타	Ca 길항제(암로디빈베실산염[노르바스크, 암로딘], 매니지핀염산염[칼슬로트], 염산구강메리딘[미그시스, 편두통치료제] 등), 퀴놀론계 약물(레보플록사신수화물[크래빗], 오록사신[탈리비드, 오록사신, 탈리프론] 등), 펜타닐(듀로탑MT, 원듀로배치), 하이드록시클로로퀸염산염(브라케닐), 케타민염산염(케탈라르, 주사용마취제), 프로비벨린염산염(뱁포), 카르바마제핀(테그레톨), 인터페론a, 세파필린(일본 미출시, 세팜), 플루오로라신(일본 미출시, 세팜 계열), 플루오로라실(5-FU), 망간복합제(엘레멘믹), 미다졸람(돌미캄, 미다프레사→유-소아에서 불수의운동), 온단세트론염수화물(조프란, $5\text{-}HT_3$ 수용체 작용제), 메만틴염산염(메마리, NMDA수용체길항제), 시클로포스파미드(엔덱산) 등

*1 DIP 발병의 고중저위험은 문헌 참조(Journal of Parkinsonism and Restless Legs Syndrome.2016;6:83-91.)

*2 황색마커의 약물은 디에틸아미노에틸기를 가진 약물

*3 Expert Opin on Drug Saf.2013;12:487-96.

또한, D_2 수용체의 약 80%가 차단되면 DIP를 발병하는 것으로 알려져 있지만, 클로자핀(상품명 클로자릴)과 쿠에티아핀푸마르산염(세로켈 등)는 60% 정도의 D_2 수용체 차단으로 정신 증상을 개선하기 때문에 DIP를 일으키기 어렵다.[5)]

그 외, 항도파민제의 설피리드(도그마틸, 애빌리트 외; 정형 항정신병제이지만, 저용량에서는 위·십이지장 궤양의 적응), 메토클로프라미드(프리페란 외), 돈페리돈(나우젤린 외), 이토프리드염산염(가나톤 외)은 연수에 있는 화학수용기 방아쇠 영역(CTZ)이나 소화관에 존재하는 D_2 수용체를 저해하여 진토제나 소화관운동개선제로서 사용되는 동시에 선조체의 D_2 수용체를 차단하는 것으로 알려져 있다.

특히 DIP 발병 위험이 중~고정도로 되어 있는 설피리드, 메토클로 브라미드는 주의가 필요하지만, 돈페리돈은 혈액뇌장벽(BBB)을 통과하기 어렵고 DIP 발병 위험도 낮기 때문에 파킨슨병 환자에게 비교적 안전하게 사용할 수 있다.[6)]

또한, 디에틸아미노에틸기를 갖는 약물은 D2 수용체 차단에 의한 DIP를 유발할 가능성이 높은 것으로 시사되고 있다.[7)]

항정신병제의 병용 외에 항정신병제와 메토클로프라미드와의 병용, 또한 D_2 수용체 차단 작용이 약한 약물(탄도스피론구연산염[세디르])와의 병용에서도 항정신병제에 의한 DIP 발병이 가능하므로 주의해야 한다.

(2) D_2수용체의 정보 전달을 억제

D_2 수용체 (G 단백질 연결 수용체: GPCR)를 통한 세포 내 전달 경로에는 G 단백질 (Gi) 의존성 고리형 아데노신 일인산(cAMP) 생산을 억제하는 경로와 아레스틴 의존성 경로가 있다(그림 1).

즉, Gi에 의해 아데닐산시클라제(AC)가 저해되어 cAMP 의존성의 생리 활성이 억제되는 경로와 D_2 수용체·β 아레스틴2(βArr2) Arr2)·단백질 포스파타제 2A(PP2A)의 복합체가 단백질 키나아제 B(Akt)를 비활성화하고 글리코겐 합성 키나아제 3β(GSK-3β)의 비활성화를 억제해 GSK-3β를 활성화하는 경로이다.

지금까지 아레스틴은 GPCR의 탈감작에만 작용한다고 생각되었지만, G 단백

그림 1 도파민 D_2 수용체를 통한 세포 내 정보 전달 경로

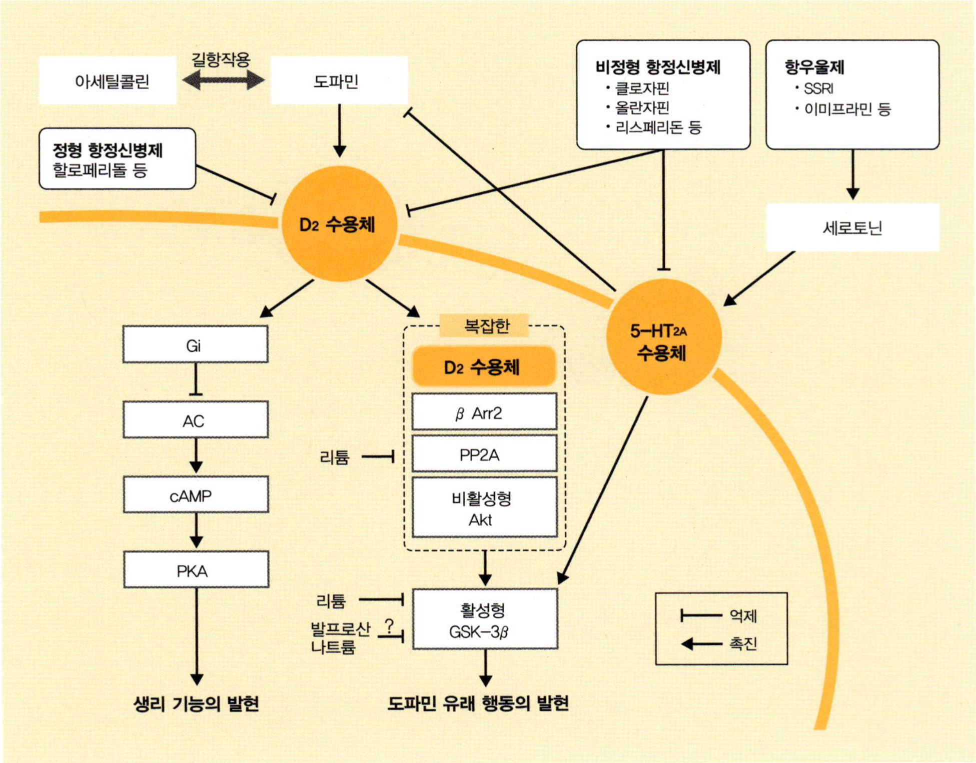

Gi : G단백질, AC: 아데닐산 시클라제, cAMP 고리형 아데노신 일인산,
PKA: 단백질 키나아제 A, βArr2: β아레스틴2, PP2A: 단백질 포스파타제 2A,
Akt: 단백질 키나아제 B, GSK-3β: 글리코겐 합성 키나아제 3β,
? : 억제가 없다는 보고도 있음

- rends in Pharmacol Sci.2007;28:166-72.
- Med Sci (Paris). 2010;26:647-51.
- Pharmacol Rev.2011;63:182-217.
- J Cell Sci.2005;118:89-99.

질을 통하지 않는 아레스틴에 의한 전달 경로는 의약품의 선택적인 작용 또는 부작용의 발현과 관련됐을 가능성이 주목받고 있다.

실제로 탄산리튬(리머스 등), 발프로산나트륨(데파켄, 셀레니카 등)은 아레스틴 의존성 경로를 차단하고 D_2 수용체 작용을 저하시켜 DIP를 유발할 가능성이 보고되고 있다.
두 약물 모두 DIP 발병 위험이 중간 정도이기 때문에 주의가 필요하다(표1 [2]).

또한 D_2 수용체의 세포 내 전달 경로에는 5-HT 수용체도 관여하고 있으며, $5\text{-}HT_{2A}$ 수용체의 활성화는 Akt를 비활성화하고 도파민 작용을 증강시킨다는 보고가 있다(반대로 $5\text{-}HT_1$ 수용체의 활성화는 Akt를 활성화하고 도파민 작용을 차단한다).

(3) ACh 신경계

선조체의 신경세포에는 아세틸콜린(ACh) 신경계도 존재하여 불수의운동에 관여하고 있다. ACh는 도파민에 의한 직접 경로, 간접 경로의 활성화를 억제하고 도파민 신경계는 Ach 신경계에서 ACh의 유리를 억제하고 있다. 즉, Ach와 도파민은 완전히 반대로 작용하는 관계이다(그림 1).

보통은 ACh 신경계에 의한 흥분과 도파민 신경계에 의한 억제의 균형으로 운동이 조절되고 있지만, 항정신병제 등에 의해 D_2 수용체가 과도하게 차단되 균형이 무너져 ACh가 과잉유리 된다.
그 때문에 대뇌기저핵이 담당하고 있는 운동의 조절기능이 작동하지 않게 되어 파킨슨 증후군이 발병하는 것으로 본다.
즉, 도파민 신경계와 ACh 신경계의 활동 균형이 무너져 ACh 우위가 되면 DIP가 야기된다. 파킨슨병이나 DIP의 치료에 항콜린제가 사용은 이러한 기전에 의한 것이다.

한편, 뇌 내의 Ah 작용을 증강시키는 약물은 DIP를 발병할 우려가 있다(표1 [3]). 특히 콜린 에스테라아제(ChE) 저해 작용이 있는 도네페질염산염(아리셉트 외), 갈란타민브롬화수소산염(레미닐 외) 등 치매 치료제를 복용하는 환자는 치매 주변 증상(BPSD)에 자주 사용되는 항정신병제에 의한 DIP 유발이 가능해 주의가 필요하다.

(4) 5-HT신경계

흑질선조체에는 5-HT 신경계도 존재하고 있다. 특히 5-HT_{2A} 수용체는 흑질 및 선조체에서의 도파민 유리를 억제하는 것으로 알려져 있다. 즉, 5-HT_{2A} 수용체를 자극함으로써 파킨슨 증후군이 발생할 우려가 있다.

삼환계 약물, 선택적 세로토닌 재흡수 억제제(SSRI)와 같은 항우울제는 5-HT 재흡수를 억제하여 뇌에서 5-HT 농도를 증가시켜 DIP를 유발한다고 생각된다.(표1 [4]).
사실 이러한 항우울제는 5-HT_{2A}를 통해 항정신병제에 의한 DIP 위험을 증가시키는 것으로 보고되고 있다. 특히, 고위험 및 중위험 항우울제에는 주의해야 한다.

리튬은 트립토판의 흡수를 촉진하여 5-HT 합성을 촉진하는 작용이 있는데, 직접적으로 D_2 수용체의 세포 내 정보 전달도 억제하여 DIP를 유발할 것으로 생각되고 있다(그림 1).

한편, 모순되는 결과이지만 5-HT_{2A} 수용체는 D_2 수용체의 세포 내 전달을 촉진하는 작용이 있어 도파민 작용을 증대시킬 가능성도 있다(그림1). 그림1에는 나타내지 않았지만, 5-HT 수용체의 아형에는 5-HT_{1A}가 있고 5-HT_{2A}와는 D_2 수용체 세포 내 전달에 관하여 상반되는 작용을 한다.

즉, 이들 5-HT 수용체의 아형들은 협동하여 도파민 작용을 조절하고 있을 가능성이 있다. 파킨슨병은 5-HT 생산량이 증가하는 것으로 알려져 있지만, DIP의 발병 기전에 깊이 관여하는 5-HT 수용체에 대해서는 명확하게 밝혀진 것이 없다.

(5) 기타, 기전 불명

작용 기전은 명확하지 않지만 페니토인(아레비아틴, 히단톨), 레베티라세탐(이케플라) 등의 항간질제는 DIP 유발 가능성에 중간 정도의 리스크가 있어 주의할 필요가 있다(표1 [5]).

또한, 드물지만 칼슘 길항제, 항부정맥제, 사이클로스포린(샌디뮨, 네오랄 외), 아시클로빌(조비락스 외), 갑상선 호르몬 제제, 퀴놀론계 약물 등에 의해 유발되는 DIP에 대한 보고도 있다.

항정신병제 간 병용(표2)

DIP를 일으킬 수 있는 약물끼리 병용하는 경우에는 항상 주의가 필요하지만, DIP 발병의 위험이 가장 높은 것은 조현병 치료에 2종류 이상의 항정신병제(D_2 차단제)를 병용하는 경우이다.

특히, DIP의 발병 위험이 고~중 정도로 생각되는 항정신병제(표 1)를 병용하는 경우에는 주의가 필요하다(증례1, 증례2).

또한, 항정신병제의 적절한 투여량을 나타내는 지표인 클로르프로마진(CP) 환산치가 높은 경우에도 DIP 발병 가능성이 높다.

CP환산치란 CP 이외의 항정신병제를 동일한 항정신성 효과를 발휘하는 CP의 용량으로 변환하여 총량을 파악하기 위한 것으로, 「CP환산치=약 처방량(1일량)÷등가환산치(표3)x100」으로 산출한다.

환자가 다제 병용하고 있는 항정신병제의 CP환산치의 합계가 300~600mg/일이면 적정 사용량이지만, 이것을 넘으면 DIP 등의 부작용의 발병 리스크가 높아진다고 생각된다(증례2, 증례 3).
특히, 1000mg/일을 초과할 경우에는 대량 투여가 되어 적정 사용량과 치료 효과는 그대로인데 반해 부작용의 위험이 증가한다.

조현병의 대표적인 증상인 정신운동, 흥분이 현저한 경우 등 부득이하게 CP 환산치가 1000mg/일 이상이 되는 경우도 있지만, 만성으로 접어들었거나 부작용이 의심되는 경우에는 처방의에게 의심조회하고 감량하도록 전달해야 한다.

항정신병제를 감량할 경우에는 의심약으로서 가장 가능성이 높은 약을 1종류씩 3~6개월에 걸쳐 매우 소량씩 줄이는 방법(SCAP법)을 사용한다. 다만, 증례2, 증례3과 같은 예외도 있다.

CP 환산치에는 (1)약의 특성(DIP 발병 위험의 고중저 등), (2)동태학적 상호작용, (3)위험인자(고령, 여성 등; 후술) 등은 반영되지 않기 때문에 주의가 필요하다.

표 2 약물성 파킨슨 증후군(DIP)이 발생하는 것으로 생각되는 약물 조합

약물 A	약물 B	발생할 수 있는 사건 등
항정신병제 (D$_2$ 수용체 차단제)	• **D$_2$수용체 차단 작용을 가지는 이하의 약물:**	항정신병제에 의한 DIP 등의 추체외로 증상이 발현되기 쉬워진다.
	항정신병제	DIP 발병의 위험이 중~고 정도로 생각된다. 항정신병제끼리의 다제 병용, CP환산치가 1000mg/일 이상이 되는 다제 병용에서는 특히 주의한다.
	진토제(메토클로프라미드[프린페란], 돈페리돈[나우젤린])	메토클로프라미드(중~고위험)에 비해 돔페리돈(저위험)은 혈액뇌장벽을 통과하기 어렵기 때문에 추체외로 증상은 일어나기 어렵다.
	탄도스피론구연산염(세딜,5-HT$_{1A}$작용제; 항불안제)	탄도스피론은 약한 D$_2$ 수용체 차단 작용을 갖는다.
	• **D$_2$수용체의 정보 전달을 억제하는 약물:** 탄산리튬(리머스; 조증 치료제)	심각한 추체외로 증상을 일으킨다는 보고가 있다.
	• **콜린성 작용제:** 콜린에스테라아제 억제제(도네페질염산염[아리셉트], 갈란타민브롬화수소산염[레미닐] 등)	첨부 문서의 상호작용란에는 기재되지 않으나, 할로페리돌(세레네스)에 의한 추체외로 증상을 도네페질, 갈란타민이 증강했다는 보고가 있다(동물시험)[1].
	• **D$_2$작용을 억제할 수 있는 약물(5-HT$_{2A}$ 작용에 의한 도파민 유리 억제 등):** 삼환계 항우울제(아목사핀[아목산] 등), SSRI, SNRI, 메틸도파(알도메트, 유프레스도파; 혈압강하약), 레세르핀(아포프론; 도파민 고갈제) 등	첨부 문서의 상호작용란에는 기재되어 있지 않지만, 항정신병제에 의한 DIP 등 추체외로 증상을 조장할 가능성이 있다.
	• **기전 불명:** 항간질제(페니토인[아레비아틴, 히단톨], 레베티라세탐[이케플라], 카르바마제핀[테그레톨]), Ca길항제(지르티아젬염산염[헤르베사르], 베라파밀염산염[노르바스크, 암로진] 등), 퀴놀론계 항균제(레보플록사신수화물[크래빗], 오프록사신[탈리비트] 등) 등	
D$_2$ 수용체 차단제: 설피리드(도그마틸, 애빌리드), 토크로프라미드	• **D$_2$ 작용을 저해할 가능성이 있는 약물:** 레세르핀	추체외로 증상이 발현되기 쉬워진다. DIP 발병 위험은 레세르핀이 높고, 설피리드, 메토클로프라미드는 중~고 정도이다.

1) J Pharmacol Sci.2015;127:439-45.

표 3 항정신병제의 클로르프로마진(CP) 등가환산치[1]

약물 이름	등가환산치
정형 항정신병제	
● 페노티아진계 약물	
클로르프로마진염산염(콘토민)	100
풀페나딘말레산염(풀메딘)	2
페르페나진(트릴라폰)	10
프로클로르페라진말레산염(노바민)	15
프로페리시아진(뉴렙틸)	20
레보메프로마진 말레산염(힐나민, 레보토민)	100
● 부티로페논계 약물	
브롬페리돌(인프로멘)	2
티미페론(트로페론)	1.3
스피페론(스피로피탄)	1
할로페리돌(셀레네스)	2
피판페론염산염(프로피탄)	200
● 벤즈아미드계 약물	
네모나프리드(에미레이스)	4.5
술토프리드염산염(바르네틸)	200
설피리드(애빌리트, 미라돌)	200
티아프라이드염산염(그라마릴)	100
● 티에핀계 약물	
조테핀(로드핀)*	66
비정형 항정신병제	
● MARTA(다원수용체작용 항정신병제)	
클로자핀(크로자릴)	50
퀘티아핀(셀로퀘르, 비브레소)	66
올란자핀(디플렉사)	2.5
아세나핀말레산염(시크레스트)	2.5
● SDA(세로토닌도파민 길항제)	
리스페리돈(리스파다르)	1
팔리페리돈(인베가)	1.5
프로난 세린(로나센)	4
페로스피론염산염수화물(루란)	8
● DPA(도파민 부분 작용제)	
아리피프라졸(에빌리파이)	4
● 기타	
모사프라민염산염(클레민)	33
클로카프라민염산염수화물(클로펙톤)	40
피모지드(올랩)	4
옥시펠틴(홀릿)	80

* 세로토닌 차단 작용도 있기 때문에, SDA로 분류될 수 있다.

1) 일본 정신과 평가 척도 연구회 「향정신약의 등가 환산 2017년판」(http://jsprs.org/toukakansan/2017ver)을 기초로 작성

DIP를 조장하는 약물(표 2)

항정신병제로 인한 DIP 발병을 촉진하는 약물의 상호 작용에 주의를 기울여야 한다.

즉, (1) D_2 차단 작용이 있는 약물(진토제[메토클로프라미드〈프린페란 외〉, 돈페리돈〈나우젤린 외〉], 탄도스피론구연산염〈세딜〉 등)), (2) D_2 정보 전달을 저해하는 탄산리튬(리머스 외), (3) 콜린 작용제의 도네페질염산염(아리셉트 등), 갈란타민브롬화수소산염(레미닐 등) 등의 알츠하이머형 치매 치료제는 항정신병제에 의한 DIP 발병을 조장할 우려가 있다.

도네페질, 갈란타민을 복용하고 있는 치매 환자에게는 주변증상(BPSD)의 개선에 항정신병제가 사용되는 경우가 많아 약물 상호작용에 의한 DIP 발병 가능성이 높아진다(증례 3).

또한, 탄도스피론의 D_2 차단 작용은 약하지만 첨부문서 내 상호작용 항목에는 부티로페논계 약물에 의해 '추체외로 증상을 증강하는 일이 있다' 라고 하는 기재가 있다.

설명은 없지만 5-HT_{2A} 작용 작용이 있는 삼환계 항우울제, 선택적 세로토닌 재흡수 억제제(SSRI), 세로토닌 노르아드레날린 재흡수 억제제(SNRI)나 D2 수용체 정보 전달을 억제하는 발프로산나트륨(데파켄,세레니카 등), 또한 DIP 발병의 기전 불명의 약물(항간질제 [페니토인〈아레비아틴, 히단톨 외〉, 레베티라세탐〈이케플라〉, 카르바마제핀〈테그레톨 외〉), 칼슘[Ca] 길항제)도 항정신병제에 의한 DIP를 조장할 수 있다.

약물 동태학적 상호작용은 DIP 발병 위험이 높아진다는 점에 유의해야 한다. 예를 들어, 올란자핀(디플렉사 외; 약물 대사 시토크롬 효소 P450[CYP] 1A2, 2D6에서 대사), 리스페리돈(리스파다르 외; 주로 CYP2D6에서 대사), 아리피프라졸(에빌리파이 외), 할로페리돌(셀레네스 외: CYP2D6, 3A4에서 대사) 등과 같은 많은 항정신병제가 CYP로 대사되기 때문에 CYP억제제(예: 풀복사미암말레산염[루박스, 디프로메르 외; CYP1A2억제제], 파록세틴염산염수화물[팩실 외; CYP2D6억제제], 14원환 마크롤라이드계 항균제[CYP3A4억제제] 등) 와의 병용으로 혈중 농도가 상승하고 DIP 발병의 위험성이 높아진다.

SECTION 08

DIP의 발병·위험 인자

DIP는 일반적으로 항정신병제 투여 개시로부터 수일~수주간에 나타나는 경우가 많고 약 90%가 20일 이내에 발병하는 것으로 알려져 있다. 또한 Ca길항제, 메토클로프라미드 등의 항정신병제 이외에는 발병까지 몇 주에서 수개월이 걸리는 것도 알려져 있으나 의약품의 종류, 사용량, 개인차에 따라 발병시기가 다르다.

DIP 발병의 위험인자로는 노인(증례3), 여성(증례1~3), 인지장애(증례3), 갑상선기능항진증, 기존의 추체외로장애 등이 있다. 즉, 상호작용에 의한 DIP의 발병에 있어서 병용 개시 며칠 후부터 장기간에 걸쳐 주의하고 위험인자의 관여를 고려하는 것도 중요하다.

또한, 치매의 약 20%를 차지하는 레비소체형의 증상으로 환시, 파킨슨 증후군이 있다. 환시에 항도파민 작용이 있는 정형 항정신병제 등을 투여하면 파킨슨 증후군의 악화나 악성 증후군을 일으킬 가능성이 있다.

DIP의 조기 발견·감별

발생한 DIP는 원인 약물의 중지에 의해 가역적으로 개선되는 것으로 알려져 있으며, 대부분은 중지로부터 수개월 이내에 증상이 사라진다. 그러나 때로는 6개월 정도 걸릴 수도 있다.

또한, 원인 약물을 장기 투여한 경우에는 비가역적이며, 투여를 중지해도 일부 증상이 남을 수 있다. 즉, 조기에 DIP 증상을 발견·감별하고 의심약을 특정하여 감량·중지를 실시하는 것이 매우 중요하다.

DIP의 증상은 파킨슨병과 비교하여 (1) 진행이 빠르다, (2) 돌진 현상이 적다, (3) 좌우 대칭성인 경우가 많다, (4) 진전이 발생하기 쉽다, (5) 운동이상증, 정좌불능증을 수반하는 경우가 많다.

현재까지는 DIP의 초기 증상을 조기에 발견 및 감별하는 유용한 수단으로 「LUNSERS(Liverpool University Neuroleptic Side-Effect Rating Scale)」 평가가 있다.

이것은 파킨슨 증후군과 관련성이 있는 「근육에 쥐가 난다」, 「근육(손발)이 단단하다」, 「움직임이 느려졌다」, 「몸의 일부(손등)가 마음대로 움직인다」, 「흔들리는 느낌이 있다」「침이 돈다」 등 7가지 증상의 발현 빈도를 묻고 이를 0~4점(0: 전혀 없다, 1: 거의 없다, 2: 가끔 있다, 3: 자주 있다, 4: 매우 자주 있다)로 평가하고 합계점이 6점을 넘으면 DIP를 고려해야 한다.

다만, 이들 외에도 「목소리가 작아졌다」, 「표정이 적어졌다」, 「걸음걸이가 휘청거린다」「보폭이 좁아졌다(소각보행: 증례3)」, 「첫 걸음이 잘 안 나온다」, 「달리다가 멈추기 힘들다」, 「변비의 악화」 등의 증상도 DIP의 조기 발견으로 이어진다. 이러한 증상이 나타나는 경우에 즉시 연락하도록 지시해야 한다.

그 외, 추체외로 증상의 정도를 평가하는 방법으로는 약원성 추체외로 증상 평가 척도(DIEPSS), 약물성 정좌불능증에서는 Barnes Akathisia Scale (BAS) 등이 있다. 자세한 내용은 후생노동성「중증 부작용 질환 별 대응 매뉴얼」의 약물성 파킨슨 증후군 및 정좌불능증을 참조하길 바란다.

SECTION 08

참고자료

1) 후생노동성「중증 부작용 질환별 대응 매뉴얼 약물성 파킨소니즘」
2) 임상 신경 2009; 49:325-34.
3) Biomed Res Int. 2014:656370.
4) Jpn J Drug Inform. 2015;17:125-32.
5) Psyhiatry Clin Neurosci. 2014;69:243-58.
6) J Clin Neurol.2012;8:15-21.
7) Xenobio.Metaboland Dispos.2001;16:27-37.
8) J Pharmacol Sci. 2015;127:439-45.

SECTION 09

운동이상증

지연성 및 레보도파 유발 운동이상증에 주의

약물에 의한 운동이상증에는 항정신병제나 레보도파의 장기 투여에 의해 발병하는 지연성 운동이상증과 레보도파 유발성 운동이상증의 2종류가 있다. 이러한 난치성 운동이상증을 조기에 발견하는 것은 매우 중요하다.

증례 1: 31세 여성, A씨

처방전

(1) 【일반】 쿠에티아핀정 50mg 1회 1정(1일 1정)
【일반】 쿠에티아핀정 100mg 1정 1회(1일 1정)
【일반】 할로페리돌정 3mg 1회 4정(1일 4정)
1일 1회 취침 전 28일분

(2) 【일반】 아리피프라졸정 12mg 1회 1정(1일 1정)
1일 1회 저녁 식사 후 28일분

처방 배경

A씨는 조현병 치료를 위해 쿠에티아핀푸마르산염(상품명 세로쿠엘 등) 150mg/일(클로르프로마진[CP] 600mg/일), 아리피프라졸(에빌리파이 외) 12mg/일(CP환산치:300mg/일)을 1년 이상 복용하고 있었다(CP환산치:1127 mg/일).

환자의 가족으로부터 「최근들어 입을 오믈거리는 증상이 나타났다」는 호소가 있었다.

복약지도 포인트

약사는 전형적인 지연성 운동이상증(TD)의 초기 증상으로 판단하고 CP환산치는 1000mg/일 이상인 것을 고려하여(SECTION8 참조) 정형 항정신병제(할로페리돌)의 감량을 처방의에게 제안하였다. 그 결과 증상 변화를 충분히 관찰하면서 할로페리돌을 1mg/일씩 감량해 나가게 되었다.

A씨의 가족에게는 할로페리돌(D_2 수용체 차단제)의 감량에 의해 조현병 증상이 악화될 우려가 있지만, 길게 보면 TD가 개선되어 좋은 효과를 가져올 것임을 설명했다.

7주에 걸쳐 할로페리돌을 5mg/일까지 감량한 결과(CP 환산치: 777mg/일), TD 증상은 경감하여 미소를 볼 수 있게 되었다.

현재 조현증 증상은 안정적이며 TD도 발병하지 않았다.

증례 2: 81세 여성, B씨

처방전

(1) 네오도파스톤 배합정 L100 1회 1정(1일 4정)
1일 4회 아침 점심 식사 후 취침 전 28일분

(2) 뉴프로패치 9mg 28장
리버스터치패치 18mg 28장
1회 1장 등쪽 1일 1회 입욕 후

(3) 노리아스트정 20mg 1회 1정(1일 1정)
1일 1회 아침 식사 후 28일분

처방 배경

B씨는 수년 전부터 파킨슨병의 치료를 위해 레보도파 제제를 꾸준히 복용하였지만 최근에는 레보도파 효과에 변동이 나타나 갑자기 약효가 떨어지는 웨어링 오프(wearing-off) 현상이 보여 이스트라데필린(노우리아스트)이 추가 처방이 되었다.

복약지도 포인트

약사는 도파민 작용의 증가나 여성인 점을 고려해 장기 복용에 의해 레보드파 유발성 운동이상증(LID)의 가능성이 높아졌다고 생각했다.

B씨는 치매이기 때문에 그녀의 가족에게 레보도파 장기 복용으로 약효가 떨어진 것을 설명하고 이번에는 효능이 감소하는 것에 대한 보충으로 이스트라데필린이 추가된 것과 병용에 의해 LID가 나타날 가능성이 높아지는 것을 설명하며, 앞으로 손발이 마음대로 움직이는 등 운동이상증 증상에 주의하도록 전했다.

6개월간 병용한 지금은 웨어링 오프(wearing-off) 증상은 줄어들었으며 LID 증상은 나타나지 않고 있다.

소개

항정신병제 등 약물에 의한 추체외로 증상으로는 약물성 파킨슨 증후군(DIP, SECTION 8), 운동이상증, 정좌불능증(SECTION10), 근긴장이상증(SECTION 11) 등이 있다.

이러한 불수의 운동은 생명과 관련된 증상은 아니지만 발병 빈도가 높고, 환자의 QOL에 큰영향을 미치기 때문에 문제가 된다. 본 SECTION에서는 DIP에 이어 발병 빈도가 높은 운동이상증에 대해 그 발병 기전이나 상호작용 등을 설명한다.

운동이상증의 증상

운동이상증이란 약 등의 부작용으로 일어나는 「스스로 멈출 수 없다」, 혹은 「멈추어도 곧 출현한다」 등의 이상한 움직임(불수의운동)을 총칭하며, 얼굴(눈, 입)이나 팔다리가 저절로 움직이는 등의 증상이 포함된다.

정좌불능증(동일한 움직임을 반복한다), 근긴장이상증(지속적으로 근육이 수축한다)등에 의한 증상도 운동이상증에 포함된다(표1).

표 1 운동이상증의 다양한 증상

- **입술 운동이상증**
  입을 오물거린다, 반복적으로 혀를 오므린다, 혀를 좌우로 움직인다, 입을 내민다, 이를 악문다.
- **정좌불능증**
  손 · 발이 저절로 움직인다, 가만히 있을 수 없다, 계속 움직인다.
- **근긴장이상증**
  얼굴 · 목의 뻣뻣함, 목이 휘어짐, 안구가 빙글빙글 돌고 안구 상전, 안검연축.
- **무도운동**
  눈을 자주 깜빡인다, 얼굴이 일그러지고 찡그린 얼굴이 된다, 팔이나 다리가 무의식적으로 춤추듯 움직인다, 몸이 마음대로 움직인다.

두 가지 약물 유발성 운동이상증 (표 2)

약에 의해 발병하는 운동이상증은 두 가지로 크게 나뉜다.

(1) 항정신병제(D_2 수용체 차단제)의 장기 투여에 의해 발병하는 「지연성 운동이상증」(tardive dyskinesia: TD), (2) 항파킨슨병 약물(레보도파, D_2 수용체 자극제 등) 투여 중에 발현되는 일반적인 운동이상증이다.

주 증상으로 (1)의 TD에서는 구강·안면의 불수의 운동이 많이 나타나는데, (2)에서는 정좌불능증, 근긴장이상증, 무도운동 등에 의한 체간, 사지의 증상이 출현하는 것이 특징 이다. (2)는 항파킨슨병 약믈 전반에 걸쳐 발병할 우려가 있지만, 특히 레보도파 치료에 의해 발병하는 레보도파 유발성 운동이상증(levodopa-induced dyskinesia : LID)에서 가장 많이 나타난다. 본 SECTION에서는 TD와 LID에 대해 설명한다.

운동이상증의 발병 기전

추체외로계는 4개의 신경핵으로 이루어진 대뇌기저핵과 대뇌피질과의 신경회로이며, 대뇌기저핵에는 초직접경로, 직접경로, 간접경로의 신경전달회로가 있다.

선조체의 도파민 D_1수용체는 직접경로(운동 유발), D_2 수용체는 간접경로(운동 억제)에 필수적이다.

도파민은 'D₁ 수용체의 활성화(운동 유발)'와 'D_2 수용체의 억제(운동유발)'에 작용하고 있지만 (도파민 친화성 D_2>D_1), DIP에서는 과도한 D_2 차단에 의해 직접경로와 간접경로의 협조성이 무너지는 것 외에 'D_2 수용체의 억제(운동유발)'에 작용하는 도파민의 작용이 차단되어 있기 때문에 운동과소가 된다.

약물성 운동이상증은 항정신병제(D_2 수용체 차단제)와 항파킨슨병 약물(D_2 수용체 자극제)과 완전히 상반되는 도파민 작용을 갖는 약물에서 발생하지만, 이는 직접적인 D_2차단에 기인하는 것이 아니라 도파민 작용의 항진으로 인해 '직접경로(운동유발의 항진)'과 '간접경로(운동억제)의 억제'가 일어나 운동과다가 되기 때문이라고 여겨진다.

즉, TD에서는 장기간에 걸친 만성적인 D_2차단(항정신병제)의 결과 D2수용

표 2 지연성 운동이상증(TD)과 레보도파 유발성 운동이상증(LID)의 특성[1~3] (괄호는 주요 상품명, 이하 동일)

	항정신병제의 장기 투여로 인한 지연성 운동이상증(TD)	**레보도파 투여에 의한 운동이상증(LID)**
주요 증상	• 혀 내밀기, 얼굴 찡그리기, 입술 오므리기, 혀를 치는 등의 목적 없는반복과 관련된 불수의운동. 입술~안면에 많다(90% 이상이 혀~입 주위). • 정동적인 흥분과 스트레스로 증상이 증강 • 증상 부위를 수의적으로 움직이면 나아지고 수면 중에는 사라진다.	• TD와 달리 안면 이외에 몸, 사지에 서 나타난다. 주로 손발 등이 빠르게 움직이는 무도병 증상, 지속적으로 어랜 시간 같은 위치에서 근육이 긴장하는 근긴장이상증 증상을 동반한다. • LID 분류 ▶peak dose dyskinesia; 가장 많이 보이는 LID, 주로 무도병 증상을 나타낸다(도파민 과잉 상태). ▶off dystonia(dyskinesia); 주로 근긴장이상증 증상(레보도파의 효과가 떨어졌을 때 발생). ▶diphasic dyskinesia; 무도병 증상(약효 상승기), 근긴장이상증 증상(약효 하강기)이 임상 2상에서 출현.
발병 기전	주로 D_2 수용체의 감수성 항진. 직접 경로 항진(운동유발 증강), 간접경로 억제(운동유발)	주로 시냅스 간극에서 도파민 농도의 상승. 직접경로 항진(운동유발 증강), 간접경로 억제(운동 유발)
발병 기간, 빈도	항정신병제의 투여 개시로부터 3개월 이후로 발병 빈도는 복용 기간에 비례하여 증가. 5년 후, 10년 후에 발병할 수도 있다.	도파민 관련 약을 복용하기 시작해 반년부터 4년 정도 발병하는 경우가 많다. 레보도파 유발성 운동이상증(peak dose dyskinesia, diphasic dyskinesia)은 치료 개시로부터 4~6년에 36%가 발병한다고 보고된다.
치료	• 크로나제팜(랜드센, 리보토리JL)*1 • 은행나무잎*1 • 아만타딘염산염(신메트렐)*1 • VMAT2 억제제*2(테트라베나진[콜레아진; 무도병에 적응 있음]}*1 • 일본 미발매; 바르베나진*1, 듀트라베나진*1 • 기타(유효성은 확립되어 있지 않음); GABA 작용제, 항간질제(레바티라세탐[이케프라], 가바펜틴[가바펜], 도네페질[아리셉트], 비타민 B_6, 멜라토닌, Ca길항제 등	• peak dose dyskinesia 1) 레보도파의 총량 감량 2) 병용약물(이스트라디페린[뉴리아스트], MAO-B 억제제, 엔타카폰[콤탄] 등)의 감량, 중지 3) 레보도파 감량 및 도파민 자극제병용 4) 아만타딘 투여*3 5) 외과적 치료(DBS; 시상하부자극술, 담창구자극술) • off dystonia(dyskinesia), diphasic dyskinesia*4 지속적으로 도파민을 자극하는 도파민 자극서방제(카베르고린[카바사르] 등)나 이스트라디페린의 병용, 추가 등

1) Neurol Ther.2018;7:233-48.
2) 오늘의 임상 서포트 「지연성 운동 이상증」 (https://clinicalsup.jp/contentlist/823.html)
3) 일본신경학회 「파킨슨병 진료 가이드라인 2018」

*1 미국 신경학회(AAN) TD 치료 가이드라인 권장에서는 TD 치료 수준 권장 A; 바르베나진, 듀트라베나진, B; 크로나제팜, 은행나무, C; 아만타틴, 테트라베나딘

*2 VMAT(소포 모노아미노트랜스포터)2 억제제; VMAT2는 신경 말단에 존재하고 도파민 등의 신경전달물질의 시냅스전 소포로의 흡수를 줄이고 불수의운동의 발생과 관련된 도파민 신경계의 기능을 정상화시킨다.

*3 아만타딘은 일본에서 300mg/일이 상한이다. 또한 항이상운동증 효과는 8개월 정도부터 감소한다는 보고가 있다. 고용량은 환각 등의 부작용에 주의해야 한다.

*4 diphasic dyskinesia에 대한 약물치료에 효과적인 증거가 아직 없다. 지속적인 도파민 자극의 개념을 기반으로 다루는 것이 일반적이다.

체의 감수성이 과민해지기 때문에 도파민 작용이 항진되어 발병한다.

또한 TD의 발병 기전으로서 D_2 수용체 감수성의 항진 외에 GABA 작용성 뉴런, 콜린 작용성 뉴런의 변성, 항히스타민 작용, 산화 스트레스 및 유전적 요인 등 다양한 요인도 관련될 가능성이 나타나고 있다.[1)]

또한, LID는 레보도파(도파민 전구체)의 투여에 의해 도파민이 과잉되어 발병한다.
파킨슨병에서는 도파민 신경의 퇴행성 감소로 인해 그 역할을 세로토닌 신경이 주로 대신하고 있지만, 세로토닌 신경은 도파민 농도를 조절하지 못한다. 따라서 레보도파의 투여로 시냅스 간극에서의 도파민량이 과잉이 되어 LID가 발병한다.

지연성 운동이상증(TD)

항정신병제를 투여 중인 환자의 약 30%에서 TD가 발병하는 것으로 나타났다.[2)]
발병하는 경우 항정신병제 투여 후 3개월째부터 나타나며, 5년 후, 10년 후의 발병하는 경우도 있어 투여 기간에 비례하여 발병 빈도가 증가한다.

위험 요인은 노화, 성별(여성), 당뇨병, 기분장애, 기질 뇌질환의 합병을 포함한다. 또한 상호작용에서는 항정신병제(D_2 수용체 차단제)의 다제 병용에 의한 총 투여량의 증대 등을 생각할 수 있다.

TD의 주의할 점은 투여 후 수개월 후에 조금씩 나타나기 때문에 발병을 깨닫기 어렵고, 또한 난치성이며 원인 약물을 중지해도 치유되지 않는 경우가 있어 조기 발견 및 조기 대응이 매우 중요하다.

레보도파 유발 운동이상증(LID)

레보도파와 같은 항파킨슨병 약물 투여에 의한 운동이상증에는 카시디아, 근긴장이상운동, 무도운동, 밸리즘, 상동운동(stereotyped movement), 간대성 근경련증, 진전 등의 불수의 운동이 있어 이러한 움직임이 섞여 시간에 따라 변화하여 나타나기도 한다.

레보도파 치료 개시로부터 반년 후에 LID가 발병하는 환자가 보이고, 4~6년 후에는 36%에 이른다는 보고가 있다.

젊은 나이, 여성은 위험 인자로 알려져 있으며 젊은이의 항파킨슨병 약물에는 D_2 수용체 자극제(도파민 작용제)가 제1선택지이다. 또한 LID 발병시의 주요 대책은 레보도파의 감량, 중지, 변경 등이지만, 최선책은 LID 발병을 가능한 예방하는 것이며 이를 위해서는 레보도파 사용 개시 시기를 가능한 한 지연시킬 필요가 있다.

LID는 약효, 증상발현, 투약시간의 관계에서 아래에 나타내는 ①~③의 패턴으로 나누어져 있는데 ①의 발병빈도가 가장 높다.

① 피크 도즈 디스키네시아(peak dose dyskinesia) : 약이 과잉(레보도파 혈중 농도 과잉) 상태이며 주로 무도운동 증상을 나타낸다.
② 오프 디스키네시아(off dystonia[dyskinesia]) : 약의 효과가 떨어져 있는 상태(다음 투약으로 회복)이며, 주로 근긴장이상증 증상을 나타낸다.
③ 디파직 디스키네시아(diphasic dyskinesia) : 효과의 시작과 끝에 나타난다.(무도병 증상, 근긴장이상증 증상).

특히 레보도파 배합제(레보도파 · 벤세라지드염산염[상품명 마드파,이시드펄, 네오도파졸], 레보도파 · 카르비도파 수화물[네오도파스톤, 메네싯] 등의 배합약)은 비가역적으로 LID를 발병한다는 보고가 있다.

이것은 벤세라지드, 카르비도파에 의한 항히스타민 작용이 관여하는 것으로 생각되고 있다.

즉, 양제는 비타민 B_6과 비가역적으로 결합하여 B_6을 조효소로 하는 효소의 억제제이며, 이 억제 작용에 의해 말초에서 레보도파로부터 도파민의 변환(도파탈탄산효소)을 저해하고 레보도파의 중추로의 이행을 촉진한다.

그러나, 히스티딘에서 히스타민을 생산하는 효소도 저해하는 결과 강력한 항히스타민 작용을 나타내는 것으로 알려져 있다.

장기간에 걸친 항히스타민 작용은 비가역적인 운동이상증을 유발하는 것으로 보고되고 있으며, 이는 레보도파 배합제에 의한 비가역적 LID의 메커니즘으로 여겨진다. 따라서, 벤세라지드, 카르비도파 배합제를 복용할 때는 비타민 B_6의 보충이 중요하다.

상호작용 (표 3)

【TD 유발에 관여하는 상호작용】 (표 3, (1))

TD의 발병에는 장기간에 걸친 선조체의 D_2 차단이 주요한 것으로 생각되어 DIP 유발의 상호작용과 마찬가지로(SECTION 8), D_2 수용체 차단 작용을 가지는 약물의 병용에 의한 협동 작용에 주의가 필요하다.

정형 항정신병제는 비정형약에 비해 D_2 차단작용이 강하고 추체외로 증상을 일으키기 쉽기 때문에 병용에 주의가 필요하다. 특히 조현병에 대하여 2종류 이상의 항정신병제를 장기간에 걸쳐 다제 병용하여 그렇다면 TD 유발 가능성이 높아 조기 발견과 조기 대응이 중요하다.

즉, 항정신병제의 적정 투여량을 나타내는 지표인 클로르프로마진(CP) 환산치(SECTION 8)가 1000mg/일 이상의 환자에서 TD가 의심되었을 경우, 의심약을 특정하여 감량, 중지, 처방의에게 변경 등을 제안해야 한다(증례 1).

또한 D_2 수용체 차단 작용이 있는 약물(진토제[메토클로프라미드〈프린페란 외〉, 돈페리돈 〈나우젤린 외〉], 탄도스피론구연산염[세디르 외]), D2 작용을 저해할 가능성이 있는 약물(삼 환계 항우울제 등), D2 수용체의 정보전달을 저해하는 약물(탄산리튬[리머스등]) 등과 항정신병제를 장기간 병용했을 경우에도 TD의 유발에 유의해야 한다.

그 외에 도파민의 기능을 높이는 항콜린제에 의해서도 TD 발병 가능성이 높아지는 것에도 주의가 필요하다.

D_2 수용체 차단제는 일시적으로 TD 증상을 감추는 경우가 있거나, 항정신병제의 감량(증례 1), 중지, 변경 등에 의해 증상이 악화될 수 있다.

TD 치료제로는 은행나무 잎, 클로나제팜(리보트릴, 랜드센;GABA 작용제), 아만타딘염산염(신메트렐 등) 등이 권장된다.

【LID가 관여하는 상호작용】(표 3, (2))

항파킨슨병 약물끼리의 병용에 의한 운동이상증에도 주의가 필요하지만, 특히 레보도파와 기타 항파킨슨병 약물, 즉 D_2 수용체 자극제(도파민 작용제), 중추성 항콜린제, 비도파민계 항파킨슨병 약물(이스트라데필린[노리아스트:

표 3 지연성 운동이상증(TD)과 레보도파 유발성 운동이상증(LID)의 유도에 관여하는 것으로 생각되는 주요 상호작용

약물 A	약물 B	발생 가능한 사건, 비고
(1) 만성 D_2 수용체 차단 작용의 협동에 의한 TD 유도(SECTION 8 참조)		
D_2 수용체 차단제(항정신병제)	**D_2 수용체 차단제(항정신병제)** ◎**정형약**/페노티아진계 약물, 벤자미드계 약물, 부티로페논계 약물, 피모지드(오랩) 등 ◎**비정형약**/리스페리돈(리스바달), 올란자핀(디플렉사), 아리피프라졸(에빌리파이), 브로난세린(로나센), 플렉스피프라졸(렉살티), 페로스비론염산염수화물(롤란), 아세나핀말레산염(시크레스트), 파리베리돈(인베가) 등	•만성 장기 투여시 추체외로계 장애(TD 등)의 유도 가능성 있음. •운동이상증 증상에 대해 D_2 수용체 차단 작용을 갖는 약물의 추가는 일시적으로 증상을 감출 가능성 있음. •처방 변경, 감량시 일시적으로 증상의 악화 위험이 있음.
	D_2 수용체 차단 작용이 있는 약물 ; 처방 변경, 감량시 일시적으로 증상의 악화 위험이 있음	
	D_2 작용을 억제 할 수 있는 약물(**$5\text{-}HT_{2A}$ 작동에 의한 도파민 유리 등**); 삼환계 항우울제(아모키사핀[아목산]) 등	
	D_2 수용체의 정보 전달을 억제하는 약물; 탄산 리튬[리머스 외] 등	할로페리돌[세레네스]에서는 중증의 추체외로 증상, 지속성 운동이상증, 비가역적인 뇌장애 등의 보고가 있음.
	중추성 항콜린제; 비페리덴염산염(아키네톤), 트리헥시페니딜염산염(아텐), 피로헤부틴염산염(트리몰), 프로페나민염산염(파킨), 마자티콜염산염수화물(펜토나) **항콜린제**; 프로피베린염산염(밥포) 등	파킨슨 증후군에 적응되는 중추성 항콜린제는 보통 TD를 경감하지 않으며, 경우에 따라서는 악화될 수 있다. 프로비페린에서도 운동이상증의 보고가 있음.

표 3 계속

약물 A	약물 B	발생 가능한 사건, 비고
(2) 도파민 작용의 협동에 의한 LID 유발		
레보도파(도파졸, 도바스톤 외; 도파민 전구체) **레보도파 제형;** ◎ **도파 탈탄산효소 억제제**[2]; 벤세라지드염산염 배합제(마도바, 이시도바, 네오도파졸), 칼비도파 배합제(네오도파스톤, 메네싯, 듀오도바) ◎ **칼비도파+COMT 억제제 배합제(스타레포)**	**항파킨슨병 약물;** ◎ D_2수용체 자극제(로티고틴[뉴프로], 펠고리도메실산염[퍼맥스 외; $D_{1,2}$ 수용체 자극제, 로피닐롤염산염[레킵 외], 프로미펙솔염산염수화물[비시플롤, 미라벡스 외], 탈리펙솔염산염[도민], 브로모크립틴메실산염[파로델 외], 카벨고린[카바사르 외]) 등 ◎ 중추성 항콜린제(비페리덴염산염[아키네톤 등] 등) ◎ 비도파민계 약물(이스트라데필린[뉴리아스트; 아데노신 A_{2A} 수용체 길항제) **MAO-B 억제제**(세레길린염산염[에프피 외], 사길린메실산염[아지렉트], 조니사미드[엑세그란, 트렐리프 외] **노르 아드레날린 전구물질**(드록시도바[도프스 외) **말초 COMT 억제제**(엔타카폰[콤탄 등])	• 운동이상증, 환각, 망상과 같은 정신 신경계 부작용이 항상될 수 있음. • 레보도파 이외의 항파킨슨병 약물끼리의 병용에도 주의해야 함. • D_2수용체 자극제(도파민 작용제)의 운동이상증 발병 빈도는 로티고틴이 7.5%, 페르고리드, 로비닐롤이 5 % 이상, 카베르골린이 1% 미만, 브로모크립틴, 플라미펙솔, 탈리펙솔은 0.1~0.5%미만.(첨부 문서) • 조니사미드[3], 이스트라데필린[4], MAO-B 억제제, COMT 억제제는 LID를 악화시킨다는 보고가 있음.
	시냅스 간극의 도파민 농도를 증가시키는 약물; SSRI[5,6], SNRI(듀록세틴염산염[사인 발타])[5], **삼환계항우울제**(아목사핀 [아목산] 등)[5]	LID의 악화 가능성
	항콜린제(프로피베린염산염[밥포외] 등)	

1) MDSJ.2014;7:4-5.
2) Clin Pharmacol.2014;14:189-94.
3) Neurochem Int.2019;124:171-80.
4) Neuropsychiatr Dis Treat.2013;9:1605-17.
5) Front Neurosci.2016;15:575.
6) Eur J Neurosci. 2012;36:2839-48.

간접경로〈운동 억제〉항진 억제]; 증례2 등), 또 MAO-B 억제제, 말초 COMT 억제제(엔타카폰 [캄탄 외]) 등의 병용 시에도 LID 발병 가능성이 높아진다.

이미 레보도파 투여시 시냅스 간극의 도파민 농도가 상승하는 것을 설명하였으나, 이 시냅스 간극의 도파민은 세로토닌 트랜스포터나 노르아드레날린 트랜스포터에서도 흡수되는 것으로 알려져 있다.

즉, 이들 트랜스포터를 억제하는 선택적 세로토닌 재흡수 억제제(SSRI), 삼환계 항우울제, 세로토닌 노르아드레날린 재흡수 억제제(SNRI) 등도 레보도파와 협동하여 시냅스 간극의 도파민 농도를 상승시킬 가능성이 있어 병용에 주의하는 것이 좋다. 그 외에 항콜린제도 LID를 악화시킬 우려가 있다.

조기에 LID를 발견하는 것이 가장 중요한데, 이 경우에 대책으로 피크 도즈 이상운동증(peak dose dyskinesia)에서는 ① 레보도파 투여량의 감량(1회 복용량을 감량하고, 투여 횟수를 늘린다), ② 레보도파의 작용을 증강하는 병용약물의 감량 및 중지, ③ 레보도파를 감량하여 D_2 자극제를 병용, ④ 아만타딘 투여, ⑤ 외과적 처치(DBS; 시상하부 자극술, 담창구 자극술)이 차례로 권장된다.

그 외의 패턴에서는 효과 시간이 긴 도파민 자극제(카베르고린[카바사르 외] 등), 비도파민계 약물(이스트라디페린)의 병용, 추가 등이 시도된다(표2 참조).

참고자료

1) Ochsner J. 2017;17:162-74.
2) 후생노동성 "중증 부작용 질환별 대응 매뉴얼 운동장애"

SECTION 10

정좌불능증

자살시도에 이르는 약물성 아카시디아에 주의하자

약물성 추체외로 증상의 아카시디아는 정좌불능증이라고도 불리며「가만히 있지 못하고 돌아다니는」증상이 나타난다. 매우 강한 고통을 동반하기 때문에 자살시도에 이를 우려가 있다. 특히, 항정신병제 간 병용이나 SSRI와의 병용 등에 주의가 필요하다.

증례 1: 30대 남성, A씨

처방전

(1) 【일반】 리스페리돈정 1mg 1회 1정(1일 2정)
【일반】 발프로산Na서방정 200mg 1회 1정(1일 2정)
1일 2회 아침 저녁 식사 후 21일분

(2) 【일반】 리스페리돈정 2mg 1회 1정(1일 2정)
1일 2회 점심 식사 후 취침 전 21일분

(3) 【일반】 올란자핀정 2.5mg 1회 1정(1일 1정)
베르소무라정20mg 1회 1정(1일 1정)
1일 1회 취침 전 21일분

처방 배경

A씨는 항정신병제인 리스페리돈(상품명 리스파다르 외)(4mg/일), 올란자핀(디플렉사 등)(2.5mg/일), 또한 발프로산나트륨(데파켄, 세레니카 등 기분안정제), 스볼렉산트(베르소무라); 수면제)를 복용 중이었다.

그러나 이번에 야간 흥분 증상이 악화되어 리스페리돈 2mg이 취침 전에 추가돼 6mg/일이 되었다.

복약지도 포인트

올란자핀과 리스페리돈의 병용은 정좌불능증의 이환율을 높일 수 있으며 발프로산이 정좌불능증의 발병을 조장할 우려가 있었지만, 추체외로 증상은 보이지 않았다.

그러나 이번에 리스페리돈의 증량에 의해 추체외로 증상의 발생 가능성이 더욱 높아졌다고 생각한 약사는 A씨와 가족에게 증량에 의해 추체외로 증상에 의한 이상운동이 나타나기 쉬워지기 때문에 지금까지와 마찬가지로 조심할 것을 당부했다.

14일 후 가족으로부터 「흥분과 초조가 심해져 안절부절 못하고 돌아다닌다」라는 연락이 왔다. 정좌불능증의 가능성이 있다고 판단하여 처방의에게 연락해 리스페리돈 감량을 제안했다.

그 후 리스페리돈은 5mg/일로 감량되었고 환자의 증상 또한 감소했다.

증례 2: 40대 남성, B씨

처방전

루란정 8mg 1회 1정(1일 1정)
【일반】 파록세틴정 20mg 1회 2정(1일 2정)
리보트릴정 1mg 1회 1정(1일 1정)
【일반】 비페리덴염산염정 1mg 1회 1정(1일 1정)
1일 1정 저녁 식사 후 28일분

처방 배경

B씨는 파록세틴염산염수화물(파크실 등 SSRI)과 페로스피론염산염수화물(루란; 8mg/일 항정신병제)을 병용하던 중에 정좌불능증의 증상(가만히 있지 않고, 제자리걸음)가 나타나 그 치료제로서 클로나제팜(리보트릴 BZ계약; 적응 없음), 비페리덴염산염(아키네톤 외; 항콜린제 적응 있음)도 복용 중이었다.

복약지도 포인트

파록세틴과 페로스피론의 상호작용에 의해 정좌불능증이 나타났다고 생각된다. 치료제를 복용하고 있음에도 불구하고 4개월 전부터 일상생활에 지장이 없는 경미한 정좌불능증이 나타나 증상 악화에 주의하며 B씨를 관찰하고 있었지만, 이번에 평소보다 악화되었다는 인상을 받았다.

그래서 약사가 증상을 자세하게 물었을 때 B씨는 일상생활에 지장이 있어 불안하고 고통을 받고 있는 것으로 드러났다. 그 즉시 담당의에게 연락하여 페로스피론의 감량을 제안했다.

그 후, 페로스피론은 4mg/일까지 감량한 결과로 정좌불능증 증상은 감소하여 일상생활에 지장을 주지 않는 정도가 되었고 정신적으로도 개선되었다.

소개

항정신병제 등에 의한 약물성 추체외로 증상으로는 약물성 파킨슨 증후군(SECTION 8), 운동이상증(SECTION 9), 정좌불능증, 근긴장이상증(SECTION 11) 등이 있다. 본 SECTION에서는 다른 추체외로 증상과 달리 자살시도를 동반하는 약물성 정좌불능증의 발병기전, 상호작용 등에 대해 설명한다.

정좌불능증 분류

약물성 정좌불능증은 원인 약물의 투여 개시시 또는 증량 후 6주 이내에 발병하는 급성 정좌불능증과 투여 후 3개월 이상 지나고 나서 발병하는 지연성 정좌불능증으로 구분된다(표 1). 또한 증상이 3개월 이상 지속된 경우에는 만성 정좌불능증이라고 불린다. 이 밖에 지연성 정좌불능증의 병태와 같은 이탈성 정좌불능증이 있다.

발병 빈도가 가장 높은 급성 정좌불능증은 원인 약물 투여 시작후 3일에서 2주 이내에 발생한다.

한편, 지연성 정좌불능증은 급성보다 치료법이 확립되어 있지 않기 때문에 예방과 조기 발견이 중요하다.

표 1 아카시디아의 종류

급성	① 원인 약물의 투여 개시 후 또는 증량 후 6주 이내에 발병 ② 추체외로 증상의 예방 목적으로 병용되었던 항콜린제의 감량 또는 중지 후 6주 이내에 발병
지연성	원인 약물을 3개월 이상 투여함으로써 발병
이탈성	원인 약물이 3개월 이상 투여되고 그 중단에 의해 6주 이내에 발병
만성	증상이 3개월 이상 지속되는 경우

정좌불능증 증상

급성 정좌불능증은 움직이지 않고는 있을 수 없는 충동에 가만히 앉아 있거나 같은 자세로 서거나 할 수 없게 되는 상태이다. 즉, 다른 추체외로 증상과 달리「운동 충동」에 더해 강한 내적 불안과 불안, 초조라는「정신 증상」을 가진다고 생각되고 있다.

정신 증상(주관적 증상)

「팔다리와 몸 전체를 끊임없이 움직이고 싶다는 충동감」,「다리 저림」,「몸과 다리의 욱신거림」,「작열감」등 매우 불쾌하고 고통이 되는 내적 불안 증상이 있다. 여기에 강한 불안, 초조가 동반된다.

이 때문에 진단 · 치료가 늦어져 악화되면 자살, 자해행위까지 미칠 우려가 있다. 실제로 정좌불능증과 자살시도에는 유의한 상관성이 인정되고 있다[1). 이러한 정신 증상은 환자 자신이 호소하지 않는 한 간과되는 경우가 많다.

운동 충동(객관적 증상)

고통스러운 내적불안 증상을 줄이기 위해 다양한 운동 항진 상태가 나타난다. 즉,「몸을 흔들다」,「계속 걷는다」,「제자리걸음」,「다리를 꼬았다 푼다」,「서거나 앉거나 한다」,「손의 회내회외(문 손잡이를 돌리는 움직임)를 한다」,「빈둥빈둥 흔든다」등 같은 동작을 반복하지 않고는 있을 수 없게 된다.

이러한 운동은 다른 추체외로 증상과 달리 환자의 의사에 의해 수행되는 수의운동이 주를 이루는 것으로 간주된다.

다른 질환과의 감별

약물성 정좌불능증을 조기에 발견하기 위해서는 비슷한 증상을 유발하는 질병, 즉 (1) 다른 정신 질환, (2) 하지불안 증후군(레스트레스 레그 증후군), (3) 지연성 운동이상증 등과의 감별이 중요하다.

증상에 따라서는 감별이 어렵지만 정좌불능증에 비해 (1)에 의한 정신 증상은 운동으로는 경감되기 어렵고, (2)는 야간 취침 시 졸음과 함께 나타나 입면 곤란을 동반하며, (3)에서는 정신적 고통은 적고 운동은 불수의운동인 점 등의 차이가 있다.

또한, (3)은 지연성 정좌불능증과 함께 나타나기 쉽고, (3)의 전구 증상으로서 정좌불능증이 발병하는 경우도 있다. 양자의 발병 기전에는 도파민(D_2) 수용체 항진이 관여한다고 생각되고 있다(후술 참조).

정좌불능증의 발병 기전

급성 정좌불능증의 발병 기전은 충분히 밝혀지지 않았다. 그러나 대부분은 항정신병제에 의해 유발되기 때문에 도파민(D_2) 차단 작용이 관여한다고 생각되고 있다. 또한 정신 증상이 나타나기 때문에 그 발병 기전은 흑질선조체와 관련된 다른 추체외로 증상과 달리 중뇌 변연·피질계의 D_2 차단 작용이 원인중 하나로 여겨진다.

세로토닌(5-HT) 신경계의 기능 항진은 중뇌 변연 피질계의 D_2 차단에 작용하여 정좌불능증을 유발하는 것으로 생각된다.

그 밖의 원인으로 아드레날린, 아세틸콜린 등의 신경계의 기능 항진이나 GABA 기능 저하가 추측되고 있으며, 혈청 철수치의 저하, 당뇨병 등도 촉진 인자로 생각되고 있다.

즉, 5-HT 억제(5-HT_{2A} 차단)작용제(밀타자핀[상품명 리플렉스, 레메론 등][2], 트라조돈염산염[디지렐, 레슬린 외][3], 미안세린염산염[테트라미드]), β 차단제(프로플라노롤염산염[인더럴 외], 항콜린제(보험 적용 있음), 벤조디아제핀(BZP)계 약물(GABA 자극 작용; 클로나제팜[랜드센, 리보트릴], 디아제팜[셀신, 호리존등]) 등이 정좌불능증의 치료에 유효하다는 보고가 있다[4].

그러나 이들은 소규모 시험의 결과이거나 부작용을 감안할 필요가 있다는 지적이 있으며, 무효라는 보고도 있다.

또한 일본에서는 적응 외 사용이 될 수 있기 때문에 치료제로서의 사용은 바람직하지 않다는 견해도 있다[5].

한편, 지연성 및 이탈성 정좌불능증의 발병 기전은 지연성 운동이상증의 발병 기전과 유사하며 항정신병제의 장기 투여나 약물 중단에 의해 시냅스 후 D_2

수용체의 감수성이 항진되는것으로 추측된다[6].

정좌불능증을 유발하는 약물 (표 2)

항정신병제

정좌불능증의 발병 빈도는 항정신병제의 용량에 따라 증가한다. 정형 항정신병제(FGA)의 경우 20~40%, 비정형 항정신병제(SGA)의 경우 페로스피론염산염수화물(루란 외), 리스페리돈(리스파다르 등), 올란자핀(디플렉사 등), 아리피프라졸(에빌리파이파이 외), 쿠에티아핀푸마르산염(비프레소, 셀로켈 등)의 순서로, 40%, 22.9%, 17.6%, 8.9%, 5.2%로 보고[7]가 있다.

또한 급성 정좌불능증의 발병 빈도는 FGA에서는 25%, SGA에서는 18.5%라는 보고도 있지만, FGA와 SGA 양쪽에는 유의한 차이가 없다는 보고[7]도 있다.

일반적으로 항정신병제에 의한 정자불능증의 발병 위험은 SGA와 비교하여 FGA에서 높고, 저역가에 비해 고역가에서 높다고 한다(표 2). 그러나 루라시돈(라투다)은 SGA이지만 오즈비(ROR : 발병 빈도)가 3.93으로 높고 FGA의 할로페리돌과 동등하기 때문에 주의가 필요하다.

정좌불능증의 치료법으로서 고용량,고역가의 FGA에 의해 발병한 경우 먼저 FGA의 감량 또는 SGA로 전환이 권장된다. 그러나 SGA로의 전환이 어떤 이유로 인해 어려운 경우 저역가 FGA로 변경하는 것이 좋다.

팔리페리돈(인베가; 리스페리돈 대사 산물), 올란자핀은 고역가임에도 불구하고 정좌불능증의 발병률은 낮다. 기전은 알 수 없지만 팔리페리돈은 리스페리돈과 비교하여 정좌불능증의 발병률이 3분의 1로 감소하고, 올란자핀은 아리피프라졸, 리스페리돈에 비해 급성 정좌불능증의 발병률이 감소하는 것으로 나타났다. 올란자핀에 의한 진정 효과가 정좌불능증을 감췄다고 추측되고 있지만, 저역가의 쿠에티아핀과 마찬가지로 정좌불능증이 발생했을 경우의 대체제로 올란자핀이 추천된다[4].

또한, 크로자핀(크로자릴)은 추체외로 증상의 발병 위험이 낮기 때문에 다른 항정신병제가 추체외로 증상 등으로 인해 충분히 증량할 수 없고, 충분한 치

표 2 정좌불능증을 유발할 수 있는 약물[*1] (괄호는 주요 상품이름, 이하 동일)

(1) 항정신병제: 정좌불능증의 발생 위험 (FGA〉SGA)	
높음 ← 위험 → 낮음	• **FGA(고역가[*2])**: 할로페리돌(셀레네스;3.96[*3]), 페르페나진(트릴라폰, 피제트시), 티미페론(트로페론), 네모나프리드(에미레이스), 피모지드(올랩; 9.43), 브롬페리돌(임브로멘), 풀페나딘말레인산염(플루메딘; 12.16), 스피페론(스피로피탄)
	• **FGA(저역가)**: 클로르프로마진염산염(윈타민, 콘토민; 2.58), 레보메프로마진말레산염(히르나민, 레보토민), 술토프리드염산염(바르네틸), 조테핀(로드핀), 피판페론염트; 화물(클로펙톤), 모사프라민염산염(클레민), 옥시퍼틴(홀리트), 프로클로르페라진말레산염(노바민), 비판페론염산염(프로피탄), 프로페리시아진(뉴렙틸), 설피리드(도그마틸, 미라돌 아빌리트)
	• **SGA(고역가)**: 브로난세린[*4](로나센) 아리피프라졸[*5](에빌리파이; 1.95), 리스페리돈[*6](리스파다르; 2.73), 페로스피론염산염수화물[*7](루란), 아세나핀말레산염[*8](시크레스트; 2.38), 루라시돈(라투다; 3.93), <u>팔리페리돈(인베가)</u>, <u>올란자핀(디플렉사)</u>
	• **SGA(저역가)**: 쿠에티아핀푸마르산염(비프레소, 셀로켈), 쿠에티아핀푸마르산염서방 정(비브레서), 클로자핀(크로자릴)
	• **SGA(역가 불명)**: 브렉스피프라졸[*9] (렉서티)
(2) 기타	
	• **D_2 차단 작용이 있는 약물**: 진토제(이토프리드염산염[가나톤], 메토클로프라미드[프린페란], 프로클로르페라진메실산염[노바민], 돈페리돈[나우젤린]), 탄도스피론구연산염(세딜; 약한 D_2 차단 작용, 5-HT_{1A} 부분작용제), 테트라베나진(콜레아진; 도파민 고갈제)
	• **D_2 수용체의 정보전달을 저해하는 약물**: 발프로산나트륨(데파켄, 셀레니카 R)
	• **콜린 작용제**: 콜린 에스테라아제 억제제(도네페질염산염 [아리셉트], 이토프리드염산염 [가나톤])
	• **D_2 작용을 저해할 가능성이 있는 약물 (5-HT_{2A} 작용제 등)**: SSRI, SNRI, NaSSA, 삼 · 사환계 항우울제, 도파민 고갈제(레세르핀[아보프론]), 메틸도파(알도메트, 메틸 도파, 유브레스 도파; 벅 약물), 트라조돈염산염(디지렐, 레슬린), 옥사토미드(셀텍트; 항알레르기제)
	• **기전 불명 약물**: 항암제(이포스마미드[주사용이포마이드], 카페시타빈[제로다], 테가푸르-우라실[유에프티], 플루오로우라실[5-FU], 소화제[온단세트론염산염수화물[조프란], 모사프리덕염산염수화물[가스모틴], 라니티딘염산염[잔탁], 파모티딘[가스터]), 강압제(매니디핀염산염[카르슬롯], 지르티아젬염산염[헤르베사]), 셀레길린염산염(에프피; 항파킨슨병 약물), 펜타닐구연산염(펜토스테이프), 인터페론 제제

*1 첨부문서 및 「중증 부작용 질환별 대응 매뉴얼」(후생 노동성)에 근거하여 작성

*2 • 항정신병제의 역가는 아래 사이트 참조(지역정신보건복지사업단) (http://www.comhbo.net/?page_id=8481)
• 고역가는 클로르프로마진(CP) 등가환산치가 10mg 미만, 저역가에서는 10mg 이상의 항정신병제를 가리킨다.
상기 사이트에 기재되지 않은 약물에서는 아세나핀은 CP 환산값이 올란자핀과 동등하기 때문에 고역가, 클로자릴은 통상 투여량이 100mg 이상이기 때문에 저역가로 했다(정신경지 2012; 114: 696-701).
또한, 브렉스피프라졸은 복용량이 1~2mg이기 때문에 고역가라고 생각되지만, CP 환산치가 불명하기 때문에 역가 불명으로 했다.
• 밑줄은 SGA(고역가) 중에서도 정좌불능증의 발생 위험이 낮다고 생각되는 약물

*3 약물(상품명)에 기재된 숫자는 아카시디아의 오즈비(ROR; 발병 빈도) (Lancet.2019;394:939-51.)

*4 리스페리돈, 파리베리돈과 비교하여 정좌불능증으로 인해 중단에 이르는 비율이 높다(Pharmacopsychiatry.2019:52:52-62.)

*5 아리피프라졸에서 정좌불능증 발생은 투여량이 15mg/일에서 가장 높게 나타났으며, 투여량을 증량하면 경감 (Schizophrenia Research. 2003; 61123-6. 임상정신약리2013;16:15343.)

*6 리스페리돈은 고용량 투여나 급격한 증량 투여로 정좌불능증의 발병 위험이 높아진다(Psychopharmacology. https://doi.org/10.1007/s00213-018-5101-7.)

*7 아리피프라졸과 비교하여 정좌불능증 발생에 유의미한 차이 없음(Prog Neuropsychopharmacol Biol Psychiatry.2013; 40:110-4.)

*8 올란자핀에 비해 유의하게 정좌불능증 발생 위험이 높다(Cuurent Neuropharmacology. 2015;13:681-91.)

*9 위약과 비교하여 유의하게 정좌불능증 발병 위험이 높다(CNS Drug.:549-66.)

료 효과를 얻을 수 없는 경우에 사용된다.

기타 약물

D_2차단 작용이 있는 약물(진토제 등), D_2 수용체의 정보 전달을 저해하는 약물(밸브로산나트륨 등), 콜린 작용제(도네페질염산염[아리셉트 외] 등), D_2 작용을 저해할 가능성이 있는 약물(5-HT2A 작용제 등; SSRI[선택적 세로토닌 재흡수 억제제] 등), 발병 기전 불명 약물(항암제 등) 등 추체외로 증상을 일으키는 수많은 약물에서도 정좌불능증의 발현이 보고되고 있다(SECTION 8).

상호작용 (표 3)

정좌불능증의 발병 위험이 있는 약물의 병용에는 항상 주의할 필요가 있지만, 정좌불능증이 발병할 우려가 가장 높은 상호작용은 2종류 이상의 항정신병제를 다제 병용하는 경우이다.

정좌불능증의 유병률은 단제와 비교하여 복수의 FGA를 병용하고 있는 환자에서는 2배로, 또 SGA를 복수 병용하고 있는 환자에서는 3배로 상승한다는 보고가 있다.

또한, SGA를 복수 병용하고 있는 환자에서는 SGA와 FGA의 병용에 비해 유병률이 2배로 상승한다고 하는 보고도 있어 FGA끼리와 SGA끼리의 병용에는 특히 주의가 필요하다.

고강도의 항정신병제끼리의 병용에도 주의해야 한다. 흥미롭게도, 발병 위험이 낮은 올란자핀에서는 아리피프라졸 또는 리스페리돈과의 병용으로 유병률이 높아진다는 보고가 있다(증례 1).

항정신병제 이외의 약물에서도[표 2(2)], 항정신병제에 의한 정좌불능증 유발을 조장하기 때문에 상호작용에 주의가 필요하다(증례 1; 발프로산).

특히, SSRI에서 단제에서는 아카시디아 발병의 위험이 낮지만, 항정신병제와의 병용시 추체외로 증상(정좌불능증 포함)의 발병 위험이 높아진다(증례 2). 실제로 아미설피리드(SGA; D_2/D_3 차단제; 벤즈아미드계 약물; 일본 미발매)는 SSRI와의 병용으로 인해 높은 빈도로 정좌불능증이 나타난다는 보고가 있다.

표 3 정좌불능증 유발에 관여하는 것으로 생각되는 상호작용

약물 A	약물 B (표 2 참조)	발생할 수 있는 사건, 비고
항정신병제 (D_2 수용체 차단 약물)	D_2 수용체 차단제(항정신병제); FGA(정형), SGA(비정형)	• 정좌불능증의 유발 위험을 서로 높인다. 특히 고역가끼리의 병용에는 주의해야 한다. • 리스페리돈과 FGA, 올란자핀과 리스페리돈, 올란자핀과 아리피프라졸의 병용은 특히 유병률이 높다. • FGA의 다제 병용은 단제보다 정좌불능증의 유병률이 2배 높았다(40.4% vs 21.4%). SGA의 다제 병용은 단제보다 정좌불능증의 유병률이 3배 높았고(34.2% vs 10.9%), FGA-SGA의 병용에 비해 2배 높았다(34.2% vs 14.7%)[1]
	• D_2차단 작용이 있는 약물 • D_2수용체의 정보 전달을 저해하는 약물 • 콜린 작용제 • D_2작용을 저해할 가능성이 있는 약물 • 기전 불명 약물 등	• 항정신병제에 의한 정좌불능증의 발생 위험을 증가시킬 우려가 있다. • D_2차단과 5-HT 작용의 협동으로 정좌불능증 발생의 위험이 높아진다[2]. 특히 SSRI 에서는 주의가 필요하다.

1) Schizophrenia Reseach.2015;169:255-61. 2) J Pschopharmacol.2012;26:887-90.

SECTION 10

반면, SSRI의 플루복사민말레산염(디프로메르, 루복스 등)은 프로난세린(로나센 등)에 의한 아카시디아의 발병을 감소시켰다는 상반된 보고도 있다. 기전은 알 수 없지만 신경전달물질 조절에 관여하는 σ_1(시그마 1)수용체 자극의 관여로 생각되고 있다.

참고자료

1) J Clin Psychopharmacol. 2012;32:694–8.

2) Bio Psychiatry. 2006;59:1071–7.

3) Clin Neuropharmacol. 2010;33:219–22.

4) Maudsley Prescribing Guideline 2015(MGP. 2012.2015)

5) 정신 분열증 약물 치료 지침 (일본 정신 신경 약리 학회. 2015)

6) "내 치료(2017–2018년도판) [63] 아카시디아" (일본의사 신보사. https://www.jmedj.co.jp/premium/treatment/2017/d081002/)

7) 후생노동성 "중증 부작용 질환별 매뉴얼: 아카시디아"

8) Psychopharmacology.2017;234:2563–70.

9) The Canadian Journal of Psychiatry.2018;63:730–9.

SECTION 11

근긴장이상증

사경, 안검경련을 일으키는 약물성 근긴장이상증에 주의하자

약물성 근긴장이상증은은 사경, 안검경련, 서경 등의 특징적인 증상을 보이며 환자의 일상생활 수행능력(ADL)을 현저하게 감소시킨다. 의심약은 항정신병제 뿐만 아니라 다방면에 걸쳐 있기 때문에 적어도 중추신경에 작용하는 약물에는 주의가 필요하다.

증례 1: 20대 여성, A씨
(약물성 근긴장이상증)

처방전

(1) 【일반】 트라조돈염산염정 25mg 1회 1정(1일 1정)
1일 1회 취침 전 14일분

(2) 【일반】 페로스피론염산염정 4mg 1회 1정(1일 1정)
1일 1회 아침 식사 후 14일분

처방 배경

A씨는 불면증 및 조현병 때문에 트라조돈염산염(상품명 디지렐, 레슬린 등)과 페로스피론염산염수화물(루란 등)을 병용한지 1년 6개월이 경과했다.

A씨로부터 최근 본인이 원하지 않게 눈을 깜빡이거나 눈을 치켜뜨는 증상(안검경련)이 주에 2~3회 있어 괴로워한다는 호소가 있었다.

복약지도 포인트

약사는 '약물성 추체외로 증상 평가척도(DIEPSS)' 로 근긴장이상증의 중증도를 평가하여 3(중등도)에 해당한다고 판단하고 D$_2$ 차단 작용을 가지는 트라조돈, 페로스피론의 상호작용에 의해 근긴장이상증이 발병했을 가능성을 의심했다.

처방의에게 DIEPSS 결과를 알리고 의심약의 감량 또는 D$_2$ 수용체의 부분적으로 작용하여 근긴장이상증의 발병빈도가 낮은 아리피프라졸(에빌리파이 등)로의 변경을 제안하였다.

그 결과, 페로스피론에서 아리피플라졸 3mg/일로 변경 되어 1주일 후 안검경련 호소는 없어져 수개월이 지난 지금도 추체외로 증상은 나타나지 않고 있다.

증례 2: 50대 여성, B씨
(약물성 지연성 근긴장이상증, 지연성 운동이상증)

처방전

(1) 【일반】 아리피프라졸정 24mg 1회 1정(1일 1정)
1일 1회 아침 식사 후 14일분

(2) 【일반】 에티졸람정 1mg 1회 1정(1일 1정)
1일 1회 취침 전 14일 분

처방 배경

B씨는 불면증 및 조현병 때문에 에티졸람과 아리피프라졸을 1년 이상 병용하고 있었다.

최근, B씨의 가족으로부터 「턱이 처지고 입이 벌어지거나(구강안면부 근긴장이상증), 입을 오물거리는 행동이 지속적으로 일어나 고통을 느끼고 있다」는 호소가 있었다.

복약지도 포인트

약사가 즉시 DIEPSS로 평가 한 결과, 근긴장이상증은 3(중등도), 운동이상증도 3(중등도)이었다. 아리피프라졸은 비교적 안전하다고 여겨지지만 의심 가능성이 높고 에티졸람과의 상호 작용 여부도 부정할 수 없다.

또한 치료제인 항콜린제는 근긴장이상증을 완화시킬 수 있지만 운동이상증을 악화시키기 때문에 B씨에게는 사용할 수 없다.

따라서 약사는 처방의에게 DIEPSS 결과를 보고하고 의심의 가능성이 높은 아리피프라졸의 감량을 제안했다.

그 결과, 아리피프라졸은 18 mg/일로 감량되었고, 몇 개월이 지난 현재도 근긴장이상증 및 이상운동증의 증상은 계속되지만 경미한 수준으로 떨어져 ADL에 지장이 없을 정도가 되었다.

소개

항정신병제 등에 의한 약물성 추체외로 증상으로는 약물성 파킨슨 증후군(SECTION 8), 운동이상증(SECTION 9), 정좌불능증(SECTION 10), 근긴장이상증 등이 있다. 본 SECTION에서는 약물성 근긴장이상증의 병태, 발병기전, 상호작용 등에 대해 설명한다.

근긴장이상증 정의

근긴장이상증은「반복성과 염전성의 일정한 패턴을 가진 근육 수축에 의해 비정상적인 운동 또는 비정상적인 자세를 초래하는 병태」로 정의된다. 즉, 같은 그룹의 근육이 비정상적으로 긴장하기 때문에 목, 안면(눈, 입 등)이나 손가락 등의 여러 부위나 범위에 반복적인 불수의 운동이 일어나고, 중증으로는 체간(몸통)에까지 미쳐 몸이 뒤틀려 버리는 상태이다.

근긴장이상증로 지능에 문제가 생기거나 시력, 청력 등의 감각기에 장애가 생기는 일은 없고생명에 관련되는 일도 적지만, 안정시에도 발생해서 글씨, 대화, 주행 등에 지장을 초래하기 때문에 환자의 일상생활 수행능력(ADL)은 현저하게 떨어진다.

근긴장이상증 증상(표1)과 특징(표2)

근긴장이상증은 발병 부위에 따라 국소성과 전신성으로 나뉜다. 국소성의 대표적인 증상에는 목이 비틀리는「사경」, 눈꺼풀이 마음대로 닫히는「안검경련」이나 특정의 작업·동작시에 상지의 근긴장이상이 일어나 글자를 쓸 수 없는「서경」,「악기를 연주할 수 없게 된다」, 골프의 퍼트가 칠 수 없게 된는「입스」등이 있다.

또한, 임상적인 특징으로 자신의 손등으로 몸의 일부에 접해 감각 자극을 주면 증상이 가벼워지는「감각 트릭」이나 이른 아침 기상 후 잠시는 증상이 가벼운「이른 아침 효과」, 특정 동작으로 증상이 악화되는「오버플로우」등이 있다.

표 1 근긴장이상증 증상(국소성, 전신성)

1) 국소성 근긴장이상증(성인에서 발병하기 쉽다)
(신체의 한 부위에서 불수의운동이 일어나 심한 통증을 동반할 수 있다)

- 목이 상하 좌우의 어느쪽으로 기울어지거나 비틀리고 마음대로 기울인다(사경)
- 눈 깜빡임이 증가하고 눈이 부시며, 눈꺼풀이 마음대로 닫힌다(안검경련)
- 안구가 솟아오르고 흰자가 드러난다(안구회전 발작, 안구상전 발작)
- 입술, 혀가 앞으로 튀어 나오고 아래턱이 옆 또는 앞으로 어긋나거나 입을 악물고 닫거나 입을 벌린다(구악부 장애)
- 목소리가 나오지 않고 떨림이 있다(경련성 발성장애)
- 글자를 쓸 수 없다(서경), 악기(피아노, 바이올린, 기타 등)를 연주하지 못한다, 골프(퍼트, 스윙)가 불가능해진다(입스) 등의 특정 작업이나 동작을 할 수 없게 된다(직업성 근긴장이상증)

2) 전신성 근긴장이상증(소아에서 발병하기 쉽다)
(손,발에 나타난 불수의운동이 서서히 등, 목 등 전신으로 퍼진다)

- 체간부(몸통)나 흉부가 뒤틀리고 휘어진다
- 팔다리를 펴고 목과 등이 휘어진다(후궁반장)
- 근육의 뒤틀림, 당김(경축)이 있으며 똑바로 서있지 못한다
- 동작을 중단하고 이상한 자세를 취한다

표 2 근긴장이상증의 임상적 특징

1. **비정상적인 자세나 동작의 패턴은 일정하다(상동성; 예를 들면 입의 운동은 폐구, 개구의 반드시 어느 하나, 또한 사경이 오른쪽이 되거나 왼쪽이 되는 일은 없다)**
2. **특정 동작이나 환경에 따라 증상이 출현하기도 하고 악화되기도 한다(동작특이성)**
3. **감각 자극에 의해 일시적으로 증상이 경감되는 경우가 많다(감각 트릭)**
4. **기상후 잠시 증상이 가벼워진다(이른 아침 효과)**
5. **특정 동작 시 증상이 악화된다(오버플러우; 동작시 불필요한 근수축 발생)**
6. **어떠한 계기로(혹은 계기 없이) 갑자기 증상이 악화되거나 가벼워진다(플립플롭)**

이러한 증상은 특징적이어서 근긴장이상증 진단은 어렵지 않다. 그러나 경증의 경우 안검경련은 안구건조증, 사경은은 어깨 결림, 구악부 근긴장이상증은 턱관절염으로 오진이 쉬우며 발견이 지연되는 일도 적지 않아 주의가 필요하다.

약물성 근긴장이상증

근긴장이상증은 원인 불명의 돌발성(1차성)과 원인이 분명한 증후성(2차성)으로 나뉘며, 후자의 원인에는 파킨슨병 뇌경색 등의 질환이나 교통사고 등에 의한 외상 외에 약물의 섭취 또는 감량·중지로 인해 발생하는 「약물성 근긴장이상증」이 있다[1].

약물성에서도 증상은 비약물성 근긴장이상증과 동일하며 발병 시기에 따라 급성 및 지연성 근육이상증으로 나뉜다.
또한, 항정신병제로 인해 발생하는 근긴장이상증은 약물 유발성 이상운동증의 24%를 차지하고, 급성 발병빈도는 5.3~66.7%, 지연성에서는 0.4~21%로 보고가 있다[2].

약물에 의한 급성 및 지연성 근긴장이상증

급성 근긴장이상증은 원인 약물 투여 시작 후 수 시간에서 수일(90%는 5일 이내)에 나타나지만 예외도 있다(증례 1).
시간과 일 단위로 급격히 악화되어 저녁부터 밤에 나타나기 쉽고[3], 체간·경부·구악의 염전을 많이 볼 수 있다(체간은 젊은 연령, 경부는 고령에서 많다).
안구 상전 발작과 근육의 강한 통증이 동반 될 수 있으며, 드물게 인두에서 나타나는 근육긴장이상증은 생명에 영향을 준다.
이러한 부작용은 원인 약물의 중단과 항콜린제의 사용으로 신속하게 개선된다. 위험 요인으로는 젊은 연령, 중증 정신증상 환자, 남성 등이 있다.

반면 지연성 근긴장이상증은 발병까지 복용 기간이 3개월 이상(60세 이상은 1개월)이며, 원인 약물을 중지한 후에도 1개월 이상 지속되는 경우이다.
복용기간이 5년 이내에서의 발병이 약 80%를 차지하며, 한 번 발병하면 월·년 단위로 서서히 악화되어 전신에 미치는 난치성으로 비가역성 부작용이다.

지연성 근육이상증 치료의 첫 번째 선택은 보툴리눔의 국소 주사이며 정위 뇌

수술도 가능하다.

또한, 적응 외이지만 모노아민고갈제(레세르핀[상품명 아포브론], 테트라베나진[콜레아진]), 항콜린제(트리헥시페니딜염산염[아텐 등]), 벤조디아제핀계 약물(디아제팜[셀신, 호리존 외], 크로나제팜[랜도센, 리보트릴], 로라제팜[와이팩스 외] 등이 유효하다고 알려져 있다[1].

근긴장이상증의 발현 기전

추체외로계의 대뇌 기저핵에는 운동유발계의 직접경로(D_1 수용체가 관여)와 운동억제계의 간접경로(D_2 수용체가 관여)가 있다.

근긴장이상증의 발병 기전은 분명하지 않지만, 「직접경로의 활동 항진」, 「간접경로의 활동 저하」, 「주변 억제 장애(의도치 않은 운동이 일어나지 않도록 하는 간접경로의 이상)」으로 추측된다.

또한, 레보도파의 장기 투여에 의해 발생하여 항콜린제가 유효한 것으로 보아 「도파민 아세틸콜린계의 이상」이나 최근에는 「소뇌로부터의 비정상적인 감각 입력」 등도 관여하고 있다고 생각된다[1].

특히, 급성 근긴장이상증의 치료 및 예방에는 항콜린제가 효과적이기 때문에 아세틸콜린 신경의 항진이 관여하는 것으로 보인다.

한편, 지연성 근긴장이상증은 항정신병제 등의 직접적인 D_2 차단에 기인하는 것이 아니라 장기간에 걸친 만성적인 D_2 차단에 의해 D_2 수용체의 감수성이 과민해져 도파민 작용이 항진 하기 때문으로 생각된다. D_1 수용체를 자극하는 약물에서도 구악의 불수의운동이 나타나는 것으로 보아 D_1 수용체도 마찬가지로 과민해진 것으로 추측된다.

이는 지연성 근긴장이상증의 발현 기전과 유사하며 약물의 장기 사용으로 나타나는 운동이상증(지연성 증후군)으로 두 개가 한번에 나타날 수도 있다(증례 2).

그러나 두 가지 불수의 운동의 임상 증상은 다르며, 지연성 근긴장이상증 치료에는 항콜린제가 사용되는 경우가 있지만 지연성 운동이상증에서는 악화되기 때문에 사용하지 않는다. 즉, 양자는 다른 병태로 취급되고 있다[1].

근긴장이상증을 유발하는 약물 (표 3)

항정신병제(D_2 차단제)를 비롯하여 D_2 차단 작용을 갖는 약물, D_2 작용을 저해할 가능성이 있는 약물, D_2 수용체의 정보 전달을 저해하는 약물, 콜린작용제 등이 근긴장이상증을 유발하는 것으로 알려져 있다. 또한, 항파킨슨병 약물, 칼슘 길항제, 항현기증제 등 원인 약물은 다양하다.

일본신경학회의 「디스토니아 진료 가이드 라인 2018」에서는 적어도 중추 신경에 작용하는 약을 복용중인 환자는 항상 약물성 근긴장이상증을 의심할 필요가 있다고 되어 있다[1].

항정신병제로 인한 근긴장이상증의 발병은 다른 추체외로 증상과 마찬가지로 항정신병제의 투여량에 따라 증가하고 비정형 항정신병제(SGA)보다 정형 항정신병제(FGA)에서 높고, 저역가에 비해 고역가가 높다. 사실 고역가 FGA의 할로페리돌을 복용하고 있는 환자의 약 40%에서 급성 근긴장이상증이 발병한다는 보고가 있다[5].

고역가 FGA에 의해 급성 근긴장이상증이 발생한 경우, FGA의 감량 또는 SGA(아리피프라졸 [에빌리파이 외], 올란자핀 [디플렉사외], 케티아핀푸마르산염 [셀로퀘르 외])로의 변경이 권장된다[3].

한편, 지연성 근긴장이상증의 발병은 SGA의 클로자핀(크로 자릴)이 상대적으로 안전하고 효과적이며 쿠에티아핀도 효과적이라는 보고가 있다[3].

이것은 클로자핀이 D_2 차단보다 D_1 수용체 차단이 강하기 때문인 것으로 추측되고 있다[6),7)]. 또한, 항우울제는 지연성 근긴장이상증을 발생시킬 확률이 높다[8].

상호작용 (표 3)

근긴장이상증을 일으킬 수있는 약물의 병용에 항상 주의해야 한다(증례 1). 특히 고역가 FGA도 주의가 필요하지만, 항정신병제를 복용중인 모든 환자에게 항상 클로르프로마진(CP) 환산치(SECTION 8)를 산출하여 투여량이 적절한지 확인해야 한다.

항정신병제 외의 메토클로프라미드(프린페란 등), 풀복사민말레산염(루박스, 디프로메르 등), 세르트랄린 염산염(제이조로프트 외), 트라조돈염산염(데

표 3 약성 근육 긴장을 일으킬 수있는 약물의 조합 [*1] (괄호는 주요 상품명)

약물 A	약물 B	비고
근긴장이상증을 유발하는 약물(항정신병제 등)	• **D_2 수용체 차단 작용제(항정신병제)** ◎정형약(FGA)/부티로페논계 약물, 페노티아진계 약물, 벤즈아도계 약물, 피모지드(올랩) 등 ◎비정형약(SGA)/브로난세린(로나센), 리스페리돈(리스파더밀), 페로스피론염산염수화물(루란), 아세나핀말레산염(시크레스트), 루라시돈(라투다), 브렉스피프라졸(렉살티), 아리피프라졸(에빌리파이), 올란자핀 (디플렉사), 쿠에티에핀푸마르산염(셀로켈), 클로자핀 (클로자릴)	**아리피프라졸, 오란자핀과 쿠에티아핀은 급성 근긴장이상증 위험이 낮다. 클로자핀, 쿠에티아핀은 지연성 근긴장이상증 위험이 낮다.**
	• **D_2 수용체 차단 작용이 있는 약물 :** 진토제[(돈페리돈 [나우젤린], **메토클로프라미드***[푸린페란][*a,b] 등), 탄도스피론구산염(세디르) 등	**메토클로프라미드는 SSRI와의 병용으로 근긴장이상증이 발생한다.**
	• **D_2 작용을 억제할 수 있는 약물 :** 삼환계 항우울제, SSRI(**플루복사민말레산염**[루박스, 데프로메르][*a], **세르트랄린염산염**[제이졸로프트][*b,c] 등), SNRI, **트라조돈염산염**[*c](디지렐, 레슬린), 도파민 고갈제(레세르핀)[아포프론]) 등	**세르트랄린과 트라조돈의 병용으로 근긴장 이상증 발생한다.**
	• **D_2 수용체의 정보 전달을 저해하는 약물 :** 탄산리튬(리머스), **발프로산나트륨**[*d](데파켄, 셀레니카 R)	**발프로산과 쿠에티아핀의 병용으로 근긴장이상증이 발생한다.**
	• **콜린 작용제(콜린 에스테라아제 억제제 ; 항치매제 :** **도네페질염산염**[*e][아리셉트], 리바스티그민[*f][익셀론, 리바스 터치] 등)	**항정신병제와의 병용에서 근긴장이상증이 발생한다.**
	• **항파킨슨병 약물 :** 레보도파 제제[2] 로티고틴(뉴프로), 프라미펙솔염산염수화물(비시프롤, 미라펙스), 퍼골리도메실산염(퍼맥스), 셀레길린염산염(에프피), 조니사미드(엑세그란, 트레리프) • **기타 :** 칼슘길항제(암로디핀베실산염[암로진], 니페디핀[아달레이트]), 항현기증제(프로메타진염산염[히베르나, 페노티아진계 약물]), 항기생충약(**메트로니다졸**[*g][프라질] 등), **히드록시클로로킨황산염**[*g](프라케닐 ; 면역조절제), **메트포르민염산염**[*h](메토글루코 ; 당뇨병 치료제), **미도드린염산염**[*i](메트리딘 ; 저혈압 치료제), 벤조디아제핀계 항불안제(디아제팜[세르신, 홀리존], 미다졸람[돌미컴, 미다프레사], 브로마제팜[렉소탄]), 항간질제(페니토닌[4] [아레비아틴, 히단톨], 가바펜틴[5][가바펜], 비가바트린[서브릴] 등), 중추신경자극제(암페타민[*j], 메틸페니데이트염산염[6][콘서터 ; ADHD 치료제]), 덱스트로메토르판브롬화수소산염수화물[7](메지콘 ; 중추성진해제), 메만팀염산염[8](메마리, NMDA수용체 길항제), 트립탄계 편두통치료제(수마트립탄숙신산염[이미그란]], 덱스메데토미딘염산염(프레세덱스 ; α_2 수용체 작동 진통제) 등	• **레보도파 제제의 장기 투여로도 근긴장이상증이 발생한다.** • **근긴장이상증을 유발하는 약물을 병용하면 발생 위험이 높아진다. 특히 항정신병제(FGA; 할로페리돌 등)과의 병용에 주의해야 한다.** • **기본적으로 중추신경계용 약에 의한 근긴장이상증 발생은 항상 주의해야 한다.**

지렐, 레슬린 등), 발프로산나트륨(데파켄, 셀레니카 등), 항인지증제(콜린에스테라아제 억제제) 등, 기타 메트로니다졸(프라질), 히드록시클로로킨설페이트(플라케닐), 메트포르민염산염(메토글루코 등), 미도드린염산염(메트리딘 등), 암페타민 등도 상호작용에 의해 근긴장이상증이 발생한 증례가 있어 주의해야 한다(표3 굵게 표시된 약물, 각주).

리스페리돈(리스파다르 외)과 도파민 트랜스포터 억제제인 메틸페니데이트염산염(리탈린, 콘서터)를 병용하는 환자에게서 메틸페니데이트를 복용을 잊은 6~7시간 후에 근긴장이상증이 발생한 사례가 있다.

따라서 병용 중단으로 인해 근긴장이상증이 악화 될 수 있음에 유의해야 한다.

약물성 근긴장이상으로 의심되면 처방의에게 연락하여 원인으로 생각되는 약물의 중단, 감량, 변경 등을 제안해야 한다(증례 1, 2).

일반적으로 복약 중단으로 인해 발병하면 원인 약물을 소량으로 재개하고 증상이 안정화되고 나서 서서히 감량하는 방법이 사용된다.

약물성 추체외로 증상 평가척도(DIEPSS)

지금까지 약물성 추체외로 증상을 서술해 왔지만, 약사에 의한 조기 발견과 감별은 매우 중요하다. 다양한 방법이 있지만, 그 중에서도 DIEPSS에 의한 중증도의 평가가 자주 사용되고 있다[10].

DIEPSS는 추체외로 증상을 9개 항목(1.보행, 2.동작 완만, 3.유량, 4.근강직, 5.진전, 6.정좌불능증, 7.근긴장이상증, 8.이상운동증, 9.총괄 중증도)로 나누어 각 항목의 중증도를 0(정상), 1(매우 경도, 불확실), 2(경도), 3(중등도), 4(중증)의 5단계로 평가하는 방법이다.

또한, DIEPSS에 의한 평가는 일본정신과평가척도연구회의 강습회 정기적으로 수강한 사람만 실시할 수 있기 때문에 해당 약국의 약사는 강습회를 받은 후 추체외로 증상을 평가하고 의사에게 정보 제공을 하고 있다(증례 1, 2).

[표 3의 각주]

*1 첨부 문서, 「디스토니아 진료 가이드라인 2018」을 기초로 작성

1) J Child Adolesc Psychopharmacol.2016;26:955-6.
2) Neurol Sci.2018;388:139-40.
3) J Neural Trans.2014;121:367-9.
4) Turk J Pediatr.2018;60:111-2.
5) Ann Pharmacother.2005;39:380-2.
6) J Clin Psychopharmacol.2015;35:209-11.
7) Mov Disord Clin Pract.2015;2:299-300.
8) Pract Neurol.2017;17:133-4.

★ 굵은 글씨는 항정신병데 외의 약물로 근긴장이상증을 유발하는 약물(항정신병제를 포함한다)과의 병용에 의해 근긴장이상증이 발생한 증례가 있는 약물

* a 메토클로프라미드와 플루복사민의 병용 [Ann Pharmacother. 1999;33:382.]
* b 메토클로브라미드와 셀트라린과의 병용 [J Clin Psychiatry. 1999;57:596.
* c 셀트라린과 트라조돈의 병용 [J Clin Psychopharmacol.1997:17:64-5.]
* d 발프로산과 쿠에티아핀의 병용 [J Clin Psychopharmacol.2007;24:396-7.]
* e 도네페질과 리스페리돈과의 병용 [J Clin Psychopharmacol. 1996;153:1504.Letter]
* f 리바스티그민과 근육 근육을 유도하는 약물 (쿠에티아핀, 리스페리돈, 트라조돈 등)과의 병용 [Am J Health Syst Pharm. 2007;64:2468-70.]
* g 메트로니다졸과 클로로킨의 병용 [Drug Intell Clin Pharm. 1988;22:308-10.]
* h 메트포르민과 설피리드의 병용[Psychiatry Clin Neursci.2016;70:362-6.]
* i 미드드린과 퍼페나딘의 병용 [J Neurol. 2008;255:767-8.]
* j 암페타민과 할로페리돌의 병용 [BrJ Psychiatry. 1994;165:276.]

SECTION 11

참고자료

1) 일본신경학회 「지스토니아 진료 가이드 라인 2018」
2) 일본내과학잡지 2007; 96 : 1621-6.
3) 일본신경정신약리학회 「통합 실조증 약물 치료 가이드 라인」
4) Prog Med.2008;28:1119-23.
5) Am J Psychiatry.1994;151:1819-21.
6) Mov Disord.1994;9:441-6.
7) Clin Neuropharmacol.2005;28:195-6.
8) Pharmacopsychiatry.2013;46:281-5.
9) Clin Psychopharmacol Neurosci.2015;13:114-7.
10) 「DIEPSS를 다루는」(호시와 서점, 2012)

SECTION 12

악성증후군

추체외로 증상의 중증화에 의한 악성증후군에 주의

약물성 악성증후군은 항도파민제 등의 투여 개시 증량시나 다제 병용 또는 항파킨슨병 약물의 감량 · 중지 등으로 볼 수 있으며, 발견이 지연될수록 치명적이다. 근강직 등 추체외로 증상이 중증화되어 진전되는 일련의 병태로 이해하는 것이 매우 중요하다.

증례 1: 20대 남성, A씨

처방전

(1) 【일반】 브로난세린정 8mg 1회 1.5정(1일 3정)
1일 2회 아침 저녁 식사 후 7일분

(2) 【일반】 로라제팜정 0.5mg 1회 1정(1일 3정)
하루 3회 아침 점심 식사 후 7일분

(3) 렉서티정 2mg 1회 1정(1일 1정)
1일 1회 아침 식사 후 7일분

(4) 【일반】 후르니트라제밤정 1mg 1회(1일 1정)
로젤렘정 8mg 1회 1정(1일 1정)
1일 1회 취침 전 7일분

처방 배경

A씨는 조현병 때문에 브로난셀린(상품명 로나센 외)을 24mg/일, 브렉스피프라졸(렉살티) 1mg/일, 쿠에티아핀푸마르산염(셀로켈 등) 25mg/일을 복용 중이었지만, 「몸의 뻣뻣함(근강직)」 등이 나타나 이번에 진정효과가 있는 쿠에티아핀이 중지되고 브렉스피프라졸이 증량되었다(2mg/일).

복약지도 포인트

항정신병제 다제 병용, 그리고 남성이기 때문에 약사는 「근육의 경직(근강직)」 등의 추체외로 증상이나 「발열」 등 악성증후군(NMS)의 증상에 주의하도록 지도했다.

이번에 근강직 나타난 것이나 항정신병제가 중지, 증량된 것으로 보아 NMS로의 진전 위험성이 높다고 생각되었다.

약사는 특히 몸의 뻣뻣함이나 발열 등에 주의하도록 환자의 가족에게 전했는데 다음날 근강직 증상과 발열이 나타났기 때문에 가족이 처방의에게 연락해 당일 입원하였다.

검사 결과 NMS로 진단되었고 항정신병제는 모두 중단되었다. 그 후, 아리피프라졸(에빌리파이 등)을 24mg/일로 주된 치료가 재개되어 퇴원 후 현재는 추체외로 증상은 없이 경과를 관찰 중이다.

소개

악성증후군(NMS : neuroleptic malignant syndrome)은 할로페리돌(상품명 셀레네스 외)에 의해 유발되는 위중하고 치명적인 부작용으로 1960년에 처음으로 보고되었다[1]. 추체외로 증상, 발열, 자율신경 증상, 의식장애가 주요 특징이고 그 발병 빈도는 0.1%로 매우 낮다[2),3)]. 그러나 발견이나 치료가 지연되면 사망에 이르는 위험성이 있다(일본 보고에서는 치명률 8.6%)[4].

합병증으로는 횡문근융해증(발병률 30.1%), 급성 신기능 장애(17.7%), 패혈증(6.2%)[5] 외에 정맥혈전색전증이나 다발성 장기부전 등이 알려져 있으며, 특히 급성호흡부전(오즈비[ROR; 발병빈도] 7.1), 패혈증(2.8), 급성 신기능 장애(2.3)의 합병증이 발생한 경우에는 사망위험이 높다.[5] 따라서 NMS의 병태나 상호작용 등을 파악하여 조기에 발견·예방을 하는 것이 매우 중요하다.

증상 및 진단

주된 증상은 전술한 바와 같이 (1) 추체외로 증상 (근강직[근고축: 근육이 뻣뻣해지고 굳어짐]이나 진전을 주로 하는 파킨슨 증후군, 정좌불능증 등), (2) 발열(체온 38℃ 이상), (3) 자율신경증상(발한, 혈압상승·저하, 빈맥 등), (4) 의식장애(반응 둔화, 무반응)이다.

이러한 증상은 약물 투여 개시·변경 후 1주일 이내에 발생하기 쉽다(24시간 이내의 발현 비율: 16%, 1주일 이내의 발현 비율: 66%)[6].

미국 정신의학회의 진단기준(DSM-V)은 「근강직」, 「발열」이 있으며, 그 외 10개 증상으로 (1) 발한, (2) 연하곤란, (3) 요실금, (5) 의식장애(흥분, 섬망, 혼수 등), (6) 무언증(말하기 어려움) (7) 빈맥, (8) 혈압 상승/저하, (9) 백혈구 증가, (10) CK(크레아티닌키나아제)수치의 상승－중 2개 이상을 가지고 다른 요인(다른 정신질환 등)을 제외할 수 있는 경우에 「완전한 NMS」라고 진단된다[7].

또한 발열이나 CK상승 등을 동반하지 않는 증례도 있다.

발병 기전

NMS는 항정신병제의 전형적인 부작용이지만 발병 기전과 병태는 충분히 규명되지 않았다. 그러나 (1) 도파민 D_2 신경 차단, (2) 도파민/세로토닌 신경활성 불균형, (3) 도파민/아세틸 콜린 신경활성 불균형, (4) 노르아드레날린 신경관여, (5) 중추신경의 세포 내 칼슘이온 농도 상승, (6) 급성기의 염증반응, (7) 혈청 철 수치의 저하 등 다양한 가설이 생각되고 있다[6].

또한, 임상적인 요인으로 약학적 요인(투여 초기, 급격한 용량 변경[중지, 증량, 감량], 다제 병용 등) 외에 섬망(ROR4.93), 탈수(3,99), 추체외로 증상(3.5) 착란 상태(2.91), 남성(2.07), 피로, 감염, 저영양 등의 신체적 요인도 있어 주의가 필요하다.[3,8]

병태 및 예방

NMS의 예방에 대해서는 호주치료가이드라인위원회의「향정신성의약품 치료가이드라인」에 의하면 NMS와 추체외로 증상은 서로 다른 질환으로 보지 않고,「추체외로 증상에서 시작해 중증화되어 NMS에 이르는 일련의 질환」으로 간주하는 것이 중요하다고 밝히고 있다. 즉, 추체외로 증상에서 NMS의 발병, 진전에 이르는 일련의 병태를 5단계로 분류하여 NMS의 발병, 중증화를 막는다고 되어 있다[9].

표1과 같이 5단계란 (1) 추체외로 증상(근강직 등)만, (2) 근강직의 악화(톱니바퀴성 강직: 딱딱한 근육의 저항) 등이 나타나는 카타토니아(긴장증), (3) 발열(38~39℃), CK 수치 이상, (4) 강한 근강직(납관형: 납관과 같이 단단한 근육의 저항), 혈압 상승, 고열(39~40℃), CK 수치 상승이나 다발성 장기부전을 나타내는「완전한 NMS」, (5) 치사적인 비가역적 NMS의 병태 등이다.

즉, 추체외로 증상, 발열, CK 수치 상승 등은 NMS로의 진전, 악화를 나타내는 전조증상이며, 이러한 발현을 조기에 발견하는 것이 중요하다. 특히 근강직을 주로 하는 추체외로 증상은 NMS의 대다수에서 나타난다.

중증의 근강직은 체온 상승(근육의 열생산 증대), 혈중 CK수치 상승과도 관련되어 있다.

표 1 NMS 의 발병 · 진전에 각 단계의 증상 (근강직, 자율신경 증상, 고열) · CK 수치 · 치료*

단계	강한 힘줄 (pyknosis)	자율신경 증상	38℃ 이상 고열	CK 수치	치료 (괄호는 주요상품명)
제 1 단계 「추체외로 증상만」	경도~중등도	경도; 가벼운 발한 등	없음	이상 없음	의심약 중단, 지지요법, 항콜린제
제 2 단계 「이형 NMS」 또는 「신경 차단제 카타토니아(긴장증)」	경도~중등도 톱니바퀴성 근강직**	경도; 맥박 70~90 회/분, 호흡수 18~28 회/분, 혈압 120/70~140/80 mmHg	없음	정상 범위 ~ 경도 증가	의심약의 중단, 항콜린제 증량, 무효시에는 BZ 계약물
제 3 단계 「NMS 전구 증상」 또는 「경증 NMS」	경도~중등도 톱니바퀴성 근강직	중등도; 발한, 빈맥, 요실금, 맥박 90~110 회/분, 호흡수 25~30 회/분, 혈압 130/80~150/90 mmHg	38~39℃	정상 범위 ~ 이상치	항콜린제, BZ 계약물
제 4 단계 「완전한 NMS(진단 기준으로 제창되어 있는 단계)」	중등도~중증; 납관형 근강직	고도; 맥박 110~130 회/분, 호흡수 25~30 회/분, 혈압 40/100~210/110 mmHg	39~40℃	이상치	상기+브로모크립틴 메실산염(파로델) 또는 담트롤렌나트륨수화물(단트륨) 또는 아만타딘염산염(신메트렐)
제 5 단계 「치사적 NMS(중증)」	중증; 납관형 근강직	맥박 130~150 회/분, 호흡수 30~39 회/분, 혈압 140/100~210/110 mmHg	39~42℃	이상치	상기+BZ 계 약물, 스테로이드?

* J Am Acad Child Adolesc Psychiatry.1992;31:1161-4. 일부 변경

** 밑줄은 각 단계에서의 특징적인 증상

따라서 근강직이나 그에 따른 발열이 보이면 「추체외로 증상에서 심각한 NMS로 진전될 가능성」을 고려하여 각 단계에서의 추체외로 증상에 대한 치료를 시작하는 것이 중요하다.

또한 CK 수치를 지표로 한 NMS의 초기 증상에서 조기 개입군(약물 중지 조건; CK200 IU/mL 초과 등)은 통상 개입군(약물 중지 조건; CK1000 IU/mL 초과 등)과 비교하여 NMS의 발현에 이르는 비율이 유의하게 낮았다는 보고가 있다(0.2% vs 2.4%)[10].

주의해야 할 약물 (표 2)

1세대(first generation anti psychotics: FGA) 및 2세대(second generation anlipsychotics: SGA)의 항정신병제는 항상 주의가 필요하다. 고역가 FGA는 SGA와 비교하여 NMS 발병 위험이 높다(ROR; 23.41 vs 4.66)[11].

또한 일본에서는 할로페리돌에 의한 보고 사례수가 가장 많고 저역가 FGA에서는 설피리드(도그마틸 등), 조테빈(로드핀 등), 레보메프로마진말레산염(레보토민, 히르나민 등), 티아프라이드염산염(그라마릴 외) 등에서도 보고 사례가 있어 주의가 필요하다.

한편, SGA에서는 프로난세린(로나센 등)이 할로페리돌 단제와 비교하여 ROR이 1.55로 유의하게 높다는 보고가 있다[12].

일본에서는 리스페리돈(리스바달 외)에 의한 NMS의 보고 증례수가 SGA 중에서 가장 많고, 또한 쿠에티에핀푸마르산염(셀로켈, 비프레소 등), 올란자핀(디플렉사 등), 아리피프라졸(에빌리파이 등)에서도 많은 보고 사례가 있어 주의해야 한다.

그 밖에도 팔리페리돈(인베가), 클로자핀(크로자릴)이나 신규 SGA인 아세나핀말레산염(시크레스트), 브렉스피프라졸(렉살티), 루라시돈염산염(라투다)에서도 보고 사례가 있어 유의한다.

미국에서 소아에서 NMS의 발현 위험은 아리피프라졸(ROR31.64) 〉할로페리돌(27.98) 〉쿠에티아핀(18.30) 〉리스페리돈(10.76) 〉올란자핀(5.81) 순으로 높다[13].

한편, 항정신병제 외의 추체외로 증상을 일으킬 가능성이 있는 약물에도 주의가 필요하다. 즉, (1) D_2 차단 작용이 있는 약물, (2) D_2 수용체의 정보 전달

표 2 NMS 를 유발하는 약물 (첨부문서 및 문헌 16 을 기반으로 작성, 괄호 안은 주요 상품명)

(1) 주로 투여 중(투여 개시 · 증량시)에 주의해야 할 약물

- **제 1 세대 항정신병제(FGA)**

▶고역가: 할로페리돌*(셀레니스; ㊳, 【174】, **46**)등

▶저역가: 설피리드(도그마틸; ⑲, **16**), 조테핀(로드핀; ⑬, 【9】), 레보메프로마진말레산염(레보토민, 히르나민; ⑤), 티아프라이드염산염(그라마릴; **7**) 등

- **제 2 세대 항정신병제(SGA)**

프로난세린(로나센; 1.55*b; ⑮, 【31】), 리스페리돈*a(리스파다르; 0.39*b; (53), 【129】, **37**), 쿠에티에핀푸마르산염*a(셀로켈, 비프레소; 0.29*b; ㉘, 【79】, **19**), 올란자핀*a(올란자핀플렉사; 0.42*b; ㉕, 【89】, **22**), 아리피프라졸*a(에빌리파이; 0.49*b; ㉑, 【98】), 팔리페리돈(인베가; 0.3*b; ⑧, 【16】), 클로자핀(클로자릴; 0.08*b; ⑦, 【11】), 아세나핀말레산염(시크레스트; ⑭, 【0】), 브렉스피프라졸(렉살티; ⑫), 페로스피론염산염수화물(루란; 0.98*b; 【33】, **15**), 루라시돈염산염(라다) 등

- **D_2 차단 작용이 있는 약물:** 진토제(메토클로프라미드[프린페란] 등), 도파민 고갈제(테트라베나진[콜레[아진]), 탄도스피론구연산염(세딜: 약한 D2 차단작용, $5HT_{1A}$부분 작동)
- **D_2수용체의 정보전달을 저해하는 약물:** 탄산리튬(리머스;5.81*c; ⑫)
- **콜린성 작용제:** 도네페질염산염(**아리셉트; 8**)
- **D_2작용을 저해할 가능성이 있는 약물:** SSRI(파록세틴염산염수화물[팩실: **19**]], 플루복사민말레인산염[루박스, 디프로메일; **9**] 등), SNRI, 삼 · 사환계 항우울제, 트라조돈염산염(디지렐, 레슬린)
- **도파민에 영향을 미치는 약물:** 타르티렐린수화물(세레지스트), 메틸페니데이트염산염(콘서터)
- **기타:** 로스바스타틴칼슘(크레스톨: ⑥), 테르미사르탄(미칼디스; **5**), 페니토인(알레비아틴, 히단톨), 프로메타진염산염(피레티아, 히베르나)

(2) 투여 중 및 감량 · 중지 시에 주의해야 할 약물

BZ계 약물(3.43*c): (크로티아제팜[리제; ⑩], 플루니트라제팜[사일레이스, 로히프놀; ⑦], 프로치졸람[렌도르민; ⑦], 에티졸람[데파스] 등), 조니사미드(트렐리프, 엑세그란), 카르바마제핀(테그레톨)

(3) 주로 급격한 감량 · 중지 시에 주의해야 할 약물

- **항파킨슨병 약물:** 아만타딘염산염(신메트렐: ⑩, **10**), 레보도파 제제(⑤), 도파민계 작용제(카베르고린[카바사르; **18**] 등), COMT 억제제(엔타카폰 [콤탄] 등), MAO-B 억제제(세레길린염산염[에프피] 등), 항콜린제(트리헥시페니딜염산염[아텐])

*a 미국 어린이(12세 미만)에서 NMS의 발현이 분석 된 약물

*b The Japanese Adverse Drug Event Report(JADER)의 해석에 의한 NMS 발현을 할로페리돌과 비교한 ROR(오즈비). NMS의 정의는 Medical Dictionary for Regulatory Activities(MedDRA)에 의함[12]

*c c 케이스 컨트롤 연구(11년간)에서 NMS 발현의 ROR(확률 비율)[11]

* 황색 마커의 숫자는 일본 국내에서의 NMS의 보고 증례수(다른 제형, 배합제가 있는 경우는 총수를 기재)

○안의 숫자는 2019년도의 증례보고 수가 5이상만 기재(JADER)

□안의 숫자는 2004~17년도 향정신성의약품 단제 투여에 대한 NMS 보고 사례 수[12]

굵은 글씨는 2004~5년도의 보고 사례수. 후생노동성 · 중증부작용질환별대응매뉴얼」 참조

을 저해하는 약물, (3) 콜린 작용제, (4) D_2 작용을 저해할 가능성이 있는 약물, (5) 도파민에 영향을 미치는 약물 등이다.

또한, 로스바스타틴칼슘(크레스톨 등)이나 테르미사르탄(미카르디스 등) 등에 의해서도 NMS의 보고 사례가 있어 유의한다.

투여 중 및 감량·중지시에 주의가 필요한 약물에는 벤조디아제핀(BZ)계 약물, 탄도스피론구연산염(세디르 등), 조니사미드(엑세그란, 트레리프 등), 카르바마제핀(테그레톨 등) 등이 있다. BZ계는 NMS의 ROR이 3.43으로 높고 일본에서도 보고 사례가 있으므로 주의한다.

항파킨슨병 약물의 갑작스러운 중단, 감량에 의해서도 NMS를 유발할 수 있으며, 국내에서도 아만타딘염산염(신메트렐 외), 레보도파 제제, 카베르고린(카바사르 등) 등에서의 보고가 있기 때문에 주의해야 한다.

또한 NMS, (비외상성) 횡문근융해증 또는 그 기왕력이 있는 환자에게는 카테콜-O-메틸기 전이효소(COMT) 억제제의 투여를 중단하면 이러한 부작용 발병 위험이 증가하기 때문에 투여는 금기된다.

상호작용의 실제 (표 3)

항정신병제의 다제 병용은 NMS 발병 사례의 55.6%를 차지하는 것으로 보고되었으며[14], 가장 주의가 필요한 상호작용이다(증례 1).

예를 들어, 쿠에티아핀, 리스페리돈, 조테핀 단제에서는 할로페리돌 단제와 비교하여 NMS 발병 ROR은 낮지만, 병용요법(쿠에티아핀과 조테핀의 병용, 리스페리돈과 조테핀의 병용)에 의해 각각의 ROR가 5.15, 5.24로 높아진다는 보고가 있다[12].

또한, 항정신병제와의 병용에 주의해야 할 약물로는 탄산리튬(리머스 등), 항우울제(선택적 세로토닌 재흡수 억제제[SSRI] 등)나, 투여 중뿐만 아니라 감량·중지시 주의가 필요한 약물(탄도스피론, 에티졸람[데파스 외], 카르바마제핀) 등이 있다.

강력한 약물대사효소 시토크롬 P450(CYP) 2D6 억제 작용을 갖는 파록세틴염산염수화물(Paxyl 등; SSRI)은 많은 항정신병제가 CYP2D6에서 대사되기 때문에 병용한 항정신병제의 혈중 농도를 크게 상승시킬 가능성이 있어 주의가

표 3 NMS를 유발하는 약물의 상호작용 (첨부 문서의 「상호작용」 항에서 인용)

	약물 A	약물 B	비고
병용주의	항정신병제(쿠에티아핀과 조테핀, 리스페리돈과 조테핀 등), NMS를 유도하는 약물 상호 병용		부가적으로 NMS의 발생 위험 증가. 쿠에티아핀과 조테핀 병용, 리스페리돈과 조테핀 병용으로 ROR(오즈비) 상승(5.15, 5.24)[12]. 단독 투여를 1로 했을 경우, 2제, 3제 이상으로 ROR가 각각 2.23 5.43으로 상승함[8].
	항정신병제	탄산리튬	NMS 발생 위험 증가. 상세한 기전은 불명. 병용에 의한 항도파민 작용의 증강 가능성이 있음.
		항우울제 (SSRI : 풀복사민 등)	NMS 발생 우려. 세로토닌 작용의 증강에 의해 비정형 항정신병제의 $5-HT_{2A}$차단 작용의 감소, 도파민 유리 억제에 기인함.
		탄도스피론, 에티졸람, 카르바마제핀	탄도스피론, 에티졸람, 카르바마제핀과의 병용시뿐만 아니라 감량 · 중지시에도 NMS의 위험이 있음.
	파록세틴	CYP2D6 기질 약물 (페리페나진, 리스페리돈, 이미프라민)	부가적으로 NMS 발생 우려. CYP2D6 억제 관여. 페리페나딘(혈중 농도 약 6배 증가), 리스페리돈(동약 및 활성 대사산물의 혈중 농도가 약 1.4배 증가), 이미프라민(AUC 약 1.7배 증가).
	NMS를 유발하는 약물(항정신병제, 항우울제 등)	항콜린제 (항파킨슨병 약물; 비페리덴, 트리펙시페니딜 등)	항콜린제의 급격한 감량 및 중단으로 NMS가 발생할 가능성이 있음.
	항파킨슨병 약물(도파민 작용제, 항콜린제)	위와 동일	항파킨슨병 약물의 급격한 감량 및 중단으로 NMS를 발생할 가능성이 있음.

필요하다.

한편, 항파킨슨병 약물(항콜린제, 도파민 작용제)의 병용시에 급격한 감량·중지를 실시한 경우에도 NMS가 발생할 가능성이 있어 주의해야 한다.

덧붙여, 이미 말했지만 NMS 발병의 요인에는 다제 병용 외에 추체외로 증상 발생시, 투약 중지·감량·증량시, 남성 등에 있어 주의한다(증례 1).

참고자료

1) CNS Drugs.2009;23:477–92.
2) CNS Drugs.2020;34:1165–75.
3) Curr Neuropharmacol.2015;13:395–406.
4) J Clin Psychiatry.2012;73:427–30.
5) Neurocrit Care.2016;24:97–103.
6) 후생노동성 "중증 부작용 질환별 대응 매뉴얼 악성 증후군"
7) Pharmacopsychiatry.2020;53:51–9.
8) Int J Psychiatry Med.2009;39:439–50.
9)「향정신약 치료 가이드라인 원저 4판 개정 증보판」 터, 2004)
10) Int Clin Psychopharmacol.2003;18:147–9.
11) Can J Psychiatry.2012;57:512–8.
12) Psychiatry clin neurosci.2019;73:27–33.
13) Int J Med Sci.2015;12:135–40.
14) Eur Arch Psychiatry Clin Neurosci.2020;270:23–33.
15) Am J Psychiatry.1998;155:1113–6.
16) 닛케이 드래그 정보 프리미엄 버전 2019;262:PE26–9.

SECTION 13

혈청 나트륨 이상

Na의 배설이나 ADH에 영향을 미치는 약물에 주의하자

혈청 나트륨(Na) 이상의 대부분은 Na의 배설 이상이나 물의 재흡수를 담당하는 바소프레신(ADH)의 분비기능 이상에 의해 일어난다. 특히, Na 배설형 이뇨제, ADH의 작용을 증강시키는 항우울제, 항정신병제, 항간질제나 데스모프레신 등에 의한 저나트륨혈증에 주의하고 톨밥탄이나 요붕증을 유발하는 약물 등에서는 고나트륨혈증에 주의해야 한다.

증례 1: 70대 남성, A씨

처방전

(1) 쯔무라 한방 억간산 엑기스 과립(의료용) 1회 2.5g(1일 5g)
1일 2회 아침 저녁 식사 전 28일분

(2) 【일반】 쿠에티에핀정 12.5mg 1회 1정(1일 2정)
1일 2회 아침 점심 식사 후 28일분

1주일 전 처방전

【일반】 나프토피질 구강내 붕해정 75mg 1회 1정(1일 1정)
토비에이스정 4mg 1회 1정(1일 1정)
미니린멜트 OD정 120μg 1회 1정(1일 1정)
1일 1회 취침 전 28일분

처방 배경

A씨는 불안증상 개선을 위해 억간산 및 쿠에티아핀푸마르산염(상품명 셀로켈 등)을, 야간 빈뇨 개선을 위해 나프토피질(프리바스 외), 페소테로진푸마르산염(토비에이스), 데스모프레신초산염수화물(미니린멜트 외; ADH[항이뇨 호르몬] 작용제)을 복용 중이며 정기적으로 혈청 나트륨(Na) 수치를 측정하고 있었다.

복약지도 포인트

약사는 쿠에티아핀과 데스모프레신는 ADH 작용을 증강하기 때문에 병용에 의해 저Na혈증의 위험이 높아진다고 생각하고 A씨에게 저Na혈증의 초기 증상(구역질 등의 소화기 증상이나 두통 등)을 설명하고 정기적인 검사를 받을 것과 수분의 섭취량이 증가하는 등 평소와 다른 증상이 나타났을 경우는 연락하도록 당부하였다.

그 후 정기적인 혈액 검사 결과 A씨는 경미한 저Na혈증이 인정되었기 때문에 처방 의사는 데스모프레신을 중지하고 경과를 관찰하였다.

중지 후 2주 만에 Na수치는 정상까지 회복되어 소화기 증상 등의 이상도 보이지 않았다.

소개

저나트륨(Na)혈증이란 혈청 Na수치가 136mEq/L 미만이 된 상태이며 경증(130~135mEq/L), 중등도(120~129mEq/L), 중증(120mEq/L 미만)로 분류된다. 임상적으로 자주 보이는 전해질 이상 중 하나이며[1] 주로 두통, 소화기 증상(구역질 등), 전신 권태감, 중증화되면 섬망 등의 신경증상이나 뇌부종 등이 나타난다.

위험인자로는 고령, 여성, 고온(기온이 높은 계절) 등이 있다.[2,3] 심각한 저Na혈증은 치사적이고 만성적인 저Na혈증에서도 골다공증, 골절 위험 증대 등 예후에 큰 영향을 미치기 때문에 조기 발견이 중요하다. 현저한 저Na혈증에 대해서는 고농도 식염수 주입 등이 효과가 있다.

한편, 고Na혈증이란 혈청 Na수치가 145mEq/L 이상이 된 상태이며, 체내의 Na량에 대해 수분량이 부족하다. 주된 증상은 구갈이며 중증화되면 착란, 경련, 혼수, 의식장애 등의 신경증상을 일으킬 우려가 있다. 의사소통을 할 수 없는 치매 등의 환자에서는 구갈을 호소할 수 없는 경우도 있으므로 특히 주의한다. 치료는 경구에 의한 수분 보충이 효과적이지만, 음수할 수 없는 경우는 정주를 통한 의한 수분 보급을 실시한다.

혈청 Na 이상은 세포외액량의 감소, 불변, 증가를 동반하는 경우로 나누어져 각각 병태, 원인이 다르다(표1). 약물 유발성 저Na혈증에서 발견되는 SIADH(항이뇨호르몬 부적합 분비 증후군)에서는 신장, 부신피질의 기능 이상은 없으나 시상하부에서 생산되어 뇌하수체에서 저장, 분비되는 바소프레신(항이뇨호르몬: ADH)의 분비 항진이 보인다. 즉, 신장에서 ADH 작용의 증강에 의해 물의 재흡수가 증가하여 순환 혈액량이 증가하고(저삼투압혈증), 그 결과 혈액이 희석되어 저Na혈증을 유발한다.

한편, 약물성 고Na혈증에서는 중추성·신성 요붕증을 유발하는 약물이 많고 중추의 ADH의 분비 저하, 신장의 ADH의 기능 저하를 볼 수 있다.

표 1 나트륨 이상의 병태와 원인 (「MSD 매뉴얼(프로페셔널판)」, 문헌 1을 바탕으로 필자 작성)

	저Na혈증	고Na혈증
세포외액량 감소	**병태** : Na 결핍→세포외액량의 감소→ADH 분비 항진→저Na혈증 **원인** : 신외성 수분 손실(장기간 구토 · 심한설사), 신성 체액 상실(이뇨제 사용 등)	**병태** : Na 상실 → Na 초과 수분 상실 **원인** : 이뇨제 치료(루프 이뇨제, 삼투압 이뇨제[글리세롤, 만니톨] 등)
세포외액량 일정	**병태** : Na양, 세포외액량은 정상이지만 체내 총 수분량 증가 **원인** : 심인성다음증, 비삼투압 자극에 의한 ADH 분비(SIADH 등)	**병태** : 체내 총 수분량 감소, Na량은 거의 정상 **원인** : 대량의 발한, 중추성 · 신성 요붕증, 구강 장애 등
세포외액량 증가	**병태** : Na양(세포외액량)과 체내 총 수분량 증가 **원인** : 부종성 질환(심부전, 간경변 등), 신증후군 등	**병태** : Na량 증가, 체액량 과잉 **원인** : 수분 제한을 동반하는 Na 섭취 증가, Na 함유 수액 등
특이사항	SIADH* **병태** : 저Na혈증에도 불구하고 ADH의 분비 증가. 신장 기능 및 부신 피질의 기능은 정상이나 고장뇨, Na이뇨 지속 **원인** : 중추성 질환(뇌염 등), 폐질환(폐렴 등), 이소성 ADH 생산 종양(폐암 등), 약물 등	요붕증 ①시상하부 뇌하수체 질환에 의한 ADH의 결핍(중추성 요붕증) 원인 : 원발성(유전자 이상), 속발성(두부 손상, 감염증 등) ②신장의 ADH 저항성(신성 요붕증) 원인 : 유전, 세뇨관 간질성 질환, 약물 등

* syndrome of inappropriate secretion of ADH ; 항이뇨호르몬 부적합 분비증후군

Na과 수분의 항상성

체액에는 크게 세포 외에 존재하는 세포외액(혈액, 림프액, 간질액 등)과 세포 내에 존재하는 세포내액이 있으며, 그 양은 Na나 수분에 의해 조절되고 있다.

수분은 주로 땀이나 소변으로 배설되지만, Na는 세뇨관으로부터 다수의 트랜스포터(후술: 이뇨제 참조)를 통해, 또 수분은 ADH의 작용에 의해 집합관에서 아쿠아포린(AQP)2를 통해 재흡수된다.

ADH의 세포 내 정보 전달 경로(그림 1)는 ADH가 집합관 주세포에 존재하는 바소프레신 2 수용체(V2R)에 결합하면 고리형 AMP(cAMP) 생산을 촉진하고 단백질 키나아제 A(PKA)가 활성화되어 세포 내 물의 수송에 관여하는 단백질인 AQP2가 세포질에서 세뇨관의 세포막으로 이동하여 결국 물의 투과성(재흡수)이 촉진된다. AQP2에서 재흡수된 수분은 AQP3를 통해 혈관으로 이동함에 따라 순환 혈액량이 증가하여 저Na혈증이 나타난다.

약물성 혈청 Na 이상 기전

약물성 저(고)Na혈증의 기전은 (A) Na과 수분의 항상성, (B) 수분의 항상성의 각각에 영향을 미치는 것으로 분류 할 수 있다(표2). 전자에는 Na 및 수분의 배설을 촉진하는 이뇨제가 있으며, 후자에는 (a)중추에서의 ADH 분비에 영향을 주는 약물, (b)신장에서의 ADH 작용에 영향을 주는 약물, (c) 기타가 있다.

(A) Na과 수분(체액량)의 항상성에 영향을 미치는 약물

Na의 재흡수를 저해하고 저Na혈증을 유발하는 약물로는 티아지드계 이뇨제, 루프계 이뇨제, K유지성 이뇨제, 알도스테론 길항제 외에 테오필린 제제, ST합제 등을 들 수 있다.

이뇨제를 복용하고 있는 환자에서는 저Na혈증의 발현이 5배, 중증 저Na혈증의 발현은 8배가 된다는 보고가 있다. 또한 저Na혈증 유발의 오즈비(ROR)는 스피로노락톤(알덕톤 A 외)에서는 4.5, 티아지드계 이뇨제에서는 2.8로 보고된다. 이뇨제에 의한 저Na혈증의 발병은 수분 섭취량의 증가 Na이온의 소실, 집합관의 물 투과성 증가(간접적인 ADH작용 증강) 등의 기전이 추정되고

그림 1 집합관 주세포의 수분 재흡수의 구조와 작용 약물

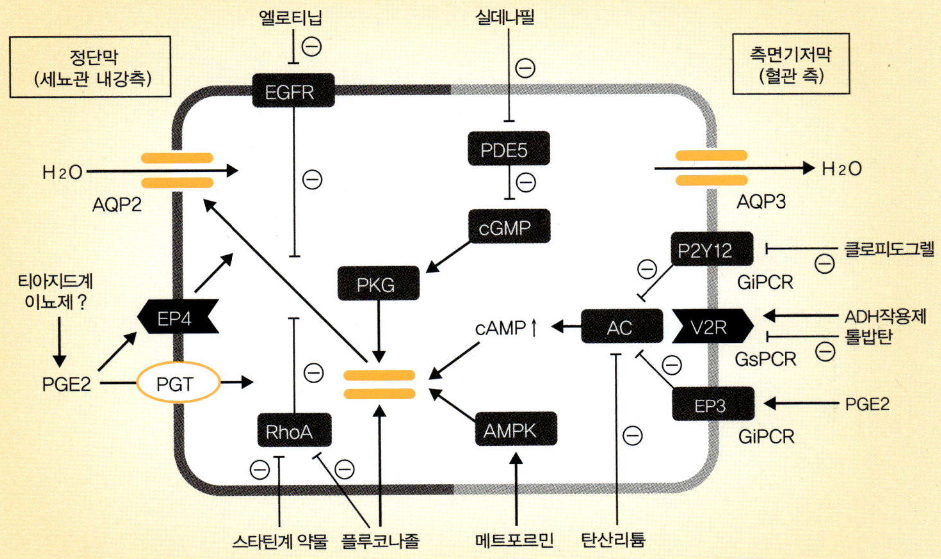

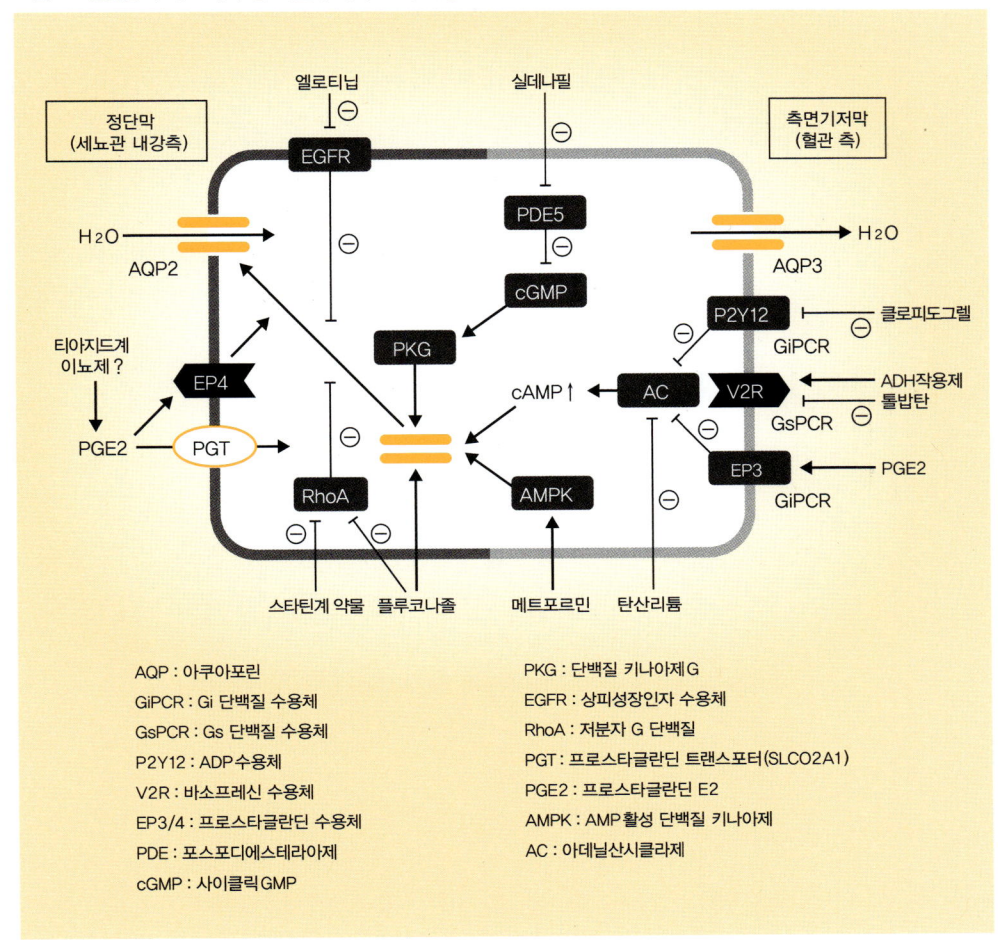

AQP : 아쿠아포린
GiPCR : Gi 단백질 수용체
GsPCR : Gs 단백질 수용체
P2Y12 : ADP수용체
V2R : 바소프레신 수용체
EP3/4 : 프로스타글란딘 수용체
PDE : 포스포디에스테라아제
cGMP : 사이클릭GMP

PKG : 단백질 키나아제G
EGFR : 상피성장인자 수용체
RhoA : 저분자 G 단백질
PGT : 프로스타글란딘 트랜스포터(SLCO2A1)
PGE2 : 프로스타글란딘 E2
AMPK : AMP활성 단백질 키나아제
AC : 아데닐산시클라제

있다[4].

한편, 테오필린은 티아지드계 이뇨제와 유사한 기전에 의해, 또 항균제인 ST 합제(설파메톡사졸 · 트리메토프림[박터 외])는 원위세뇨관에 존재하는 상피성 Na 채널을 저해하면서 저Na혈증을 유발한다.

그 외, AT1 수용체 길항제, ACE 억제제는 안지오텐신 II를 통한 알도스테론에 의한 Na의 재흡수 억제에 관여하는 것으로 생각되고 있지만, ACE 억제제에서는 브라디키닌의 분해 억제에 의한 ADH의 분비 증가도 보고되고 있다.

(B) 수분의 항상성에 영향을 미치는 약물

a) 중추의 ADH 분비에 영향

ADH 분비가 항진하는 SIADH를 유발하여 저Na혈증을 일으키는 약물에는 항우울제, 항정신병제, 항간질제, 항암제 등이 있다.

항우울제에서는 저Na혈증의 오즈비가 선택적 세로토닌 재흡수 억제제(SSRI)에서 4.8~14.6, 밀타자핀(리플렉스, 레메론 등)에서 14.3으로 주의가 필요하다.

그 발병 기전은 아드레날린 α1, 세로토닌 5-HT 수용체의 자극에 의해 중추의 ADH 분비가 증가하는 것과 신장에서의 ADH의 작용 증강(후술)이 추측되고 있다[5,6]. 또한 SSRI에 의한 저Na혈증의 발병 위험은 복용량에 따라 증가하고 80%가 복용 시작 후 3주 이내에 나타나며 회복에는 약물 중단 후 약 2주가 필요하다[7].

항정신병제에서는 저Na혈증 유발의 오즈비가 제2세대 항정신병제(SGA)에 비해 제1세대 항정신병제(FGA)에서 높아지는 경향이 있다[8]. 즉, SGA는 FGA보다 저Na혈증의 발병 위험이 낮은 것으로 보인다[9]. 정신질환을 가진 환자에서 정신증상이나 강박증상, 항정신병제의 부작용 인 구갈(항콜린 작용 등)에 의한 수분섭취의 증가(다음증)가 저Na혈증의 유발에 관여하고 있을 가능성이 있다[10,11].

한편, 항간질제는 표2에 나타낸 바와 같이 레베티라세탐(이케플라 등), 카르바마제핀(테그레톨 등), 옥스카르바제핀, 발프로산나트륨(데파켄, 세레니카 등), 페니토인(아레비아틴, 히단톨), 가바펜틴(가바펜)의 순서로 중증 저Na혈증을 유발하기 쉽고, 입원에 이르는 경우도 적지 않아 주의해야 한다.

표 2 나트륨 이상을 유발하는 약물 (괄호는 주요 상품명, 숫자는 오즈비 [ROR])

	A. Na과 수분의 항상성에 영향을 미치는 약물	**혈청Na**
이뇨작용	이뇨제[1](티아지드계 이뇨제 [2.8[2]], 루프 이뇨제, K유지성 이뇨제), 알도스테론 길항제(스피로노락톤[알덕톤 A: 4.5]), 테오필린(테오돌), 설파메톡사졸, 트리메토프림(박트라민: ST 합제), 알도스테론 작용을 간접적으로 감소시키는 약물: AT1 수용체 길항제[4.1[2]], ACE 억제제	↓
	B. 수분의 항상성에 영향을 미치는 약물	
(a) 중추 ADH 분비에 영향	**중추에서 ADH 생산 증강[1] (SIADH 유도)** • 항우울제[3] : SSRI(시탈로프람*[14.6], 에스시탈로프람옥살산염[렉사프로: 11.4], 셀트라린염산염[제이졸로프트:11.4], 플루복사민말레산염[르박스, 디플로메르: 9.0], 플루옥세틴*[8.0], 파록세틴염산염수화물[팩실:4.8]), 밀타자핀[리플렉스, 레멜론: 14.3], 삼환계 항우울제[4.9], SNRI(벤라팍신염산염[이펙서: 4.2] 듀록세틴염산염[사인발타 4.0]), MAO 억제제 • 항정신병제[3] : 제1세대 항정신병제(플루페나틴말레산염[플루메딘: 6.91], 할로페리돌[셀레네스: 5.1]), 2세대 항정신병 약물(올란자핀[디플렉사: 4.2], 아리피프라졸[에빌리파이: 2.1], 리스페리돈 [리스파다르: 1.8], 쿠에티아핀푸마르산염[세로켈: 1.6]) • 항간질제[4] : 레베티라세탐(이케플라: 9.76), 카르바마제핀 5(테그레톨: 9.63), 옥스카르바제핀*[7.97], 발프로산나트륨(데파켄, 셀레니카R: 4.96), 페니토인(히단톨, 아레비아틴: 4.83), 가바펜틴6(가바펜: 1.61) • 항암제: 티로신 키나아제 억제제[7](오시메르티닙메실산[타글리소: 3.2], 게피티닙[이레사: 2.73], 엘로티닙염산염[탈세바: 2.31], 아파티닙말레산염[디오토리프: 2.21]), 빈카알칼로이드계 약물, 백금 제제, 알킬화제(사이클로 포스파미드수화물[엔도잔]), 토포이소멜라아제억제제8(이리노테칸염산염수화물[토포테신, 캄프토]), 레보홀리네이트 칼슘/5-FU 등 • 항부정맥제: 아미오다론염산염(안카론), 프로파페논염산염(프로논) • 기타: 오피오이드[6], PPI(2.56[2]), 암페타민, 면역 억제제(메토트렉세이트[8][류마토렉스], 인터페론 등), 프레가발린(릴리카)[6], 시프로플록사신염산염(시프로크산), ACE 억제제	↓
	중추에서 ADH의 분비 감소: 탄산리튬(리머스), 페니토인, 에탄올	↑
	ADH의 분비 임계치 감소: Reset osmostat[1] • SSRI[9], 벤라팍신, 카르바마제핀	↓

표 2 계속

(b) 신장 ADH 작용에 영향	**신장에서 ADH의 작용 강화** • 신장 ADH 작용제: 데스모프레신 아세테이트 수화물(미니린멜트) • ADH의 작용 증강[1] : SSRI[9], 항간질제(카르바마제핀[5], 라모트리긴[라믹타르], 발프로산 Na), 할로페리돌(셀레네스), 당뇨병 치료제(클로르프로파미드, 톨부타미드*), 시클로포스파미드[6]	↓
	• PGE2의 합성 억제 [1] : 비스테로이드성 소염진통제(NSAIDs): EP3 수용체의 작용 감소 • PGE2의 작용 강화: 티아지드계 이뇨제: EP4 수용체의 작용 증가	↓
	• AQP2의 발현 증가[10] : 메트포르민염산염(메트글루코), 스타틴계 약물, 클로피도그렐황산염(플라빅스), 실데나필구연산염(바이아그라, 레바티오), 엘로티닙	–
	신장에서 ADH의 작용 감소 • ADH억제: 톨밥탄(삼스카) • 요붕증을 유발하는 약물(ADH의 작용 감소)[11] : 저K혈증을 유발하는 약물[12](이뇨제, 시스플라틴[랜더], 아미노글리코시드계 약물, 암포테리신B[황기존], 페니실린계 약물 등), 고Ca혈증을 유발하는 약물(탄산리튬, 비타민 A·D), ADH의 작용 저해(탄산리튬[13], 암포테리신B, 콜히친, 빈블라스틴황산염[엑설], 백금 제제[6]), 기타(포스카르넷나트륨수화물[포스카빌])	↑
(c) 기타	만니톨 함유제제(고장성 저Na혈증 유발), 면역글로불린(가성 저Na혈증 유발), 인산Na염 배합제(비지클리어배합제: 경구 장관 세정제), 신장 장애를 유발: 항암제(백금 제제 등), 설사 유발: 센노시드 제제, 항암제, 비스포스포네이트계 약물[6]	↓
	삼투압 이뇨제(D-만니톨, 진한 글리세린), 루프 이뇨제, 소화관으로부터의 수분 손실(락툴로오스, 소르비톨), 합성 무기질 코르티코이드(플루드로코르티손아세트산에스테르[플로리네프]; 소금상실 만성 부신피질 기능저하증[에디슨 병] 치료제), Na 부하: 생리식염수, Na 함유 제제(수액 포함)	↑
기전 불명	항헤르페스바이러스제(발라시클로비르염산염[발트렉스] 등), 항파킨슨제(로티고틴[뉴프로패치], 프라미펙솔염산염수화물[비시프롤], 브로모크립틴메실산염[파로델]), 리파부틴[1](미코부틴), 암로디핀베실산염[1](암로진, 노르바스크), 리네졸리드(자이박스), 세포페라존나트륨 · 설박탐나트륨(설페라존)	↓

문헌, 첨부 문서를 바탕으로 작성
[ ] 또는 ( ) 안의 숫자는 Reporting Odds Ratio(ROR; 오즈비: 숫자가 높을수록 저Na혈증이 발생하기 쉽다)
★은 일본 미발매 또는 판매 중지
밑줄은 V2R 자극작용을 가진 약물[10]

1. Am J Kidney Dis.2008;52:144–53.
2. Arch Gerontol Geriatr.2014;59:642–7.
3. Ann Pharmacother.2022;56:303–8.
4. Seizure.2018;59:28–33.
5. Eur J Neurol.2016;23:1393–9.
6. Eur Endocrinol.2020;16:122–30.
7. Sci Rep.2020;10:4803.
8. Front Oncol.2020;10:779.
9. Ann Pharmacother.2002;36:1175–7.
10. Front Physiol.2021;12:797039.
11. Crit Care Med.2010;38:S253–64.
12. NDT Plus.2009;2:339–46.
13. Eur J Pharmacol.2015;755:27–33.
14. Biol Pharm Bull.2016;39:1968–73.

이들 약물은 SIADH를 유발할 가능성이 높고, 특히 카르바마제핀은 중추로부터 ADH의 분비를 촉진하는 작용 외에 신장 ADH의 작용을 증강시키는 것으로 알려져 있다(후술).

다양한 항암제에서도 SIADH의 유발이 보고되고 있다. 항암제에 의한 구역질과 구토가 ADH의 분비를 촉진하기 때문에 간접적으로 저Na혈증을 유발할 것으로 추측되고 있다. 또한 빈카 알칼로이드계 약물은 뇌하수체 후엽과 시상하부의 직접적인 신경독성에 의해 ADH의 분비를 제어하고 있는 삼투압 수용체에 영향을 미치기 때문에 SIADH를 유발하는 것으로 생각되고 있다.

백금 제제에서는 ADH의 분비 촉진 외에 신장 장애에 의한 Na의 손실의 관여가, 시클로포스파미드수화물(엔도잔)은 ADH의 분비 촉진, 신장에서의 내인성 ADH 작용 증강 등이 추측된다. 시클로포스파미드에서는 부작용인 출혈성 방광염을 예방하기 위한 수분 섭취가 치사적인 물중독(저Na혈증)을 유발할 우려가 있다.

그 외에도 항부정맥제, 오피오이드, 양성자 펌프 억제제(PPI), 암페타민계 약물, 면역 억제제(메토트렉세이트[류마트렉스 등] 등), 시프로플록사신염산염(시프록산 등), ACE 억제제 등도 SIADH에 의한 저Na혈증을 유발한다. 또한 오피오이드에서는 메스꺼움이나 저혈압에 의한 간접적인 ADH 분비작용, 또 메토트렉세이트에서는 뇌독성이나 체액량의 조정 기능장애 등의 관여가 보고되고 있다.

한편, 중추에서 ADH의 분비를 저하시키는 약물로는 탄산리튬(리머스 등), 페니토인(아레비아틴, 히단톨 등), 에탄올(음주) 등이 있다. 항이뇨 작용이 약해짐으로써 순환 혈액량이 감소하여 고Na혈증을 유발하는 것으로 추측되고 있다.

또한, SSRI, 벤라팍신염산염(이펙서), 카르바마제핀(테그레톨 등)에서의 SIADH 유발에는 ADH 분비 역치의 저하 작용도 관여하는 것으로 생각된다. ADH 분비 역치가 낮아지면 통상적으로 ADH가 분비되지 않는 상태에서도 ADH가 분비되기 때문이다.

b) 신장에서 ADH 작용에 영향

ADH 작용제의 데스모프레신아세트산수화물(미니린멜트 외)은 V2R을 활성화하여 물의 재흡수를 촉진하여 항이뇨작용을 발휘한다.

점비(적응증: 야뇨증), 주사(적응증: von Willebrand 병 등)뿐만 아니라,

2019년 9월에는 경구 약물(적응증; 남성의 야간 다뇨로 인한 야간 빈뇨)의 사용도 시작되었다.

첨부문서 경고란에는「심각한 저Na혈증에 의한 경련이 보고되어 있기 때문에 환자 및 그 가족에 대해 물중독(저Na혈증)이 발현될 수 있다는 점, 수분 섭취 관리의 중요성에 대해 충분히 설명·지도를 실시하는 것」이라고 한다.

또한, 데스모프레신을 야간 빈뇨에 사용했을 경우 다른 치료제(α1 수용체 길항제, 안드로겐 수용체 길항제)와 비교하여 저Na혈증의 발현 빈도가 유의하게 높았다는 보고가 있다[12].

기타, SSRI, 카르바마제핀, 라모트리긴(라믹타르 등), 나트륨황산염(데파켄, 셀레니카R 등), 할로페리돌(셀레네스 등), 클로르프로파미드, 시클로포스파미드에서는 신장에서 ADH의 작용 증강(V2R 자극 표2 밑줄)과 AQP2의 발현의 증가 작용(감수성 증대) 등을 가지고 있다고 생각된다. ADH 분비가 정상이더라도 저Na혈증을 유발할 수 있다.

신장 프로스타글란딘(PG)인 PGE2는 EP3 수용체를 통해 ADH 작용을 억제하지만 EP4 수용체를 통해 AQP2의 발현을 증가시킨다[4](그림 1). 따라서 PGE2 합성을 억제하는 NSAIDs는 낮은 Na혈증을 유발하는 경우는 드물다. 그러나, 체액량이 감소하고 있는 경우나 SIADH를 유발하는 약물과의 병용시에는 ADH의 작용이 증강되어 저Na혈증이 나타날 가능성이 있다.

또한, PGE2를 세포 내에 도입하는 트랜스포터(PGT)의 발현이 감소하면(유전다형: A396T), 티아지드계 이뇨제에 의한 저Na혈증이 발현하기 쉽다는 보고가 있다[4].

PGT의 발현 감소는 티아지드계 이뇨제가 PGE2 신생을 증가시키고 PGE2 수용체(EP4 수용체)의 활성화를 주로 촉진하는 것으로 추측되었다.

AQP2의 발현을 증가시키는 다른 약물은 메트포르민염산염(메트글루코 등: AMPK 활성화), 스타틴계 약물(RhoA 억제), 클로피도그렐황산염(플라빅스 외: P2Y12 수용체 길항), 실데나필시트르산염(바이아그라, 레바티오 등: PDE5 억제), 에를로티닙염산염(탈세바; EGFR 억제) 등이 있다. 이러한 약물은 ADH의 작요이 감소해 발생하는 요붕증(요농축이 불가능하여 소변량이 증가하는 질환)의 개선 효과를 나타내지만(동물 실험), 저Na혈증은 거의 발병하지 않는다. AQP2 수용체와 저Na혈증 사이의 관계는 향후에 연구할 필요가 있다(그림 1)[13].

한편, 신장에서의 ADH의 작용을 감소·억제하는 약물로서 V2R 선택적 길항제인 톨밥탄(삼스카)이 있다.

ADH에 의한 물의 재흡수를 선택적으로 억제하여 물배설을 촉진시켜 이뇨작용을 나타내지만 그 반면 혈액을 농축하기 때문에 고Na혈증이나 고K혈증이 되기 쉽다.

그 외 요붕증을 유발하는 약물에는 저칼륨(K)혈증이나 고칼슘(Ca)혈증을 유발하는 약물, ADH 억제 작용을 갖는 약물(탄산리튬, 암포테리신B[할리존, 판기존 외], 콜히친, 빈블라스틴황산염[엑자르], 백금 제제), 포스카르넷나트륨수화물(포스카빌) 등이 있어 고Na혈증 유발에 주의한다.

또한, 탄산리튬에 의한 요붕증에는 고Ca혈증, cAMP의 상승 억제 작용에 더해 신세포의 아폽토시스 촉진 작용도 관여하고 있다 [14].

c) 기타 메커니즘

만니톨은 혈장 삼투압을 높여 세포 내에서 세포 외로의 수분 이동을 촉진하여 순환 혈액량이 증가하기 때문에 상대적으로 혈청 Na 농도를 저하시킨다(고장성 저Na혈증).

또한, 면역글로불린은 단백질을 포함하는 혈장의 소수성을 증가시켜 상대적으로 물 부피를 감소 시키지만, Na는 혈장의 수상에만 존재하기 때문에 혈장을 소수상으로 포함하면 그 용량은 증가하기 때문에 저Na혈증이 된다(위저Na혈증).

또한, 면역글로불린은 10%말토오스액에 용해하여 투여되고 있으며, 신장 기능이 저하된 환자에게 투여한 경우 말토오스가 세포외액에 축적되어 혈장 삼투압이 상승한다.

그 결과, Na의 배설이 촉진되어 저Na혈증이 될 우려가 있으며 신장 기능이 저하되어 있는 환자에게 투여하는 것은 주의해야 한다. 또한 신기능 장애를 유발하는 약물(항암제, 백금 제제 등), 설사를 유발하는 약물에서는 저Na혈증을 포함한 전해질 이상이 보고되고 있다.

한편, 삼투압 이뇨제나 루프 이뇨제, 소화관에서의 수분 상실을 일으키는 약물, 합성 무기질코르티코이드 제제(Na의 흡수 촉진), Na 함유 제제(수액) 등에서는 과도한 수분 상실(혈액 농축) 이나 Na 재흡수의 증가로 인한 고Na혈증에도 주의한다.

저Na혈증이 관여하는 상호작용

데스모프레신과 저Na혈증을 유발하는 약물, SIADH를 유발하는 약물(표 2)과의 병용에 주의한다(증례 1). 환자는 저Na혈증의 초기 증상(메스꺼움 등의 소화기 증상이나 두통 등)에 대해 설명하고 정기적인 혈청 Na 수치를 측정하도록 반드시 지도한다.

특히, 데스모프레신과 부신피질스테로이드, 티아지드계 이뇨제, 루프계 이뇨제와의 병용은 저Na혈증을 유발할 위험성이 높아지기 때문에 금기이다. 부신피질 스테로이드에 의한 저Na혈증의 유발은 매우 드물며 첨부문서 부작용란에 저Na혈증 기재가 있는 것은 덱사메타손뿐이다. 그러나 해외 임상시험(데스모프레신 점비약)에 있어서 혈청 Na수치가 125mEq/L 이하가 된 5례의 증례 중 4례에 부신피질 스테로이드(주사[2례], 흡입[2례])가 병용되었기 때문에[15] 미국 첨부 문서에 준하여 병용 금기로 되어 있다(노출량이 적은 외용을 제외한 모든 제형이 병용 금기).

그 밖에도 저Na혈증을 유발하는 약물끼리의 병용에 항상 주의한다. 특히, 작용 기전이 다른 이뇨제끼리의 병용이나, 이뇨제와 저Na혈증을 유발하는 약물(카르바마제핀, 클로르프로파미드, ACE 억제제[16] 등)과의 병용은 주의해야 한다. 또한, 항정신병제(SSRI, SNRI, 카르바마제핀 등)과 저Na혈증을 유발하는 약물(이뇨제, ACE 억제제, AT1 수용체 길항제, PPI 등)를 병용한 경우 단제와 비교하여 발생 위험이 16~42배로 상승한다는 보고가 있어 주의한다[8].

또한, 첨부문서에 고Na혈증으로 인한 상호작용에 대한 기재는 현재까지는 없다.

참고자료

1) Eur J Endocrinol.2014;170:G1–47.
2) Int J Environ Res Public Health.2017:14.
3) Ann Pharmacother.2003;37:1694–702.
4) Am J Kidney Dis.2020;75:256–64.
5) J Psychopharmacol.2021;35:928–33.
6) J Am Acad Nurse Pract.2008;20:47–51.
7) Drug Saf.2010;33:101–4.
8) J Neural Transm (Vienna).2021;128:1249–64.
9) Int J Neuropsychopharmacol.2021;24:477–89.
10) Am J Kidney Dis.2008;52:144–53.
11) Psychiatry Res.2014;217:129–33.
12) PLoS Med.2019;16.:e1002930.
13) Front Physiol.2021;12:797039.
14) Eur J Pharmacol.2015;755.:27–33.
15) J Urol.2018;200:604–11.
16) J Clin Hypertens (Greenwich).2012;14:158–64.

SECTION 14

NSAIDs에 의한 소장 점막 상해

록소프로펜에 의한 소장 폐색과 산분비 억제제의 병용에 주의하자

비스테로이드성 소염진통제(NSAIDs)와 저용량 아스피린(LDA)의 부작용으로 소화성 궤양이 알려져 있지만, 최근에는 회장과 공장을 포함한 소장 점막 손상의 위험성과 그 실태가 점차 밝혀지고 있다. 위산 분비 억제제와의 병용으로 인해 발병 위험이 증가한다는 점도 지적되고 있다.

증례 1: 80세 남성, A 씨

처방전

(1) 바파린배합정 A81 1회 0.5정(1일 0.5정)
1일 1회 아침 식사 후 14일분

(2) 파리엣정 10mg 1회 1정(1일 1정)
1일 1회 취침 전 14일분

(3) 멕시틸캡슐 50mg 1회 1캡슐(1일 3캡슐)
시그마트정 5mg 1회 1정(1일 3정)
록소닌정 60mg 1회 1정(1일 3정)
1일 3회 아침 점심 식사 후 14일분

처방 배경

A씨는 부정맥, 협심증, 혈전 예방을 위해 멕시틸(일반명 멕시레틴염산염), 시그마트(니콜란딜), 바파린배합정A81(아스피린 다이알루미네이트)을, 또 저용량 아스피린에 의한 위 · 십이지장궤양 발병 예방을 위해 파리엣(라베프라졸나트륨)을 복용하고 있었다.

지금까지 소화성 궤양과 같은 부작용은 관찰되지 않았다. 이번에 허리통증의 악화로 인해 록소닌(록소프로펜나트륨수화물)이 추가되었다.

복약지도 포인트

약사는 A씨가 고령인 것과 록소프로펜에 의해 COX1, COX2가 동시에 억제되는 것, 그리고 소장 궤양을 악화시킬 수 있는 PPI인 라베프라졸이 처방되고 있기 때문에 소장 궤양의 위험이 증가한다고 생각했다.

약사는 위, 십이지장 궤양, 내출혈이나 손발의 붓기 외에 혈변이나 흑색변, 빈혈증상(휘청거림, 어지러움, 눈꺼풀과 손톱이 창백해짐), 장폐색증상(복통, 설사, 구역, 구토, 복부팽만 등)에 그 어느 때보다 주의하도록 지도했다. 또한, 비피더스균을 함유하는 일반약품(OTC)의 정장제는 소장 점막상해를 막을 가능성이 보고되고 있다는 설명에 A씨가 「시험하고 싶다」라고 하며 구입했다.

그 후, A씨에게 이러한 자각 증상은 없었고, 변통도 개선했되어 혈액 검사상에서도 빈혈 등의 문제점은 발견되지 않았다. 현재도 처방약과 정장제를 계속 복용하고 있다.

소개

비스테로이드성 소염진통제(NSAIDs)는 시클로옥시게나제(COX)를 저해함으로써 염증 부위나 혈소판에서의 프로스타글란딘(PG) 생산을 억제하고 항염증 작용이나 혈소판 응집 억제 작용을 발휘한다.

퇴행성 관절염이나 류마티스 관절염 등의 골관절염의 진통, 감기시의 해열·진통 등에 사용된다. 또한 저용량 아스피린(LDA low dose aspirin)은 항혈소판제로서 협심증, 심근경색, 허혈성 뇌혈관질환에서의 혈전·색전의 억제 등에 사용되고 있다.

최근 고령화와 생활 습관에 따른 질병이 증가함에 따라 사용 빈도도 증가하고 있어 일본에서의 NSAIDs 복용자는 약 1000만명에 이른다고 한다.

NSAIDs는 다양한 부작용을 나타내지만, 그 중에서도 위·십이지장 궤양은 빈도가 높아 문제시되고 있다. 일본소화기병학회의 「소화성궤양 진료 가이드라인2020」에 의하면 NSAIDs 복용 중 궤양 발생의 위험은 계속되지만, 특히 투여 3개월 이내가 높고 NSAIDs를 3개월 이상 복용하면서 위산분비 억제제로 예방 치료를 하지 않은 환자에게서 소화성 궤양의 발병 빈도는 위궤양 10~15%, 십이지장 궤양 3%, 소화관 출혈 1%인 것으로 나타났다. 또한 NSAIDs에 의한 위·십이지장 궤양의 예방 및 치료(궤양 기왕력이 있는 환자)에서는 양성자 펌프 저해제(PPI)의 투여가 권장되고 있다.

이처럼 기존에는 NSAIDs에 의한 소화관 상해의 발병 부위로서는 상부 소화관이 주목받고 있었다. 그러나 2000년대에 들어가 내시경이 임상에서 사용되게 되었고 원래는 '암흑 대륙'이라고 불리던 소장(회장, 공장)의 질환을 발견할 수 있게 되었다. 그 결과, NSAIDs 복용 환자에서 높은 빈도로 소장 점막 상해가 발생하고 있음이 밝혀졌다.

특히 록소프로펜나트륨수화물(상품명 록소닌 등)은 2016년에 첨부문서가 개정되어 「중대한 부작용」에 「소장·대장의 협착·폐색」이, 「그 외의 부작용(빈도 불명)」에 「소장·대장의 궤양」이 추가되어 구역·구토, 복통, 복부팽만 등의 증상이 나타난 경우 즉시 투여를 중지하고 적절한 처치를 실시하도록 기재되었다(표1).

또한, 디클로페낙나트륨(나볼, 볼탈렌 등)에 있어서도 「기타 부작용」에 「소장·대장의 궤양」이 기재되어 있다.

표 1 록소프로펜나트륨수화물 (경구약) 의 첨부문서 추가사항
(2016 년 3 월)

[중대 부작용]

소장 · 대장의 협착 · 폐색: 소장 · 대장의 궤양에 의해 협착 · 폐색이 나타날 수 있으므로 충분히 관찰하여 오심 · 구토, 복통, 복부 팽만 등의 증상이 나타난 경우에 즉시 투여를 중단하고 적절한 조치를 취할 것.

NSAIDs 상용자에게서 높은 발병률을 보인다

NSAIDs에 의한 소장 점막 상해는 소장 점막에 발적, 미란, 궤양 및 막양협착을 일으킨다. 고령자에서의 발병 빈도가 높고 NSAIDs의 상용 환자에서는 71~81%, NSAIDs 투여 후 건강한 사람에서는 68%에 소장 점막 상해가 나타났다는 보고가 있다[1,2].

또한, LDA가 NSAIDs와 마찬가지로 높은 비율로 소장 점막 상해를 일으키는 것 외에 선택적 COX2 억제제도 소장 점막 상해의 위험성이 시사되고 있다[3]. 원인 불명의 소화관 출혈(obscure gastrointestinal bleeding; OGIB)의 원인으로서 NSAIDs가 관여하고 있을 가능성도 지적되고 있다.

소장 점막 상해는 무증상인 상태로 진행되는 경우가 많은데, 점막 상해가 진행되어 소장 궤양이 형성되면 하혈(흑색변, 혈변), 만성 빈혈 등의 임상증상이 보인다. 또한 소장 궤양으로 인한 흉터는 소장의 막양협착을 일으켜 장폐색으로 이어질 수 있다.

장폐색에서는 복통, 설사, 오심 · 구토 등의 소화기 증상 외에 영양부족으로 인해 저단백 · 저알부민혈증을 유발하여 부종이 나타난다. 심한 회장 천공이나 소장 폐색으로 인해 개복 수술을 시행한 경우도 보고된다[4,5].

따라서 NSAIDs 투여 중에는 소화관 출혈, 빈혈, 장폐색에 의한 소화기 증상, 저알부민혈증 등의 증상에 주의하고 조기 발견하는 것이 중요하다. 불행히도, 현재 NSAIDs에 의한 소장 점막 상해에 대한 보험 적응을 가진 약물은 없어 대부분의 경우 NSAIDs의 중단이 불가피하다.

장내 세균이 발병에 관여하는가

위·십이지장과 달리 소장에서 NSAIDs 기인성 점막 상해의 발병에는 위산 이외의 요인이 관여할 가능성이 지적되었다. 최근, 소장 궤양은 항균제의 투여로 억제되어 소장에 세균이 존재하지 않는 동물에서는 발생하지 않는다는 점, 또 소장 궤양이 위산의 살균 작용으로 장내 세균이 적은 소장 입구쪽보다 혐기성균이 많은 항문 측에서 많이 발생하는 것으로 보아 소장 점막 상해의 주요 공격 인자는 장내 세균인 것으로 추측되고 있다[6,7].

그 발병 기전은 다음과 같이 생각된다(그림1).

NSAIDs는 소장 점막 내의 COX1을 억제하여 내인성 PG 생산을 억제한다. 따라서 소장 운동의 항진이나 점액 분비의 감소를 초래하여 점막 방어 기능이 저하된다.

그 결과, 그람음성균인 장내 세균이 소장 점막 내에 침윤한다. 침윤된 장내 세균은 내독소(엔도톡신)를 생산하여 리포다당류(LPS)를 유리하고 병원체에 특징적인 분자를 인식하는 점막 내 Toll-유사 수용체 4(TLR4/MyD88 경로)를 통해 유도형 일산화질소 합성효소(iNOS)의 발현을 유도하여 다량의 일산화질소(NO)가 생산된다.

NO는 호중구의 활성화에 의해 생산되는 활성산소와 반응하여 더욱 산화작용이 강한 질소산화물을 생산하여 소장 점막 상해를 유발한다고 생각되고 있다[6,7]. 즉, NSAIDs에 의한 PG 센싱 저하에 의해 방어계가 불충분해져 장내 세균이 점막에 침윤하여 과도한 염증반응을 일으키는 것에 기인하는 것으로 여겨진다.

그 밖에 NSAIDs는 직접적으로 소장 점막의 미토콘드리아 장애를 일으켜[8] 소장 점막의 투과성을 항진시켜 장내 세균의 침윤을 촉진하는 것, NSAIDs의 대부분이 간에서 글루쿠론산 접합을 받아 장관 순환을 하기 때문에 여러 차례 하부 소화관 부위에 노출되기 쉽다(β글루쿠로니다제에 의해 생산된 아글리콘은 소장 상피를 손상시킨다)는 것도 소장 점막 상해 유발에 관여하는 것으로 생각된다.

또한, 담즙산 흡착제의 콜레스티라민(퀘스트란)이 소장 점막 상해를 억제하는 것으로 보아 장내 세균이 침윤하는 기전에는 담즙산도 관여하고 있는 것으로 보인다. 또한 소장 내에서 항상성을 가지고 발현되는 고리형 산화질소 합성효소(cNOS)에서 생산된 NO는 내인성 PG의 생산증가로 인해 COX1과 유사한 기

그림 1 NSAIDS에 의한 소장 점막 상해 발병 기전

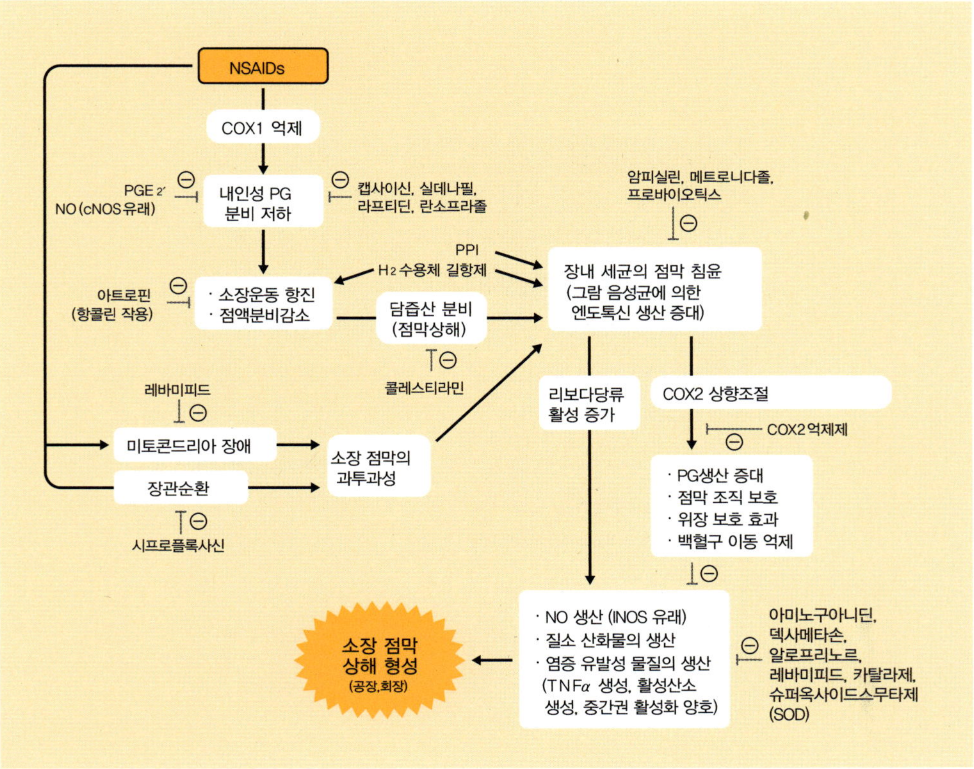

능이 있는 것으로 보인다[6,7].

COX 선택성과의 관련성

COX는 아라키돈산으로부터 PG를 생산하는 율속효소이며, COX1과 COX2의 아이소자임으로 알려져 있다. COX1은 모든 조직에서 항상성을 가지고 발현되며, 그 기능 유지에 필요한 PG를 생산한다.

한편, COX2는 평상시에는 거의 발현되지 않고 염증시에 발현하며, 염증반응이나 조직수복에 관여하는 PG를 생산하는 것으로 생각된다. 이러한 분포와 발현의 차이로 인해 소화관 점막의 기능 유지에는 항상성을 가지고 존재하고 있는 COX1이 중요하며, NSAIDs에 의한 소화관 손상의 발생에는 주로 COX1 저해가 관여하는 것으로 생각되고 있다.

그러나 흥미롭게도 동물실험에서 선택적 COX1 억제제의 SC-560이나 선택적 COX2 억제제의 로페콕시브의 단독 투여에서는 소장 점막 상해는 인정되지 않지만, 병용한 경우에 한해 비선택 COX억제제인 인도메타신과 유사한 출혈성 상해를 일으키는 것으로 나타났다.

이것은 COX2에 의한 보상적인 내인성 PG 생산에 의한 것으로 추측된다. 즉, 선택적 COX1 억제제제의 단독 투여에서는 내인성 PG의 생산이 저하되어 장내 세균의 점막 침윤을 초래하지만, 침윤과 동시에 COX2가 유도되어 저하된 내인성 PG를 대가적으로 보충하기 때문에 소장의 상해는 유발되지 않는다. 반면, COX1과 COX2를 동시에 억제하면 이와 같은 보호 효과가 사라지고 소장 점막 상해가 유발된다.

단, 임상적으로 COX1 억제제의 LDA, COX2 억제제의 셀렉콕시브(셀렉콕스), COX2 선택성이 높은 에토드락(오스텔락, 하이펜 외)에서도 비선택적 COX 억제제만큼은 아니지만 소장을 포함한 소화관 상해를 일으키는 것으로 보고되고 있어 주의가 필요하다.

또한, NSAIDs에 기인한 위·십이지장 궤양의 발병에 COX1과 COX2 양쪽 모두에 대한 연구가 필요하다는 것이 동물 실험에서 시사되고 있다[10].

소장 궤양과 관련된 상호작용

PPI, 고용량 H2 수용체 길항제(보험 적응외) 등은 NSAIDs에 의한 위·십이지장 궤양의 예방으로서 유용하지만, 소장 궤양 등의 소장 점막 상해의 발병을 증가시킬 위험이 있다[6, 11, 12] (표 2). 또한 일본의 다기관 공동연구에서 LDA에 의한 소장 점막 상해의 독립적인 위험인자는「LDA의 제형이 장용정인 것」과「PPI의 병용」임이 보고되었다[13].

PPI와 H2 수용체 길항제의 위산분비 억제 작용에 의해 장내 세균총이 변화하고 장내 세균의 소장 점막에의 침윤이 촉진되는 것이 관여하는 것으로 생각된다. 또한 오메프라졸은 공장의 방선균, 비피더스균을 감소시키는 것도 동물실험에서 밝혀졌다[14].

또한, 란소프라졸(타케프론 등)이나 라프티딘(프로테카진 등)은 NSAIDs와 병용해도 소장궤양 발생 위험이 상승하지 않는다는 보고도 있다[6,11]. 이것은 두 약물이 캅사이신 감수성 지각신경을 자극하거나 란소프라졸에서 cNOS 유래의 NO 신생을 증가시키는 작용이 있으며 COX1 억제에 의한 내인성 PG 저하의 보상적인 억제가 관여하고 있다고 추측되고 있다.

캡사이신 감수성 지각신경은 칼시토닌 유전자 관련 펩티드(CGRP) 등을 유리하여 장관 점막 혈류량의 증가와 점액 분비를 촉진하여 점막의 항상성 유지에 관여하고 있으며, CGRP의 작용의 일부는 NO 생산에 깊게 관여하는 것으로 알려져 있다.

다만, PPI의 종류에서 소장 점막 상해의 발생 위험 차이는 보이지 않았다고 하는 보고[13]나 LDA와 PPI의 장기 병용에 의한 소장 점막 상해의 증가에 관해서는 유의한 관련성을 인정하지 않았다는 보고[15]도 있어 향후 연구 성과가 기다려진다.

어쨌든, NSAIDs에 의한 소장 점막 상해는 위산 분비 억제제로는 방지할 수 없기 때문에 NSAIDs와 PPI나 H2 수용체 길항제와의 병용시에는 소장 점막 상해의 발병에 주의하는 것이 좋다.

한편, LDA와 비선택적 COX 억제제 또는 선택적 COX2 억제제의 병용은 COX1과 COX2가 모두 억제되기 때문에 주의가 필요하다(증례 1).

많은 약물이 NSAIDs에 의한 소장 점막 상해에 대해 예방·개선 효과를 나타낼 가능성이 있다고 보고되고 있다[6,7,8,9].

예를 들어, 레바미피드(뮤코스 등), 미소프로스톨(사이트텍), 시프로플록사

표 2 소장 궤양에 관여하는 상호작용 (괄호는 주요 상품명)

NSAIDs	병용 약물	발생 가능한 사건
비선택적 COX 억제제 : 록소프로펜나트륨수화물(록소닌), 아스피리(아스피린, 바팔린), 인도메타신(인테반), 나프록센(나이크산), 이부프로펜(불펜), 풀루비프로펜 ※1 (프로벤), 케토프로펜(경구약은 판매중지), 피록시캄(박소), 수린닥(크리놀), 디클로페낙나트륨(나볼, 볼탈렌) 등 **COX1 선택적 억제제 :** 저용량 아스피린(바이아스피린)※2 **COX2 선택적 억제제 :** 셀레콕시브(셀레콕스), 에토드락(오스텔락, 하이펜), 멜록시 캠(모빅)	PPI, H2 수용체 길항제	소장 점막 상해 위험 상승 우려. 상부 소화관 부상 위험은 감소. PPI와 저용량 아스피린은 소장 상해의 독립 위험 인자라는 보고가 있음.
	저용량 아스피린	소장 점막 상해 위험 상승. 상부 소화관 상해 위험도 상승. 출혈, 부종 등 NSAIDs 부작용 증강에도 주의해야 함.
	NSAIDs 기인성 소장 점막 상해를 예방하고 개선할 수 있음※3	예방 약물의 병용 중지에 의해 상대적으로 소장 점막 상해의 위험이 상승할 우려가 있음.

※1 이부프로펜, 플루비프로펜, 인도메타신은 혈소판 COX1의 촉매 부위에 결합하여 아스피린의 결합 부위에의 도달을 저해하기 때문에 항혈소판 작용을 감소시킬 수 있음.

※2 저용량 아스피린은 혈소판에서 주로 작용하기 때문에 COX1 선택적 억제라고 생각됨.

※3 NSAIDs 기인성 소장 점막 상해를 예방·개선할 수 있는 약물·물질의 예

- 미토콘드리아 장애 억제: 레바미피드(뮤코스타)
- β글루쿠로니다제 억제: 항균제(시프로플록사신염산염수화물[시프록산] 등)
- PG생산 저하에 의한 점액 분비 감소에 길항: 미소프로스톨(사이트텍), 일소그라진말레산염(가스론 N; 포스포디에스테라아제[PDE]4 억제 작용이 관여), 실데나필구연산염(바이아그라, 레바티오; PDE5 억제작용 효과주), 라프티딘(프로테카진; 캡사이신 작용이 관여), 란소프라졸(타케프론; 캡사이신 작용, 일산화질소[NO] 생산 작용이 관여)
- 담즙산 작용 억제: 콜레스티라민(퀘스트란)
- 소장 운동 억제: 항콜린제(아트로핀황산염수화물[황산 아트로핀] 등)
- 그람음성균 억제: 항균제(암피실린수화물[피실린] 등), 프로바이오틱스(유산균 제제 등), 메트로니다졸(아스졸, 프라질)
- 일산화질소 생산 효소(INOS) 억제: 아드레노크롬 모노아미노구아니딘메실산염수화물(S. 아드쿠논), 덱사메타손(데카드론, 레나덱스)
- 활성산소 생산 억제: 레바미피드, 알로프리놀(자일로릭), 카탈라아제, 슈퍼옥사이드디스무타제(SOD)

신염산염수화물(시프록산 등), 암피실린수화물(빅실린), 유산균 제제 등이 있고, 소장 점막 상해에 대해 예방적으로 작용하는 기전은 다양하다. 이러한 예방약과 NSAIDs를 병용한 후 예방약을 중지하면 억제되어 있던 소장 점막 상해가 발병할 우려가 있음을 염두에 두도록 하고 싶다.

참고자료

1) CLINICIAN 2007;54:1241–5.
2) 국립 장수 의료 연구 센터 병원 레터 2012;37:1–4.
3) Gastroenterological Endoscopy.2013;55:467–75.
4) Progress in Medicine 2007;27:1510.
5) 일본 임상 외과학회 잡지 2008;69:2547–51.
6) Digestion.2015;91:218–32.
7) 일본 약리학 잡지 2012;139:103–8.
8) World J Gastroenterol.2012;18:1059–66.
9) Acta Pharmacologica Sinica.2016;37:1002–12.
10) Gastroenterology.2000;119:706–14.
11) J Pharmacol Exp Ther.2012;343:270–7.
12) J Pharmacol Exp Ther.2014;348:227–35.
13) 소화기 및 간내과 2014;59:140–5.
14) Gastroenterology.2011;141:1314–22.
15) CLINICIAN 2015;62:876–81.

SECTION 15

횡문근융해증

횡문근융해증의 발병 위험도, 빈도가 높은 약물에 주목하자

횡문근융해증을 유발하는 약물로서 스타틴계 약물, 항(진)균제, 항정신병제 등 매우 많은 약물이 보고되고 있다. 발병의 위험도와 빈도가 높은 약물, 또 발생 보고 건수가 많은 약물을 파악하여 조기 발견을 하는 것이 중요하다.

증례 1 : 70대 여성, A씨

처방전

(1) 【일반】 암로디핀정 5mg 1회 1정(1일 1정)
【일반】 페노피브레이트정 80mg 1회 1정(1일 1정)
1일 1회 아침 식사 후 28일분

(2) 【일반】 피타파스타틴Ca정 2mg 1회 1정(1일 1정)
1일 1회 저녁 식사 후 28일분

처방 배경

A씨는 고혈압과 이상지질혈증 때문에 암로디핀베실산염(상품명 암로진, 노르바스크 등)과 페노피브레이트(리비딜, 트라이코어 등; 피브레이트계 약물)를 복용 중이다. 혈청 트리글리세라이드(TG) 수치는 정상이었지만, 이번에 혈청 LDL 콜레스테롤 수치가 196mg/dL로 높게 나왔기 때문에 피타바스타틴칼슘(리발로 등; 스타틴계 약물)이 추가되었다.

복약지도 포인트]

피브레이트계 약물과 스타틴계 약물의 병용은 주의해야 하며, 신기능 검사 수치에 이상이 있는 경우에는 횡문근융해증(DIR)의 위험이 더욱 높아진다.

또한, 페노피브레이트 및 비타바스타틴에 의한 DIR은 「고위험」이며, 오즈비(ROR; 발병 빈도)도 21.59 및 38.02로 매우 높다.

정기적인 혈액 검사 결과에서 A씨의 혈청 크레아티닌 수치는 0.87mg/dL(여성의 정상수치 :0.46~0.79 mg/dL)으로 다소 높았기 때문에 A씨에게 이번 상호작용에 대해 설명하고 양해를 구해 만약을 위해서 처방의에게 의심 조회를 했다.

그 결과 페노피브레이트와 비타바스타틴을 하루 간격으로 번갈아 복용하는 처방으로 변경되었다.

페노피브레이트에 의한 근육 장애에 대해서는 설명했지만, 약사는 A씨에게 또다시 DIR의 근육 증상이나 적갈색 소변 등의 증상이 나타난 경우에는 즉시 진찰을 받도록 지도했다.

이후 1년이 경과했지만, 특이사항은 발생하지 않았다. 또한 혈청 LDL 콜레스테롤 수치 115mg/dL, 혈청 TG 수치 133mg/dL, 혈청 CK 수치 87U/L로 정상을 유지하고 있다.

소개

근육 자체에 원인이 있는 질환을 「미오파티(근원성 근위축증, 근증)」이라고 한다. 미오파티 중에서 혈청 크레아티닌 키나아제(CK)의 상승을 동반하지 않는 근육의 통증을 「근육통」, 혈청 CK의 상승을 수반한 근증상을 「근염」, 명백한 혈청 CK 상승을 동반하는 것을 「횡문근융해증(rhabdomyolysis)」이라고 부른다.

횡문근융해증은 골격근을 구성하는 근세포가 다양한 원인에 의해 융해 · 괴사하는 병태이다.

근육 유래 성분(미오글로빈[Mb] 등)이 다량 혈중으로 유출되기 때문에 급성 신기능 장애(발병률 13~50%; Mb에 의한 세뇨관 괴사), 파종성혈관내응고증후군, 다발성 장기부전 등이 함께 발병하여 생명에 영향을 미칠 우려가 있다(사망률 2~46%로 추정). 특히 심각한 급성 신기능 장애인 급성신부전이 합병증으로 나타나면 사망률은 60%에 이른다[2].

이 근독성의 요인은 과도한 운동, 외상, 감염, 열사병 등 다양한데 80%는는 약물 유발성 횡문근융해증(drg-induced rhabdomyolysis;DIR)이다. DIR은 환자의 배경(고령, 신장 · 간 기능장애, 갑상선기능저하증 등)이나 약물 상호작용에 의해 위험성이 커진다.

횡문근융해증은 매우 드물지만, 의심약을 중단할 타이밍을 놓쳐 버리면 중증에 이를 우려가 있어 조기 발견, 예방이 매우 중요하다.

이번에는 DIR의 진단, 증상, 주의해야 할 약물이나나 약물 상호작용 등을 중심으로 설명한다.

진단 및 증상

횡문근융해증의 진단기준은 혈청 크레아틴 키나아제(CK) 수치가 정상 수치(남성: 57~197 U/L, 여성: 32~180 U/L)의 10배 이상 및 Mb뇨가 나타나는 경우이다.

이는 근세포의 융해에 의해 근세포로부터 CK나 Mb가 대량 혈중으로 유출되기 때문이며 혈청 CK 수치가 3만 U/L를 넘는 사례까지 있다. 또한, Mb가 대량 혈중으로 유출된 경우(혈중 Mb 농도 1만ng/mL 이상; 정상 수치는 4ng/mL 이하)에는 신장의 처리능력을 초과하여 소변 중에 Mb이 검출되고 소변이 적갈색으로 나타난다. 혈중 CK 수치 상승이 경미한 경우에는 적갈색 소변이 관찰되지 않기도 한다.

대부분의 경우 다리, 어깨, 허리, 기타 근육(특히 대퇴부 등의 근위근[몸의 중심에 가까운 근육])의 통증, 손발의 마비, 탈력감, 경직, 전신 권태감 등이 자각 증상으로 나타난다.

주의해야 할 약물 (표 1)

DIR을 유발하는 약물은 매우 엄청난 수에 이르지만, 특히 주의해야 할 약물은 발병의 위험도나 빈도가 높고, 발생 보고 건수 또한 많은 약물이다. 따라서 미국 식품의약국(FDA)의 첨부문서에 근거하여 분류된 '위험도(concern)' 및 자발적 유해사례보고시스템(FAERS)의 정보를 바탕으로 산출된 '오즈비(ROR; 발병 빈도)'와 일본에서 2004~5년에 보고된 건수를 정리해 보았다(표 1). 「고위험」은 사망, 급성 신부전 등의 심각한 임상 결과를 일으킬 우려가 있는 약물, 「중위험」은 약물 병용 혹은 과다 투여에 의해 DIR 발병의 우려가 있는 약물, 「저위험」은 심각한 임상 결과의 우려가 적은 약물을 나타낸다.

(1) 이상지지혈증 치료제

스타틴계 약물은 「고위험」이며 ROR이 13~66으로 매우 높고, 보고 건수도 많아 가장 주의해야 할 약물이다.

미국에서는 2001년에 세리바스타틴에 의한 횡문근융해증이 발병하여 사망한 사례가 31차례 보고되어 판매 중지에 이르고 있다. 또한 2011년 미국에서는 심바스타틴(상품명 리포바스 등)에 의한 미오파티 발병의 위험성이 높기 때문에 고용량 사용을 피하도록 권고하고 있다.

기존 수용성 스타틴계 약물(프라바스타틴나트륨[메바로틴 외], 로스바스타틴칼슘[크레스톨 외])은 그 이외의 지용성 스타틴계 약물과 비교하여 근세포막을 통과하기 어렵기 때문에 DIR을 일으키기 어렵다고 여겨졌다.

그러나 지용성 아토르바스타틴칼슘수화물(리피톨 등)에서는 보고 건수가 스타틴계 약물 중에서 가장 많지만(106건) ROR은 가장 낮다. 또한 지용성과 수용성 스타틴계 약물의 DIR 발병 빈도에는 차이가 없다는 보고도 있다.

최근에는 골격근에서 스타틴 약물의 흡수에 Organic anion transporting polypeptide(OATP) 2B1가 작용하기 때문에 스타틴 약물의 용해도는 그다지

표 1 횡문근융해증의 발병에 주의해야 할 주요 약물*[1] (수치는 확률비 [ROR], 괄호는 주요 상품명)

(1) 이상지질혈증 치료제

▶고위험 : • 스타틴계 약물(심바스타틴[리포바스; 66.62;37*[2]], 비타바스타틴칼슘[리바로 38.02], 풀바스타틴[로콜 28.86;17], 프라바스타틴나트륨[메발로틴; 19.26;49], 로스바스타틴 칼슘[크레스톨; 15.9], 아토르바스타틴칼슘수화물[리피톨; 13.23;106]), • 피브레이트계 약물(페노피블라트[리피딜, 트라이코아;21.59;20])

▶저위험 : • 에제티미브(제티아: 12.04)

▶기타 : • 피브레이트계 약물 (베자피브레이트[베자톨, 베자립; 46])

(2) 항균제 · 항진균제

▶고위험 : • 마크로라이드계 약물(에리스로마이신스테아린산염[에리스로신; 5.33]), • 세펨계 약물(세펨디닐[세펨; 1.21])

▶중위험 : • 마크로라이드계 약물(클라리스로마이신[클라리스, 클라리시드; 6.98]), • 아졸계 약물(이트라코나졸[이트리졸; 3.84], 보코나졸[부이펜드; 3.41], 플루코나졸[디플루칸; 3.4], 포사코나졸[녹사필; 1.45])

▶저위험 : • 딥토마이신(유비신; 17.27), • 테르비나핀염산염(라미씰; 5.02) • 뉴퀴놀론계 약물(오플록사신[탈리비드;2.15], 레포플록사신수화물[크래빗;1.73;10])

(3) 항정신병제 · 항우울제 · 항파킨슨병 약물

▶고위험 : • 정형약(할로페리돌[셀레네스:6.82], 피모지드[올랩;3.2]), • 비정형약(올란자핀 플렉사;5.15;9], 리스페리돈[리스파다르; 2.82], 쿠에티에핀푸마르산염[셀로켈; 1.82], 아리피프라졸[에빌리파이; 1.45], 파록세틴염산염수화물[팩실; 1.37], 클로자핀[클로자릴; 1.23], 루라시돈염산염[라투다; 0.77], 아세나핀말레인산염[렉살티; 0.38], 페로스피론염산염수화물 [루란]), • 삼환계 약물(아목사핀 [아목산 25.53]), • SNRI (펜라팍신염산염[이펙서 4.01])

▶중위험 : • 항파킨슨병 약물(로티고틴[뉴프로패치; 0.89])

▶저위험 : • 항파킨슨병 약물(엔타카폰[콤탄; 6.52], 조니사미드[엑세그란, 트레리프; 3.18], 프라미펙솔염산염수화물[비시플롤, 미라펙스 LA; 1.23]), • SSRI(플루복사민말레산염[루폭스, 디프로메일; 5.44], 에스시탈로프람옥살산염[렉사프로 ; 1.95], 세르트랄린염산염[제이졸로프트; 1.56]), • NaSSA(밀타자핀[리플렉스, 레메론 4.89]), • SNRI(미르나시플란[레드민; 1.37]),

(4) 전해질 이상을 일으키는 약물

▶저위험 : • 저K혈증유발제(테오필린[테오도르, 유니콘, 유니필LA, 아프네컷; 12.64], 암포테리신B[할리존, 암비좀, 황존; 9.33] 등), • 고Na혈증유발제(톨밥탄[삼스카; 0.29] 등)

표 1 계속

(5) 기타 약물

▶**고위험 :** • 항악성 종양제(트라벡테진[영데리스; 20.95], 니볼루맙[옵지보; 1.34], 인터페론알파-2b[유전자 재조합] [인트론; 1.19], 수니티니브린고산염[수텐트;0.62]), • 숙시닐콜린염산물(렐락신; 13.76), • 시클로스포린 (샌디뮨, 네오랄; 3.27), • 조영제(이오파미돌 [이오파밀론; 1.52], 이오딕사놀[비지파크; 1.2], 이오헥솔[오니바크; 0.75], 이오프로미드[프로스포린; 0.42]), • 바클로펜(개발론; 1.45), • 테트라베나진 (콜레아진; 0.32), • 메토클로프라미드 (프린페란; 0.24)
▶**중위험 :** • 다나졸(본졸; 18.2), • 콜히친(콜히친; 14.03), ●암페타민계 약물(메탄페타민염산염 [히로폰; 5.95], 염산 N-이소프로필-4-요오도암페타민(123I)[파휴자민;4.47]) ● Ca 길항제(지르티아젬염산염[헤르베사; 4.17], 베라파밀염산염[바실란; 2.45]), • 항-HIV 약물(아타자나비르황산염[레이아탓츠; 2.82], • 리토나비르[노비아스; 라파리무스; 1.27], 에베롤리무스[서티칸, 아피니톨; 0.56]), • 글리코피로늄브롬화물(시브리; 0.49), • 메틸페니데이트염산염(리탈린, 콘서터; 0.07)
▶**저위험 :** • 프로포폴(디프리반; 21.32; 15), • 항악성 종양제(넬빈[알라논지; 14.55], 트라메티닙디메틸술폭사이드부가물[메키니스트; 2.95], 이포스파미드[이포마이드; 1.79], 아필라테론아세트산에스테르[자이티가; 1.53] 등), • 소화성궤양 치료제(파모티딘[가스타; 12.45; 16], 라베프라졸나트륨[파리엣; 1.49]), • RA계 억제제(ARB[로사르탄칼륨〈뉴로탄; 7.4;9〉, 칸데사르탄실렉세틸[브로프레스; 6.94; 19], 일베사르탄〈아바프로, 일베탄; 3.2〉 테르미살탄 〈미카르디스; 2.72〉, 발사르탄〈디오반; 2.12〉, 레닌 억제제[알리스키렌 푸마르산염〈라지레스; 0.72〉] • 도네페질염산염(아리셉트; 7.39; 11), • 항HIV 약물(랄테그라비르칼륨[아이센트레스; 3.68], 다르나비르에탄올부착물[프리지스터; 3.06], 테노포비르디소프록시푸마르산염[비리아드, 테노제트; 2.55], 라미부딘[에피비르, 제픽스; 2.05], 에트라빌린[인텔렌스; 1.95], 네비라핀[비라뮌; 1.59], 지도부진[레트로빌; 1.17]), • 아미오다론염산염(안카론; 13.12), • 페부크소스타트(페브릭; 3.11), • 데스플루란(스프렌; 2.57), • 항간질제(라모트리긴[라믹타르; 1.94], 가바펜틴[가바펜; 1.16]), • 간사이클로비르[데노신; 1.34] 등
▶**기타 :** • 알로프리놀(자이로릭; 9)

*1 표는 Drug Discov Today. 2019;24:9-15.를 참고로 했다. '우려도'는 미국 식품의약국(FDA)에 의한 첨부 문서에 근거하여 분류하였으며, '확률비(ROR)'는 FDA의 자발적 부작용 보고 시스템(FAERS)의 정보에 근거하여 산출했다. 「고위험」은 사망, 급성 신부전 등의 심각한 임상 결과를 일으킬 가능성이 있는 약물, 「중위험」은 약물 상호작용이나 과잉 투여에 의해 DIR 발병의 가능성이 있는 약물, 「저위험」은 심각한 임상 결과가 적은 약물을 나타내고 있다.

*2 **황색 마커**의 숫자는 일본 국내에서의 2004~5년에 있어서의 횡문근융해증의 증례 보고 건수. 후생노동성 「중증 부작용 질환별 대응 매뉴얼 횡문근융해증」 참조.

중요하지 않다고 추측된다[5].

스타틴계 약물에 의한 DIR 발병 기전에는 (1) 근막의 콜레스테롤 함량 저하, (2) 콜레스테롤 합성 경로의 중간체인 파르네실피롤린산(FPP)의 생산 저하, (3) HMG-CoA 환원효소에 대한 항체 생산에 의한 근섬유 파괴 등이 관련된 것으로 생각된다.

특히, FPP 생산 저하에서는 세포골격 단백질을 근세포막에 정착시키기 위해 필수적인 플레닐화가 억제받는 것 외에 미토콘드리아의 전자전달계 구성 성분인 유비퀴논(coenzyme Q)의 합성도 억제되어 미토콘드리아 기능 이상을 일으켜 DIR을 유발하는 것으로 보인다.

최근에는 FPP와 포크헤드형 전사인자(FOXO)의 관여가 각광을 받고 있다. FOXO는 굶주린 상태의 영양 부족에 대한 생체 방어 반응으로서 뇌 등에 영양 보급을 하고 있다.

즉, FOXO가 활성화되면 근육을 분해하는 효소의 발현량이 증가하여 아미노산이 다량으로 생산되어 혈액에 유출되는 결과로 근육 유래의 아미노산이 뇌의 에너지원으로 공급되게 된다.

FOXO는 세포 내 신호 전달 경로인 단백질 키나아제 B(Akt) 경로의 활성화에 의해 분해되어 불활성화 되지만, FPP는 Akt의 활성화에 작용한다. 즉, 스타틴계 약물에 의해 FPP생산이 저하되면 Akt의 활성화를 통한 FOXO의 분해가 억제되는 결과, 근육 분해가 촉진되어 DIR이 발병한다고 유추된다[5].

한편, 피브레이트계약 중에서도 페노피브레이트(리피딜, 트라이코아 외)는 「고위험」, ROR가 21로 높아 주의해야 한다. 베자피부랏(베자톨, 베자립 등)은 미국에서는 판매되지 않지만, 일본에서의 보고 건수는 46건이므로 역시 주의가 필요할 것이다.

또한, DIR 발병 기전은 스타틴계 약물과 마찬가지로 근막의 콜레스테롤 함량의 저하가 관련되어 있는 것으로 생각되고 있으며, 페노피브레이트계 약물도 스타틴계 약물과 마찬가지로 복용 개시 수개월 후에 발병 하는 사례가 많다. 에제티미브(제티아 외)는「저위험」이지만 ROR이 12로 높아 주의한다.

(2) 항균제 · 항진균제

「고위험」인 에리스로마이신스테아르산염(에리스로신), 세프디닐(세프존 외), 「중위험」의 세클라리스로마이신(클라리스,클래시드 등), 아졸계 약물이나 「저위험」에서도 ROR이 17로 높은 답토마이신(큐비신), 또 ROR이 5인 테르비나핀염산염(라미시르 외) 등에도 주의한다.

항균제에 의한 DIR의 발병 기전은 복용 후 며칠 이내에 발병하기 때문에 직접적인 근독성에 기인한다고 생각한다. 다만, 감염증에 의해 횡문근융해증이 발병하는 경우도 있음에 유의한다.

(3) 항정신병제 · 항우울제 · 항파킨슨병 약물

향정신병제나 항파킨슨병 약물 등의 악성증후군을 일으키는 약물은 종종 횡문근융해증을 동반하는 것으로 알려져 있다. 「고위험」인 정형(할로페리돌[셀레네스 외] 등)·비정형 항정신병제(올란자핀[디플렉키 외] 등), 삼환계 약인 아목사핀(아목산), 세로토닌·노르아드레날린 재흡수 저해제(SNRI)의 벤라팍신염산염(이펙서), 또 「중위험」의 로티고틴(뉴프로패치)에 주의한다.

특히, 아목사핀의 오즈비는 25로 높아 주의가 필요하다. 그 외, 「저위험」에서도 확률비가 3이상의 약물(엔타카폰[곰탕 외], 조니사미드[엑세그란, 트렐리프 외], 플복사민말레산염[르박스, 디플로메일 외], 미르타자핀[리플렉스, 레멜론 외] 등)에도 유의한다.

악성 증후군은 도파민(D_2) 수용체 차단에 기인하는 것으로 생각되었지만, D_2 차단 작용이 약한 비정형 약물과 정형 약물 사이에는 악성증후군 발병 위험의 차이가 없다는 보고가 다수 있어 D_2 차단 이외의 메카니즘도 추측되고 있다[6]. 또한, 악성증후군과 관련된 DIR은 투여 개시, 투여량 증감시, 중단시의 1주일 이내에 많이 발생하지만 1년 이상의 복용 후에도 발병하는 사례가 있다. 또한 항정신병제는 악성증후군과 관련이 없는 DIR을 발병하는 것으로 알려져 있다.

(4) 전해질 이상을 일으키는 약물

저칼륨(K)혈증으로 인한 DIR 발생은 부정맥과 함께 중시해야 할 중대한 부작용이다. 이는 혈청 K수치가 흥분성 세포(골격근, 심근, 신경)의 기능에 크게 관여하고, 또한 K이온이 혈관확장이나 근세포 내 글리코겐 합성능 등에도 관여하기 때문이다[7,8].

「저위험」이지만, 테오필린(테오돌, 유니콘, 유니필LA, 아프네컷 등)과 암포테리신 B(암비좀, 황기존, 할리존)의 오즈비는 12 및 9로 높기 때문에 주의해야 한다. 기본적으로 저K혈증을 유발하는 모든 약물(이뇨제 등)에도 유의하

SECTION 15

는 것이 좋다.

저K혈증의 주된 초기 증상은 사지의 탈진이나 두근거림으로 복용 개시 후 10일 이내나 수년 이상 경과해도 발병할 수 있다. 저K 혈증 상태에서 고나트륨(Na)혈증을 유발하는 약물을 병용하면 세포 내 K농도가 더욱 저하되기 때문에 DIR 발병 위험이 높아질 수 있다.

(5) 기타 약물

DIR의 「고위험」에서 오즈비가 높은 약물로는 트라벡테진(요네델리스), 스키사메토늄염화물 수화물, 시클로스포린(샌디뮨, 네오랄 등) 등이, 마찬가지로 「중위험」에서는 ROR이 14 이상인 약물에는 다나졸(본졸), 콜히친 외에 ROR가 2~6인 암페타민계 약물, 지르티아젬염산염(헬베서 등), 베라파밀염산염(바솔란 등), 아타자나비르황산염(레이아타츠) 등이 있어 주의한다.

또한, 「저위험」이지만 ROR가 6 이상이며 보고 사례가 있는 프로포폴(디프리반 등), 파모티딘(가스타 등), 로사르탄 칼륨(뉴로탄등), 칸데사르탄실렉세틸(브로프레스등), 도네페질염산염(아리셉트 외), 오즈비가 3 이상에서는 항HIV제, 아미오다론염산염(안카론 외), 페브릭소스타트(페브릭) 등과 일본에서 9개의 보고 사례가 있는 아로프리놀(자일로릭 외)에도 유의하는 편이 좋을 것이다.

DIR의 발병 기전은 명확하지 않은 것이 많지만, 미세소관장애(콜히친)[9], 아세틸콜린의 증가 등에 의한 근육의 이상 수축(콜린에스테라아제억제제[도네페질 등])[10] 등 다양한 관여가 있을 것으로 추축된다.

약역학적 상호작용

일본의 첨부문서의 상호작용란에 DIR 발병의 기재가 있는 주요 약은 스타틴계 약물이다. 우선, 피브레이트계 약물과의 병용은 금기가 아니지만 신기능 이상 환자에서 DIR이 나타나기 쉽고 DIR의 발병률이 스타틴계 약물 단독 투여에 비해 10배 이상으로 상승한다는 보고 등이 있어 주의해야 한다[3](증례 1).

또한, 스타틴계 약물과 「고위험」, 「중위험」의 마크로라이드계 약물, 「중위험」의 아졸계 약물, 「고위험」의 시클로스포린과의 병용으로도 DIR 발병의 위험성이 높아진다(「심바스타틴」과 「아졸계 약물」의 병용, 「피타바스타틴 또는 로스바스타틴」과 「시클로스포린」의 병용은 금기).

그 밖에도 「중위험」인 다나졸, 지르티아젬, 베라파밀, 「저위험」의 아미오다론도 DIR 발병의 우려가 있기 때문에 심바스타틴과의 병용에 주의가 필요하다.

또한, 「고위험」, 「중위험」의 약물, ROR이 높은 약물, 보고 사례가 있는 약물을 중복하여 병용하는 경우에는 첨부문서의 상호작용란에 기재되어 있지 않아도 항상 DIR의 발병에 주의해야 한다. 그리고 이러한 약물의 혈중 농도가 상승하는 약역학적 상호작용에 유의해야 한다.

일부 DIR 유발 약물에는 약물 대사효소 시토크롬 P450 억제제(마크로라이드계 약물, 아졸계 약물, 다나졸, 지르티아젬, 베라파밀, 아미오다론 등) 및 트랜스포터 억제제(OATP2 억제; 시클로스포린 등)가 있어 DIR의 발병 위험이 약역학적으로나 동태학적으로 증가한다.

참고자료

1) Kidney Blood Press Res.2015;40:520–32.
2) StatPearls 횡문근융해증.
3) 3) 쇼와 학사 회지 2015;75:394–8.
4) 닥터 살롱 횡문근 융해증 2014;58:508–12.
5) J Am Coll Cardiol.2016;67:2395–410.
6) Curr Neuropharmacol.2015;13:395–406.
7) Am J Med.1982;72:521–35.
8) 일정맥 경장영회지 2016;31:1274–7.
9) 일내 회지 2007;96:1598–603.
10) CMAJ.2019;191:E1018–24.

SECTION 16

간기능 장애

경고성 문구나 전격성 간염, 발병 사례가 많은 약물에 주목하자

약물성 간기능 장애를 일으킬 수 있는 약물 모두에 주의를 기울이는 것은 어렵지만, 첨부문서에 경고문구가 있는 약, 전격성 간염이 보고되고 있는 약, 심지어 간기능 장애의 발병 사례가 많은 약 등을 파악하고 조기에 발견하는 것이 중요하다.

증례 1: 90대 여성, A씨

처방전 A

【일반】 일베사르탄정 100mg 1회 1정(1일 1정)
제티아정 10mg 1회 1정 (1일 1정)
바이아스피린정 100mg 1회 1정(1일 1정)
【일반】 도네페질염산염 구강내 붕해정 10mg
1회 1정(1일 1정)
【일반】 에피나스틴염산염정 20mg
1회 1정(1일 1정)
【일반】 니페디핀 서방정 10mg (24시간 지속)
1회 1정(1일 1정)
1일 1회 아침 식사 후 28일분

처방전 B

(1) 리팜피신 캡슐 150mg 1회 3캡슐 (1일 3캡슐)
이코틴정 100mg 1회 3정(1일 3정)
1일 1회 아침 식사 전 28일분
(2) 【일반】 피리독살인산에스테르정
20mg 1회 1정 (1일 2정)
1일 2회 아침 저녁 식사 후 28일분

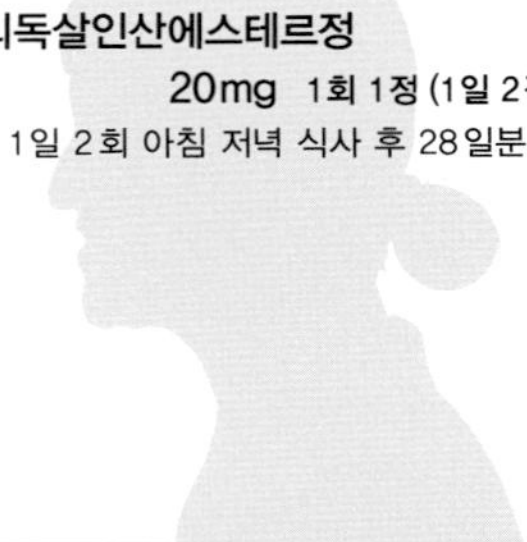

처방 배경

요양시설에 입소중인 A씨는 내과 클리닉에서 처방된 처방전 A의 약들을 장기 복용 중이었으나 에피나스틴염산염(상품명 아레디온 외), 니페디핀(아달라트CR 외)에 의한 약물성 간기능 장애(DILI)는 인정되지 않았다. 그러나 결핵에 감염되어 결핵전문병원에 2개월간 입원 후 담당 간병인과 함께 내과 진찰을 받았고, 채혈 후 추가된 처방전 B(유지기 내복치료)를 가지고 내국했다.

복약지도 포인트

약사는 간병인에게 항결핵제는 반드시 직접 복약 확인을 할 것, 또 리팜피신(RFP), 이소니아지드(INH: 이스코틴)에 의한 DILI 발병의 위험성이 높은 것과 RFP에 의한 약물 대사 효소 유도 등에 대해 설명했다.

입원 중에 간기능 이상은 인정되지 않았으나, 퇴원 후의 채혈 검사 결과에서 AST 102U/L, ALT 105U/L로 높게 나타나 RFP와 INH는 중단되었다. 중단 후 3주간 간기능은 정상치(AST 39U/L, ALT 37U/L)가 되었기 때문에 RFP는 저용량(1/10량)으로 재개되어 서서히 투여량을 늘려 18일 후에는 통상 투여량으로 돌아왔다.

그로부터 7일 후, 간기능 이상이 인정되지 않아 INH도 저용량(1/10량)으로 재개가 되어 서서히 증량하여 28일 후에 통상 투여량으로 돌아왔다.

A씨는 RFP와 INH의 복용을 5개월 이상 지속했지만, 경과는 양호했고 자각 증상이나 간기능 검사치에도 특이사항은 보이지 않았다. 또한, INH에 의한 말초신경장애를 방지하기 위해 비타민 B6 제제인 피리독사르인산에스테르수화물(피독사르 등)이 동시 처방되고 있다(결핵의 치료는 「결핵의료기준 2021」 참조).

소개

대다수의 약물은 간에서 대사되기 때문에 약물에 의한 부작용인 약물 유발성 간손상(drug-induced liver injury; DIL1)은 불가피하다.

발병 빈도는 매우 낮고 원인 약물의 중단으로 신속하게 치유되지만 방치하면 치사율이 높은 전격성 간염으로 발전할 위험이 있다. 전격성 간염은 급격하게 간기능이 저하되어 강한 황달이나 1주일간 간성뇌증 등의 의식장애를 일으키는 치명률이 높은 병태이다.

또한, 일본에서 의약품 부작용의 보고 건수 중에서는 DILI가 가장 많아 시판 후 판매 중지의 원인이 되는 일도 적지 않다.

이에 더해 약물 상호작용은 위험성을 더욱 높인다. 따라서 DILI의 조기 발견과 예방은 매우 중요한 과제이다.

DILI의 성인에 따른 분류

DILI는 아세트아미노펜처럼 투여량에 의존적으로 작용하여 간기능 장애를 일으키는 것으로 예측 가능한「중독성(직접장애형)」과 많은 DILI에서 볼 수 있듯이 예측 불가능한「특이 체질성」으로 분류된다.

일반적으로 약물의 부작용은 중독성과 같이 용량 의존적으로 발병 위험이 증가하지만, DILI에서는 개인의 체질(알레르기, 유전적 요인 등)에 기인하는「특이 체질성」이 대부분이기 때문에 부작용 발현 예측이 어렵다.「특이 체질성」에 의한 DILI는 다시「알레르기성」과「대사성」으로 나눌 수 있지만, DILI의 대부분은 알레르기성에 기인한다.

중독성(직접장애형)

중독성 간기능 장애를 유발하는 약물에는 아스피린이 있다. 아세트아미노펜(상품명 카로날 등)에 의한 DILI의 발병 기전도 알려져 있으며, 대사에 의해 생산되는 활성 중간체가 단백질 등과 쉽게 공유결합을 형성하여 장애를 일으킨다.

즉, 일반적으로 아세트아미노펜은 대부분 포합반응으로 배설되지만, 일부(5% 이하)는 간 약물 대사효소 시토크롬 P450(CYP) 2E1 등에서 대사되어 독성 중간대사산물(N-아세틸-P-벤조퀴논이민; NAPQI)을 생성한다. 아세트아미노펜, NAPQI는 글루타티온 접합에 의해 무독화되지만, 대량 섭취 시에는 농도 의존적으로 NAPQI의 생성량이 증가하여 간세포 내의 고분자 물질(단백질 등)과 쉽게 공유 결합을 형성하여 간기능 장애를 일으킨다.

특히, 만성적으로 음주를 하는 환자가 아세트아미노펜을 복용하는 경우에는 주의가 필요하다. 이는 알코올에 직접적인 글루타티온 합성 저해 작용이 있고, 심지어 CYP2E1 유도 작용도 있기 때문이다.

아세트아미노펜에 의한 DILI를 방지하기 위해 첨부문서에 경고 문구가 기재되어 있어 (1) 1일 총량 1500mg을 초과하는 고용량으로 장기 투여하는 경우 정기적인 간기능 혈액 검사를 실시하는 것, (2) 아세트아미노펜을 포함한 다른 약물(일반약 포함)의 병용은 피하는 것에 대한 기재가 있다. 전격성 간염에 이르는 경우도 있어 고용량이 아닌 경우에도 장기 복용 환자에서는 정기적인 간기능 검사를 실시하는 것이 바람직하다.

특이 체질성(알레르기성, 대사성)

알레르기성은 할로탄(판매 중단), 페니토인(아레비아틴, 히단톨등) 등 DILI에서 가장 많이 보이는 발병 기전으로 여겨지고 있다. 약물 자체 또는 반응성 대사 산물이 합텐으로서 단백질과 결합하여 복합체를 형성하고,이 복합체가 항원으로 제시되어 헬퍼 T세포로부터 사이토카인의 방출을 촉진하여 간기능 장애를 일으킨다[1].

발열, 백혈구 증가 및 호산구 증가 등의 알레르기 반응에 의한 소견이 인정되는 경우가 많으며, 복용 개시 1~8주(60일 이내)에서 발병하는 경우가 많다. 다만, 이전에 복용 이력이 있는 경우는 재투여 직후에 발생하는 경우도 있다.

한편, 대사성에 의해 DILI를 일으키는 것으로 생각되는 약물에는 아카보스(글루코바이 등), 이소니아지드(이스코틴 등), 이트라코나졸(이트리졸 등), 디클로페낙나트륨(볼탈렌 등), 아미오다론염산염(안카론) 그 외), 경구 피임약, 나트륨 바르프로산(데파켄, 셀레니카 등), 타목시펜구연산염(노르바덱스 등), 테르비나핀 염산염(라미실 등) 등이 있다.

이들은 약물 대사효소 시토크롬 P450 (CYP), 포합, 트랜스포터 등으로 대사되어 대사효소 활성의 개인차(유전적 요인)에 기인하여 장기 복용 후 발병하는 것으로 생각된다.

간손상의 조직상에 따른 분류

임상형으로는 간손상의 조직상에 따라 「간세포형(간염형)」, 「담즙정체형」, 「혼합형」으로 나눌 수 있다. 일본에서는 간세포형의 증례가 가장 많으나 호르몬제에서는 담즙정체형이 많고, 항알레르기제에서는 간세포형과 혼합형이, 또 면역억제제에서는 담즙정체형이 많다[2].

일반적으로 담즙정체형과 혼합형에서는 안구황달 등의 황달증상 및 피부소양감이 보이지만 간세포형에서는 특징적인 증상은 없기 때문에 정기적인 혈액검사가 필요하다.

또한, 담즙정체형에서는 혈액 중의 담도계 효소(γGTP, ALP, LAP)가 상승하지만 간세포형에서는 AST, ALT가 상승하고, 혼합형에서는 ALP, AST ALT가 기준치 상한의 2배를 넘는 것으로 알려져 있다.

DILI와 수송

다제내성 관련 단백질(MRP2)과 담즙산 트랜스포터(BSEP)는 간세포의 담관 측막에 존재하며 빌리루빈-글루쿠론산 접합체 및 담즙산을 담즙으로 배설하는 역할을 한다.

MRP2, BSEP 억제 작용을 갖는 약물에 의해 이들 트랜스포터가 억제되면 간에 빌리루빈이나 담즙산이 과잉 축적되어 고빌리루빈혈증(황달)이나 담즙 정체가 생기기 때문에 주의가 필요하다.

MRP2와 BSEP를 모두 억제하는 약물(직접 억제제, 발현 억제제 등)은 벤즈브로말론(유리 놈 등), 리팜피신(리파진 등), 글리벤클라미드(오이글루콘 등), 페노피브레이트(리피딜, 트라이 코어) 외)[3]가 있고, BSEP 억제제로는 로피나비르(카레트라 배합정), 글리메피리드(아마릴 등), 경구 피임약, 보센탄수화물(트라클리아 등), 에파비렌츠(스톡린), 플루타미드 등이 있다. 또한 MRP2 억제제제로는 란소프라졸(타케프론 등), 셀레콕시브(셀렉콕스), 프로베네시드(베네시드), 글리틸리틴산(감초 성분), 타목시펜 등이 알려져 있다.

또한, 항HCV제의 아스나프레비르(승베프라), 그라조프레비르수화물(그라지나), 그레카프레비르 수화물(마빌렛 배합정)은 간세포의 빌리루빈 흡수에 작용하는 OATP2를 억제하는 작용이 있기 때문에 고빌리루빈혈증(황달)이 발생할 우려가 있다. OATP2 억제제로는 리팜피신, 클로피도그렐황산염(플라빅스 등), 시클로스포린(샌디뮨, 네오랄 등) 등이 있다.

기타 DILI 발병 기전

최근 간세포 사멸을 일으키는 표적으로 미토콘드리아를 통한 기전이 주목받고 있다.

벤즈브로말론, 스타틴계 약물, 페브라토계 약물, 비스테로이드성 소염진통제(NSAIDs), 항결핵제, 미노사이클린염산염(미노마이신, 테트라사이클린계 약물), 지방산 β산화억제제(타목시펜, 아미오다론, 메토트렉세이트[우마트렉스 외], 발프로산 등)은 미토콘드리아 장애를 통해 DILI를 유발하는 것으로 여겨진다.

미토콘드리아 장애에는 에너지 생산 억제(전자전달계 억제, ATP신타아제 억제 등), β 산화 억제(지방간 유발), 시트르산 회로 억제, 단백질 합성 억제, 미토콘드리아 DNA 손상, 막 파괴 등이 관련되어 있다[4,5].

DILI의 발병에는 이들 이외에도 여러가지 기전이 얽혀 있고 개인차도 존재하기 때문에 개별 약물의 발병 기전이나 위험을 정확하게 추정, 예측하는 것은 어렵다.

특히, 신약에서는 출시 후 시장에서 철수하는 이유의 약 30%가 DILI이다. 그러나 최근에는 신약의 화학 구조나 각종 트랜스포터, 수용체에 대한 영향 등으로부터 DILI를 예측하는 것이 가능해지고 있다(약물성 간기능 장애 예측 시스템 「DILI/MIE-QSAR(프로토타입), https://dili-toolbox.nibiohn.go.jp」).

DILI 유발 약물

DILI를 유발하는 약물은 방대한 수에 이르지만, 특히 주의해야 할 약물은 아래의 ①~④에 기재된 약물이다.

① 첨부 문서에 「경고」 문구가 있는 약
② 전격성 간염(급성 간부전)이 보고되고 있는 약물(표 1의 노란색 강조)
③ 일본의 2010~18년(9년간)의 전국 조사에서 DILI의 보고가 있었던 약물(주로 2개 이상의 보고가 있는 약물)[2)]
④ 미국 국립의학도서관이 공개하고 있는 데이터베이스 LiverTox(http://livertox.nih.gov)에 기재되어 있는 카테고리 A(A)및 B(B)에 속하는 약물; 카테고리 A(약물성 간기능 장애 보고 사례가 50건 이상), 카테고리 B(약물성 간기능 장애 보고 사례가12~49건인 경우)

표 1은 이들 약물을 정리한 것이다. 이들을 서로 병용하면 DILI 발병의 위험은 더욱 높아진다.

우선, 아세트아미노펜, 5-FU 유도체, 분자 표적치료제, 벤즈브로말론, 아미오다론, 티클로피딘염산염(파날딘 등) 등은 「경고」가 있으며, 게다가 전격성 간염의 보고도 있고 카테고리 A, B에 속하는 것도 많아 주의가 필요하다.

테르비나핀(라미씰 외), 볼리코나졸(부이펜드 외), 네비라빈(비라뮌), 로미타피도메실산염(잭스타비트), 레플루노미드(아라바), 데스페라실록스(자드뉴), 톨밥탄(삼스카), 프로파겔, 포센탄(트라클리아), 베모린(베타나민) 등 「경고」가 있는 약물에도 주의한다.

한편, 일본의 9년간의 전국 조사에서 DILI가 높은 비율로 발생하는 약물군은 표 1의 (1)~(14)과 같은 순서가 된다. 특히, 전체 발병 사례 중 높은 비율로 나타나는 항균제, 항결핵제(증례 1), NSAIDs, 항암제, 양성자 억제제(PPI) 등에 주의가 필요하지만, OTC약이나 건강식품 등의 섭취에서도 발생할 수 있다. 또한, 표에는 기재되어 있지 않으나 만성으로 음주를 하는 사람은 그렇지 않은 사람에 비해 DILI가 발병하기 쉽다는 것에 유의한다.

약국에서는 표 1에 제시한 약물을 단독 또는 병용하여 복용중인 환자에게는 간기능 장애의 초기 증상인 전신증상(전신 불쾌감, 발열, 황달 등), 피부증상(발진, 소양감, 두드러기 등), 소화기증상(식욕 부진, 구역 · 구토 · 오심, 설사,

표 1　간기능 장애를 유발할 수 있는 주요 약물 [1]
(첨부문서에 「경고」가 명시된 약물, **황색마커** 표시된 것은 전격성 간염 유발 약물, 괄호 안은 주요 상품명)

(1) 감염증 치료제(항균제 · 항진균제 · 항결핵제 · 항바이러스제) 66례 (12%) *

【항균제】

▶**페니실린계 약**(아목시실린 수화물[사와실린, 파세토신 :1/2*], 술박탐 나트륨·암피실린 나트륨[유나신-S ; 2], 아목시실린·클램프란산칼륨[오구멘틴:A**]) 등

▶세펨계 약 (세포페라존 나트륨 · 설박탐[술페라존], 세프디닐[세프존], 세프트리아킨나트륨수화물[로세핀 : B ; 1], 세프카펜비복실염산염수화물[플로목스 ; 4/6], 세파레키신[케플렉스 ; 1], 세파졸린나트륨[세파메딘 ; 4], 세프디트렌피복실[메이액트 ; 2])

▶페넴계 약(이미페넴 수화물 · 실라스타틴나트륨[티에남], 멜로페넴 수화물[멜로펜 1], 파니페네무 · 베타미프론[카르베닌])

▶매크로라이드계 약(클라리스로마이신[클라리스, 클라리 시드 : B ; 11/2], 에리스로마이신스테아린산염[에리스로신 : A], 아지트로마이신수화물[디슬로 맥 : B ; 2])

▶뉴퀴놀론계 약(레보플록사신수화물[크래빗 : A : 9/7], 목시플록사신염산염[아벨록스 : B], 갈레녹사신수화물[제니낙 : 2], 시프로플록사신염산염[시프록산 : B])

▶설파제 : ST 합제(박터 : A : 2/2)

▶기타 : 미노사이클린염산염(미노마이신:A), 클린다마이신염산염(다라신 : B ; 1), 포스포마이신카루슘수화물(포스미신)

【항진균제】 테르비나핀염산염(경고 : 라미시르 : B ; 2), 볼리코나졸(경고 : 부이펜드 : B), 이트라코나졸(이트리졸 : B), 플루코나졸(디플루칸 : B), 케토코나졸(A ; 경구약은 미발매)

【항결핵제】 리팜피신(리파진 : A ; 5), 이소니아지드(이스코틴 : A ; 4/15), 피라지나미드(피라마이드 ; 5) : A, 에탄부톨염산염(에산프톨 ; 3), 에티오나미드(투베르민:B)

【항바이러스제】 네비라핀(경고 : 빌라뮌 : A), 에파비렌츠(스톡린 : A), 다크라타스빌염산염(덕루인자 : 항-HCV 약물 ; 3), 아스나프레빌(선베프라 : 항HCI ; 3)

(2) 해열진통 · 항염제(NSAIDs, 진통약) 58례 (10.5%)

아세트아미노펜(경고 : 카로날 : A ; 13/22, 트라마돌염산염 · 아세트아미노펜(경고 : 트람셋 ; 6/2), 이소프로필안티피린 · 아세트아미노펜 · 알릴이소프로필아세틸 와소 · 무수카페인(경고 : SG 배합 과립 ; 1), 록소프로펜나트륨수화물(록소닌 ; 19/9), 디클로페낙나트륨(볼탈렌 : A ; 3), 이부프로펜(A ; 1), 메페남산(폰탈 ; 1), 아스피린(아스피린 ; 2), 수린다크(클리놀릴 : A), 셀레콕시브(셀렉콕스 : B ; 2), 나프록센(나이키산 :B:1), 피록시캄(박소 :B), 종합감기약(7종), 신경장애성 통증치료제(프레가발린 [리리카 ; 3/5], 백시니아 바이러스 접종 토끼 염증 피부 추출물[노이 로트로핀 ; 1])

(3) 항암제 57례 (10.3%)

5-FU 유도체(테가푸텔 · 우라실[경고 : 유에프티 ; 3/11], 테가푸릴 · 기메라실 · 오테라실칼륨[경고 : 티에스완 ; 3], 테가푸르[경고 : 플트라푸르], 독시플루리신[플루투론]) 치료제(포나치니브염산염[경고 : 아이클시그], 라파티니부토실산염 수화물[경고 : 타이켈브], 파조파닙염산염[경고 : 보트리엔트], 크리조티닙[경고 : 석류 ; 2/3], 레고라페닙수화물[경고 : 스티버 ; 2/5], 소라페닙토실산염[넥사바르], 이마티닙 메실산염[글리벡 : B ; 4], 인플릭시맙[레미케이드 : B] 등] 플루타미드(경고 : 오다인 ; 항안드로겐제 : A), 클로르마진아세트산에스테르(프로스타르), 타목시펜구연산염(노르바덱스 : A ; 1), 테모졸로마이드(테모다르 ; 1), 네라라빈(알라논지), 아빌라테론아세트산 에스테르(자이티가 ; 1/2), 홀리네이트 칼슘(경고 : 유젤, 로젤 ; 3/3), L-아스파라기나아제(로이나제 ; 1/2), 플루오로우라실(5-FU:A;1) 사이클로포스파미드수화물(엔도산 : B;5), 독솔비신염산염수화물(아드리아신, 독실 : B ; 2), 이리노테칸염산염염화물(캄프토, 토포테신:B), 옥살리플라틴(엘프라트:B), 다카르바진(다카르바진:B), 류프롤레린아세트산염(류프린;4), 비카르타미드(카소덱스 ; 3), 스니티니브린고산염(수텐트 ; 2) 게피티닙(이레사 ; 2) 파클리탁셀(알부민 현탁형)(아브락산;2) 등

표 1 계속

(4) 소화기계 약물 52건(9.4%)

▶PPI; 란소프라졸(타케프론; 6/2), 에소메프라졸마그네슘수화물(넥시움:B; 3/2), 오메프라졸(오메프랄, 오메프라존: B; 1), 라베프라졸나트륨(파리엣; 2/3) 등

▶ H_2 길항제; 파모티딘(가스터; 6/4), 시메티딘(타가메트, 카이록:B; 2), 라니티딘염산염(잔탁:B; 1) 등

▶기타; 모사프리드구연산염수화물(가스모틴; 8/6), 설파살라진(사라조피린, 아자루피딘; 1), 레바미피드(뮤코스타; 5/5), 카모스탯메실산염(후오이판; 2), 티퀴듐브롬화물(티아톤; 2), 도페리돈(나우젤린; 32), 테프레논(셀버렉스; 2), 메토클로브라미드(푸린페란; 2)등

(5) 건강보조식품 (보충제 포함) 48건(8.7 %)

강황 및 함유 제품 (6), 글루코사민 (3), 녹즙, 차 제품, 생강 제품, 아가릭스, 린바 등

(6) 정신 · 신경계 약물 43건(7.8%)

【항간질제】 페니토인(아레비아틴, 히단톨: A; 1), 카르바마제핀(테그레톨: A; 4/6), 발프로산나트륨(데파킨, 세레니카; 4/4), 에토토인(악세톤), 라모트리진(라믹탈:B; 2)

【항우울제】 세르트랄린염산염(제이졸로프트:B; 3), 벤라팍신염산염(이펙서:B), 듀록세틴염산염(사인발타:B; 1/2), 파록세틴염산염수화물(팩실:B), 이미프라민염산염(이미돌, 토플라닐: B; 1), 아미트립틸린염산염(트립탄올: B; 1), 밀타자핀(리플렉스, 레멜론; 3)

【항정신병제】 클로르프로마진염산염(콘토민:A; 1), 클로자핀(클로 자릴: B), 할로페리돌(셀레네스 : B), 페노바르비탈(페노바르 : B), 올란자핀(디플렉서 : B), 리스페리돈(리스파다르; 2)

【벤조디아제핀계약】 로프라제프산에틸(메일락스; 1/2), 에티졸람(데파스; 3/2), 트리아졸람 (하르시온; 2)

【기타】 인터페론베타-1α(아포넥스:A;1), 프레가발린(리리카), 졸피뎀타르타르산염(마이슬리; 1/3), 도네페질염산염(아리셉트; 2), 피페리드레이트염산염(덕틸; 2) 등

(7) 대사성 질환용 약물(당뇨병 치료제, 고뇨산혈증 치료제, 이상지질혈증 치료제) 42건(7.6%)

【당뇨병 치료제】 아카르보스(글루코바이:B), 클로르프로파미드(아베마이드: B), 글리벤클라미드(오이글루콘, 다오닐: B), 메트포르민 염산염(메토글루코: B; 2), 글리메피리드(아마릴; 3) 미글리톨; 2), 보그리보스(베이슨; 1), 에팔레스타트(키네닥; 1) 등

【고요산혈증 치료제】 벤즈브로말론(경고: 율리놈; 1/5), 알로프리놀(자이로릭: A; 4/2), 페북소스타트(페브릭; 1/4), 프로베네시드(베네시드)

【이상지질혈증 치료제】 로스바스타틴칼슘(크레스톨: B; 4/2), 로미타피도메실산염(경고: 잭스타피드), 아토르바스타틴 칼슘수화물(리비톨: A ; 4), 심바스타틴(리포바스: A), 풀바스타틴나토리움(로우콜: B; 2), 페노피브레이트(리비딜, 트라이코어: B ; 1), 에제티미브(제티아; 2), 에이크사펜타엔산에틸(에파데일), 프라바스타틴나트륨(메발로틴; 5), 피타바스타틴칼슘(리발로; 2) 등

(8) 순환기계 약물 37건(6.7%)

【항부정맥약】 아미오다론염산염(경고: 앙카론:A; 1), 퀴니딘황산염수화물(황산퀴니딘: A), 베라파밀염산염(와스안: B), 프로파페노염산염(프로논: B), 아프린진염사염(아스페논; 3) 등

【강압약】 히드라라진염산염(아프레졸린: A), 로사르탄칼륨(뉴로탄; 3), 데라프릴염산염(아데트), 암로디핀베실산염(암로진, 노르바스크: 2/3), 메틸도파(알도메트: A; 2), 에나라프릴말레산염(레니베이스: B; 2), 비소프롤롤푸마르산염(메인테이트; 2) 독사조신메실산염(카르데날린; 2), 아질살탄(아질바; 1)

【기타】 이부딜라스트(케타스; 1), 리마프로스트알파덱스(오팔몬, 프로레나르; 2)

(9) 한방제제 32건(5.8%)

가미소요산(2/2), 소시호탕(1/3), 반하후박탕(2), 사이령탕(5), 방풍통성탕(3), 대건중탕(2), 대시호탕(2), 시호가용골모령탕(2) 등

표 1 계속

(10) 항알레르기제 27건(4.9%)
몬텔루카스트나트륨(키프레스, 싱레어), 오로파타딘염산염(알레록; 2), 트라닐라스트(리자벤; 7), 에피나스틴염산염(아레디온; 3), 펙소페나딘염산염(알레그라; 2), 롤라타딘(클라리틴; 2), 푸란루카스트수화물(오논; 2) 등
(11) 조혈 및 혈액 관련 제제 21건(3.8%)
【항혈전제】 티클로피딘염산염(경고: 파날딘: A; 2), 클로피도그렐황산염(플라빅스: B; 4/2), 아스피린(바이아스피린; 5), 리버록사반(이그자렐트: B), 와파린칼륨(와파린; 3), 실로스 타졸(프레타알; 3)
(12) OTC약 17건(3.1%)
파브론(3), 아세틸살리실산(2), 종합감기약(7), 해열 · 진통 · 항염제(5), 한방약(3), 위장약(2)
(13) 호르몬 제제 11건 (2%)
프로필티오우라실(티우라딜 : A ; 2/4), 티아마졸(메르카졸: B ; 5), 경구 피임약 (A) 등
(14) 면역억제제(항류마티스제, 시클로스포린, 타크로리무스 등) 6건 (1%)
【항류마티스 약】 메토트렉세이트(류마트렉스: A; 2/2), 레플루노미드(경고: 아라바 : A), 아자티오프린(아자닌, 임란: A; 2), 메르캅토푸린수화물(로이케린: A), 오라노핀(오라노핀「사와이」: A) 등
(15) 기타
【기타】 핑고리모드염산염(임세라; 2), 데페라시록스(경고: 자드뉴), 디설필람(노크핀: A), 던트롤렌나트륨수화물(단트륨: A), 부설판(부설펙스: A), 멜파란(알켈란: B), 에타넬셉트(엠브렐: B), 퀴닌염산염수화물(염산퀴닌「호에이」: B), 페니실라민 (메탈캡타아제: B) 등

1) 표 중의 간장해 유발 약제는 이하의 (1)~(4)에 따른다.
(1) 첨부 문서에「경고」의 기재가 있는 약물, (2) 2010~18년의 전국 조사에서 약제성 간장애의 보고가 있던 약물(후생노동성「중증 부작용 질환별 대응 매뉴얼 장애 "2019년 9월), (3) 전격성 간염(급성 간부전)이보고 된 약물(황색 마커) 《(2) 매뉴얼 참조》, (4) 웹 사이트 LiverTox (https://livertox .nih.gov)에 설명 된 카테고리 A (A) 및 B (B)에 속하는 약물

★ 상기(2) 2010~18년의 보고예수 (전 553례에 대한 비율 [%]) (문헌2)
* 괄호 안의 흑자 숫자는, 상기 (2)의 전국 조사에 있어서의 약제성 간장애의 보고 증례수, 황색 마커의 숫자는 약제성극증 간염 보고 증례수
**A; 범주 A (DILI 보고 예 50 이상; well established cause of clinically apparent liver injury)
B; 범주 B (DILI 보고 예 12~49; highly likely cause of clinically apparent liver injury)

복통 등)의 유무를 물어야 한다. 담즙정체형에서는 황달이나 가려움증(담즙산의 피부에 축적에 의한 히스타민 유리에 기인)이 출현하기 쉽다.

그러나 실제로는 이러한 자각 증상을 인정하지 않는 경우가 많기 때문에 정기적인 간기능 혈액 검사를 반도록 권고해야 한다. 이미 언급한대로 DILI는 투여개시 후 60일 이내에 발병하는 경우가 많지만, 90일 이후에 발병하는 경우도 있어 장기간에 주의가 필요하다.

참고자료

1) YAKUGAKUZASSHI.2015;135:579-88.
2) 후생 노동성 「중증 부작용 질환별 대응 매뉴얼 약제성 간장애」
3) Drug Metab Dispos.2014;42:318-22.
4) J Clin Med.2019;8:1207.
5) Biology.2019;8:32.

SECTION 17

신기능 장애

특히 급성 신장애를 판별하는 탈수, 혈압 저하에 주목하자

약물성 신기능 장애에는 급성 신손상(AKI), 만성 신부전, 신증후군, 요로결석, 전해질 이상 등 다양하며 방치하면 생명에 영향을 미친다. 특히, 외래에서의 빈도가 높은 AKI를 조기에 판별할 수 있는 증상은 「탈수」와 「혈압 저하」이며, 고령자는 여름철에 주의해야 한다.

증례 1 : 50세 남성, A씨

내과 처방전

(1) 【일반】 칸데사르탄정 8mg 1회 1정(1일 1정)
1일 1회 아침 식사 후 28일분

(2) 【일반】 록소프로펜 Na정 60mg 1회 1정(1일 3정)
1일 3회 아침 점심 식사 후 28일분

비뇨기과 처방전

【일반】 바라시클로비르정 500mg 1회 2정(1일 4정)
1일 2회 아침 저녁 식사 후 5일분

처방 배경

A씨는 내과에서 칸데사르탄실렉세틸(상품명 브로프레스 외; ARB)과 록소프로펜나트륨수화물(록소닌 외; NSAIDs)을 처방받아 복용 중이었다. 이 약물들의 병용은 신전성 급성 신손상(신전성 AKI)의 발병 위험이 높아진다. 그래서 약사는 A씨에게 매일 체중 측정과 혈압 측정을 실시하여 발열, 설사, 식욕 부진, 발한 등에 의한 탈수(체중 감소)나 혈압 저하에 주의하여 정기적인 신기능 검사를 받도록 지고하고 있었다.

이번에 비뇨기과에서 단순 헤르페스를 진단받아어 발라시클로비르(발트렉스 외)가 처방됐다.

복약지도 포인트

발라시클로비르는 AKI를 일으키기 쉬운 약이며 그 결정화에 의한 세뇨관 폐색성 신부전(IO) 유발 작용은 신허혈(IS) 유발 약물인 칸데사르탄, 룩소프로펜에 의해 조장되고, 신후성AKI의 발병 위험이 높은 것으로 추측되었다.

약사는 A씨에게 바라시클로비르 복약 중에는 (1) 록소프로펜의 복용을 최소한으로 할 것, (2) 일별 체중 측정, 혈압 측정을 계속할 것, (3) 적절한 수분 보충을 할 것, (4) 소변이 나오지 않거나 피로, 식욕 부진 등의 증상에 주의하도록 당부했다. 발라시클로비르 복용 중에는 신기능 장애로 인한 증상은 관찰되지 않았다.

소개

신장의 주요 기능은 소변을 생산하고 약물을 포함하여 체내에서 대사되어 더 이상 필요하지 않은 노폐물을 배설하는 것이다. 현재는 생활습관, 악성종양, 감염증, 염증성 질환 등에 의한 이환율이 높아 다양한 약물치료를 받는 경우가 많다. 즉, 많은 약물을 배설하는 신장에도 상당한 부담을 주고 있기 때문에 신기능 장애가 발생하는 것이다.

특히, 약물로 인한 신기능 장애는 「약물성 신기능 장애(drug-induced kidney injury : DKI)」라고 불리며 일상적인 진료에서 종종 볼 수 있으며 약물 상호작용에 의해서도 위험성이 높아진다. 일본에서는 「약물 신기능 장애 진단치료 가이드라인 2016」에서 처음으로 DKI의 정의와 그 발병 기전에 의한 분류, 예방, 치료 등이 제시되었다.

DKI의 조기 발견은 돌이킬 수 없는 만성 신부전(CKD)으로의 진행을 예방하고, 나아가 그 진행을 억제하여 말기 신부전(투석기)의 발생을 감소시킨다는 점에서 중요하다. 특히, 약물 투여로 갑자기 나타나는 약물성 급성 신기능 장애(acute kidney injury ; AKI)는 DKI에서 가장 빈번하게 발생하며 입원 중인 AKI 환자의 15~25%를 차지한다[1].

심각한 AKI인 급성 신부전(acute renal failure: ARF)은 투석이 필요할 수 있다. 경미한 AKI가 반복되면 CKD로 진행되어 더욱 악화되기 때문에 말기 신부전에 이르렀을 경우에는 투석이나 신장 이식이 필요하다. 투석 시작은 생명의 예후에 대한 영향뿐만 아니라 일상생활 수행능력(ADL)에도 심각한 영향을 미친다.

DKI 정의, 병태의 분류

가이드라인에 따른 DKI의 정의는 「진단이나 치료 목적으로 투여된 약물에 의해 새롭게 발병한 신기능 장애 또는 기존 신기능 장애의 추가적인 악화를 인정하는 경우」로 되어 있다. DKI에는 급격하게 신장 기능이 악화되는 AKI뿐만 아니라 만성적으로 느리게 신기능이 악화되는 CKD, 세뇨관 장애, 신증후군, 전해질 이상, 다뇨, 요로결석 등 다양한 종류가 있다(표 1).

AKI는 중증의 ARF에 더해 ARF에 이르지 않은 조기, 경도의 신기능 저하를 포함한 개념이다. 이는 조기, 경미한 신기능 저하도 생명 예후에 관여하는 것

표 1 약물성 신기능 장애의 발병 기전, 분류, 병태
(「약제성신장애진료가이드라인 2016」[1] 을 일부 개정) (괄호 안은 주요 상품명, 이하 동일)

발현 기전	분류 (주된 임상 병형)	병태	주요 원인 약물
중독성(용량 의존성)	신성AKI[*1], CKD[*1]	• 급성 세뇨관 괴사(ATN)·위축	아미노글리코시드계 약, 반코마이신염산염, 콜리스틴메탄술폰산나트륨(올드레브), 백금제제, 요오드조영제, 삼투압 제제
	혈관장애성AKI[*2]	• 혈전성 미세혈관증(TMA); 용혈성요독증후군(HUS), 혈전성 혈소판 감소성 자반증(TTP)	칼시뉴린 억제제(사이클로스포린[샌디뮌, 네오랄], 타크로리무스수화물[프로그래프]), 마이토마이신 C
	CKD	• 만성 간질성 신염(CIN); 간질 섬유화, 세뇨관 위축 등의 만성 변화. 사이클로스포린 신증은 사구체 장애를 동반	NSAIDs, 아리스토리키아산(한방약 성분), 시클로스포린, 리튬 제제, 시스플라틴 등의 장기 투여
	근위세뇨관 장애 (요당, 세뇨관성 산증[RAT], 판코니 증후군[FS])	• 근위세뇨관에서의 각종 장애; FS에서는 근위세뇨관 장애로 신성 당뇨, 인산뇨, 아미노산뇨, 저인혈증, 저K혈증, RAT, 탈수, 구루병, CKD(소아), 근력 저하, 뼈 통증 등을 유발	아미노글리코시드계 약물, 이포스파미드(이포마이드), 시스플라틴(브리플라틴, 랜다), 이마티닙메실산염(그리벡)
	원위세뇨관 장애(농축력 억제 RAT, 고K혈증)	• 집합관에서의 각종 장애, 탈수, 체중 저하, 다음 등	리튬 제형(42)[*4], 암포테리신 B[암비좀] (2)[*4], 칼시뉴린 억제제(시클로스포린 [2][*4]), 글리시리트산암모늄·글리신·DL-메티오닌 배합 (2)[*4], 세프트리악손나트륨수화물(로세핀) (2)[*4], ST 합제
알레르기·면역학적 기전	신성AKI	• 급성 세뇨관 간질성 신염(ATIN)	항균제, H_2 수용체 길항제, NSAIDs 등
	사구체 장애(네플로제 증후군, 단백뇨; 부종, 체중 증가, 소변 감소, 신기능 저하, 혈전증, 감염[면역 감소로 인한])	• 미세변화형 신증후군(MCNS); 급격히 발병	NSAIDs, 금제제, 페니실라민(메탈캡타제), 부실라민(리마틸), 리튬제제, 인터페론, 트리메타디온(미노아레)
		• 막성 신증(MN); 천천히 발병하여 진행	금 제제, 페니실라민, 부실라민, NSAIDs, 인플릭시맙(레미케이드등), 캅토프릴(카프트릴)
	사구체 및 혈관장애성 AKI[*2] ~ CRF[*1]	• ANCA 관련 혈관염(반월형 사구체 신염)	프로필티오우라실(프로파지르, 티우라지르), 페니실라민, 알로프리놀(자이로릭)

SECTION 17

표 1 계속

간접적 독성	신전성AKI	•혈류량 저하, 다뇨[고Ca혈증에 의한 삼투압 이뇨], 탈수, 혈압 저하 등에 의한 급성 세뇨관 장애	NSAIDs, RAS 억제제, 고Ca혈증 유도제(비타민 D 제형, Ca 제제) 이뇨제, 강압제
	기타AKI	•횡문근융해증에 의한 세뇨관 괴사	스타틴계 약, 피브레이트계 약물, 각종 향정신성 약
	전해질 이상, 다뇨증	•고Ca혈증에 의한 삼투압 이뇨(다소변)	비타민 D 제형 Ca 제제
		•만성 저 K 혈증에 의한 요세관 장애(CRF 발병)	이뇨제, 완하제
		•ADH 부적합 분비 증후군(SIADH ; ADH 분비 과잉)에 의한 저Na혈증, 체내 수분 저류	빈크리스틴황산염(온코빈), 카루바마제핀(테그레톨), 아미트리프틸린염산염(트립탄올), 이미프라민염산염(토프라닐)
요로 폐색성	신후성 AKI, 요로 결석, 수신증	•요로 폐색성 신부전(결정 석출, 석회화[Ca 침착], 결석 형성 등에 기인	용해도가 낮은 항바이러스제, 설파제, 토빌라마트(토피나), 뉴퀴놀론계 항균제, 메토트렉세이트(류마트렉스, 메소트렉세이트)
		•종양용해증후군	항암제

*1 AKI : 급성 신장 장애, CKD: 만성 신장 질환, CRF: 만성 신부전

*2 TMA 및 ANCA 관련 혈관명은 혈관 손상과 관련하여 AKI가 발병하기 때문에 혈관 장애성 AKI로 분류함.

*3 신성 요붕증은 원세뇨관에서의 소변 농축 장애이므로 여기에 분류됨.

*4 「중증 부작용 질환별 대응 매뉴얼」(신성요불증)에 기재된 PMDA의 '의약품 부작용 데이터베이스(JADER)에 근거한 2015~2016년의 보고 건수, 2건 이상 보고된 의약품만 기재됨.

으로 나타나 ARF보다 가벼운 신기능 저하 전반을 포함한 개념이 필요했기 때문이다. 또한, CKD는 심각한 만성 신부전(CRF)뿐만 아니라 아직 CRF에 이르지 않은 경미한 만성 신기능 저하 전반을 포함한 개념이다.

DKI의 원인이 되는 각 병태의 발현 기전은 ① 신장에 직접 작용하여 독성을 나타내는 중독성(용량 의존성), ② 알레르기 · 면역학적 기전에 기인하는 경우, ③ 신혈류량 감소, 전해질 등을 통한 간접 독성, ④ 약물에 의한 결정, 결석 등에 기인하는 요로 폐색성으로 분류된다(표 1). ①, ③, ④는 병태의 발병이 용량 의존성이기 때문에 예측 가능하며 투여량의 조절이나 정기적인 약물 혈중농도 모니터링(TDM)을 실시하면 예방이 가능하지만, 특이체질에 기인하는 ②에 대해서는 예측이 어렵다.

① 중독성(신성 AKI 참조)

병태로는 급성 세뇨관 괴사(ATN), 혈전성 미세혈관병증(TMA), 만성 간질성 신장염(CIN), 판코니 증후군(FS), 신성 요붕증(NDI) 등이 있다. AKI를 발병하는 ATN, TMA의 병태는 후술하는 신성 AKI, 혈관장애성 AKI에서 설명한다.

CIN은 비스테로이드성 소염진통제(NSAIDs) 등의 장기 투여에 의해 간질 섬유화, 세뇨관 위축 등의 만성 변화를 주체로 하며 CKD의 원인이 된다. 특히, 시클로스포린(상품명 샌디뮨, 네오랄 등)은 신증후군의 치료에 사용 빈도가 증가하고 있으며 장기 투여에 의해 사구체(모세 혈관) 장애도 발생하는 「시클로스포린 신증」이 문제가 되고 있다.

FS에서는 약물에 의해 근위뇨세관의 기능의 장애가 나타나 대사성 산증, 전해질 이상, 탈수, 발달장애, 구루병 ,CKD(소아), 뼈 통증 등의 증상이 나타난다. NDI에서는 리튬제제, 시클로스포린 등의 약물에 의해 집합관에 수용체가 있는 항이뇨호르몬(바소프레신; ADH)의 소변농축작용이 저해되는 결과로 대량의 희석뇨가 배설되어 다뇨, 탈수 등이 나타난다.
또한, 고칼슘(Ca)혈증, 저칼륨(K)혈증(글리틸리틴산 등으로 유발)에 의해서도 NDI가 발병한다.

② 알레르기 · 면역학적 기전(신성 AKI 참조)

급성 세뇨관 간질성 신장염(ATIN), 미세변형 네프로제증후군(MCNS), 막성 신증(MN), ANCA 관련 혈관염(반월체성 사구체 신염) 등의 발병 기전이다.

일반적으로 발열, 피진, 설사, 관절통 등의 알레르기 증상이나 혈액 호산구의 증가, 호산구뇨를 수반하지만, 신기능 저하(혈청 크레아티닌[SCr] 상승 등) 외에는 임상 증상이 전혀 인정되지 않는 사례, 요로 소견도 경증에서 네프로제 수준의 단백뇨가 발병하는 사례, 고도의 혈뇨에서 요 소견이 부족한 사례 등 다양한 임상 경과를 보인다.

사구체 장애인 네프로제에서는 부종, 체중 증가, 소변량 감소 등이 나타난다. 증상이 급속히 진행되는 MCNS와 천천히 진행되는 MN이 있다. 페니실라민(메탈캅타아제), 금제제, 캅토프릴(카프트릴등) 등 SH기를 갖는 약물이 MN을 발병하기 때문에, MN의 발병에는 약물의 SH기가 관여한다고 생각되고 있다.

약물 유발성 미세혈관염인 ANCA 관련 혈관염은 사구체 장애, AKI, CKD로 이어진다(후술 참조). 또한 표에 나타내지 않았지만, 비스포스포네이트계 약물의 주사나 인터페론에 의해 발병하는 사구체 장애로서 소상분절성 사구체 경화증이 알려져 있다.

③ 간접 독성(신전 AKI 참고)

약물에 의한 신혈류량 저하, 전해질 이상, 다뇨 등을 통해 간접적으로 신독성이 발병하는 타입이다.

이뇨제, 레닌 · 안지오텐신(RA)계 억제제, NSAIDs 등에 의한 신전성 AKI의 발병 기전은 후술하지만(SECTION3도 참조), 횡문근융해증에 의한 AKI 및 고Ca혈증, 만성 저K혈증, 가성 알도스테론혈증, ADH 분비 과잉 등에 의한 전해질 이상, 다뇨가 있다.

저K혈증이 약 1개월 이상 지속되면 세뇨관 손상을 일으켜 장기화하면 CRF로 이어질 수 있으므로 주의가 필요하다.

④ 요로폐색성(신장후 AKI 참조)

요로에서 약물의 결정이 석출, 또는 석회화, 결석 형성 등에 의해 요로 폐색을 일으켜 AKI를 발병하는 타입이다. 후술하는 신후성 AKI로 설명한다.

급성 신손상(AKI)이란

약물성 AKI는 가장 발생 빈도가 높은 DKI이며, 약물 투여 후 며칠에서 수주간 급격하게 신기능이 저하되어 체액저류, 전해질 균형의 이상, 노폐물(독소)의 축적(고질소혈증) 등이 나타나는 증후군이다.

또한, AKI의 진단은 ① SCr 수치가 0.3mg/dL 이상으로 상승(48시간 이내), ② SCr의 기초 수치로부터 1.5배 상승(7일 이내), ③뇨량 0.5mL/kg/ 이하가 6시간 이상 지속의 어느 하나를 충족하면 된다(KDIGO 분류).

약물성 AKI에서는 조기 발견, 의심약의 중지에 의해 대부분의 경우 진행을 멈추고 개선시키는 것이 가능하다. 따라서 조기 발견과 조기 대응이 매우 중요하다.

약물성 AKI 분류 (표 2)

AKI 발병의 원인이 어디에 있는지에 따라 ① 신전성, ② 신성, ③ 신후성, ④ 혈관장애성으로 분류된다(표 2). 표 2의 원인 약물은 대표적인 약물 이외에 일본에서 AKI, 세뇨관 괴사, 세뇨관 간질성 신염, 종양용해증후군의 발병 예가 보고되고 있는 주요 약물을 나타내고 있다.

① 신전성 AKI

신전성 AKI는 약물에 의해 신장으로 흐르는 혈액량이 감소하는 것(사구체 내압, GFR[사구체 여과량]의 저하), 즉 신허혈에 기인한다. 외래에서 볼 수 있는 AKI의 경우 약 70%가 탈수나 저혈압으로 인한 신전성이라는 보고가 있다. 개념적으로는 신조직 장애를 수반하지 않는 신기능 저하이며, 조기 발견·치료에 의해 신속하게 신기능이 회복된다.

신장 혈류량의 감소는 약물에 의한 이뇨, 탈수, 혈압 저하 등에 의한 체액량의 감소(유효 순환 혈장량 감소), 또는 신장의 수입(구심성) 세동맥 및 수출(원심성) 세동맥에 직접 작용함으로써 일어난다. 전자의 원인 약물에는 이뇨제, 인산나트륨, 고Ca혈증 유발 약물(활성형 비타민D 제제, Ca 제제), 나트륨·글루코오스 공수송체(SGLT) 2 억제제, 강압제, 피브레이트계 약물 등이 있다.

표 2　약물성 AKI의 분류 · 병태 · 메커니즘과 원인 약물 (「약물성 신기능 장애 진료 가이드라인 2016」[1] 인용, 일부 개정[2~13])

분류	병태 및 메커니즘	주요 원인 약물
신전성 AKI	신혈류 · 사구체 혈류량 저하 [간접독성]	•NSAIDs*, •RAS억제제(ARB [칸데사르탄실렉세틸(브로프레스), 발사르탄(디오반)], ACE억제제, 항알도스테론약[스피로노락톤(알덕톤)]), •이뇨제(프로세미드[라식스]), •인산 Na염, •고 Ca 혈증 유발 약제(활성형 비타민 D[알파칼시돌(원알파, 알파롤), 엘데칼시톨(에디롤)등], Ca제제 → 삼투압 이뇨에 의한 다뇨, 탈수로 체액량 감소), •SGLT2억제제(삼투압 이뇨 작용), •칼시뉴린 억제제(사이클로스포린, 타크로리무스), •강압제(히드라라진 염산염[아프레졸린] Ca 길항제, 베타 차단제 혈압 감소에 따른 신혈류 감소), •페노피브레이트계 약[리피딜, 트라이코어]) 등
신성 AKI	급성 세뇨관 괴사 (ATN) [독성]	•항균제 ; 아미노글리코시드계 약(겐타마이신황산염[겐타신][2] **), 글리코펩티드계 약(반코마이신, 폴리믹신B황산염), 폴리펩티드계 약(콜리스틴), 뉴퀴놀론계 약(레보플록사신수화물[클라빗]),페니실린계 약(타조박탐나트륨－피페라실린나트륨[조신] [4]), 암포테리신 B, 펜타미딘이세티오네이트(페난버스) 등, •요오드 조영제, •삼투압 제제(만니톨, 저분자 덱스트란, 하이드 록시에틸 전분), •항암제/면역 억제제(백금 제제[시스플라틴 ; 1], 칼시뉴린 억제제[시클로스포린, 타크로리무스 ; 기메라실 오테라 실칼륨[티에스완],카페시타빈[제로다] [1] 도세탁셀[탁소테일, 원탁소테일] [1], 아빌라테론아세트산에스테르[자이티가] [1], 베바시주맙[아바스틴 외] [1], 모페틸 페놀레이트[셀셉트] [1], 에베롤리무스[서티칸, 아피니톨] [1] 등), •항바이러스제(아시클로비르[조빌락스] [1], 아데포비르피복실[헵셀라] [2], 라나나미비르옥탄산 에스테르수화[이나빌] [1], 포스카르네트나트륨수화물[포스카빌] 등), NSAIDs(디클로페낙 나트륨[볼탈렌] [1], 셀레콕시브[세레콕스] [1]), •다비가트란에텍실레이트메탄술폰산염[플라자키사] (1), •비스포스포네이트계 약(졸레드론산 수화물[조메타, 리클라스트] [1]) 등
	급성 세뇨관 간질성 신염 (ATIN) [알레르기 · 면역학적 기전]	•모든 항균제; 페니실린계 약(타조박탐 · 피페라실린[15] 등), 뉴퀴놀론계 약(레보플록사신), 카바페넴계 약(멜로페넴 수화물[멜로펜][5]), 세펨계 약(세프디트렌피복실[메이액트] [4]) 등 H2 수용체 길항제(파모티딘[가스터] 등), •NSAIDs(록소프로펜 나트륨 수화물[로크소닌] [51], 디클로페낙 [5], 아세트아미노펜[카로날] [9], 해열 진통제(OTC 약물 [9]), •메살라진(5–ASA[아미노살리실산] ; 5), 항암제 및 면역 억제제 (니볼루맙 [옵지보] [10] 등), •알로프리놀 (10), •항 바이러스 약물(발라시클로비르염산염[발트렉스] [9], 아시클로비르 등), •베니디핀염산염(코닐) (Ca 길항제; 8), •SU 약(글리메피리드[아마릴] [8]), •위 점막 보호제(레바미피드)[무코스타] [8], 보라프레징크[프로막] [4]), •아토르바스타틴 칼슘수화물(리피톨)(5), •통증 치료제(프레가발린 [리리카] [4]), •PPI(오메프라졸[오메프라존, 오메프라르], 란소프라졸[타케프론]) 등

*황색 마커는 PMDA의 JADER에 근거하는 2014년 4월~2017년 1월의 AKI 발병의 보고로부터, AKI를 일으키기 쉽다고 생각되는 약물[13]

**괄호 안의 숫자는 「중증 부작용 질환별 대응 매뉴얼」 (세뇨관 괴사[2], 요세관 간질성 신염[3], 종양 용해 증후군[4], 혈관염[5])에 기재된 PMDA의 「의약품 부작용 데이터베이스(JADER)」를 기반으로 한 2015~2016년 보고 건수를 나타낸다. 혈관염의 경우에는 주로 2건 이상 보고된 약물만 기재하였다.

1) 일신회지 2016;58:477–555.
2) 중증 부작용 질환별 매뉴얼 급성 신장애
3) Ibid.상동간질성신염(요세뇨관간질신염)
4) Ibid.종양용해증후군
5) Ibid.혈관염에 의한 신장 장애 (ANCA 관련 혈관염)
6) J Pediatr Pharmacol Ther.2016;21:169–75.
7) Clin Pharmacol Ther.2017;102:459–69.
8) Indian J Nephrol.2019;29:424–6.
9) Exp Ther Med.2016;12:4025–8.
10) Am J Health Syst Pharm. 2013;70:1219–25.
11) Am Fam Physician.2008;78:743–50.
12) J Renal Inj Prev.2015;4:57–60.
13) J Clin Pharm Ther.2019;44:49–53.

표 2 계속

분류	병태 · 메커니즘	주요 원인 약물
신후성 AKI	세뇨관 폐쇄성 신부전 [간접독성]	• 약물 자체가 결정화(저용해성 약물); 항바이러스제(바라시클로비르, 아시클로빌, 간시클로비르[데노신], 항 HIV 약 등), 항균제의 일부(설파제 [5-ASA 제제], 뉴퀴놀론계 약[시프로플록사신 염산염[시프록산], 레보플록사신]), 메토트렉세이트, 트리암테렌(트리테렌), 에페드린, 아졸계 항진균제 (보리코나졸[부이펜드], 이트라코나졸[이트리졸]) 등 • 화에 의해 인산 Ca 석출; 토피라마트, 아세타졸 라미드[다이아목스], 조니사미드[엑세그란, 트레리프]), • 인산나트륨, 인산이수소나트륨/무수인산수소 2나트륨(신석회침착증), • 활성형 비타민 D와 Ca 제제의 과잉 투여(Ca 침착[석회화]), • 루프계 이뇨제(프로세미드; 수산칼슘 결석), • 고용량 비타민 C (수산칼슘 결석), • 부신피질 호르몬(Ca 함유 결석), • 요산 배설 촉진제(요산 결석 ; 프로베네시드[베네시드], 부콜롬[파라미틴], 벤즈브로말론[유리 놈]) 등
	종양용해증후군 (고요산혈증) [간접독성]	• 항암제 · 면역억제제(레날리도미드 수화물[레브라미드] [13], 보르테조밉[베르케이드] [12], 리툭시맙[리툭산] [6], 파클리탁셀[탁솔, 아 브락산] 〈알부민 현탁형 포함 [6]〉 카르필조미브[카이프로리스] [5], 겜시타빈염산염[젬자르][4], 파노비노스타트 유산염[피리닥] [4], 멜파란[알케란] [3], 페메트렉시드나트륨수화물[알림타] [3], 베바시주맙 [3], 테가푸르 · 기메라실 · 오테라실칼륨 [5], 벤담스틴염산염 [트레액신] [2], 에토포사이드 [라스테드, 베프시드] [2], 파조파닙염산염 [보트리엔트][2], 카페시타빈 [2]), 메토트렉세이트, 프레드니솔론 (프레드닌) [8], 덱사메타손 (레나덱스) [2], • 백혈병, 림프종, 골수종에 사용되는 많은 화학 요법 약물 등
혈관장애성 AKI	혈전성 미세혈관병증(TMA), 용혈성 요독 증후군(HUS), 혈전성 혈소판 감소성 자반증(TTP) [중독성]	• 면역억제제 및 항암제(칼시뉴린 억제제[시클로스포린, 타크로리무스], 마이토마이신 C, 백금 제제 [시스플라틴, 옥살리플라틴〈엘프라트〉 카르보플라틴〈파라플라틴〉], 겜시타빈, 플루오로우라실, 베바시주맙, 소라 넥사바르], 스니티닙, 멜파란, 펜토스타틴[코폴린], 에베롤리무스 등), • 항혈소판제(티클로피딘 염산염[파날린], 클로피도그렐 황산염[플라빅스]), • 키닌 염산염수화물, • 결합형 에스트로겐(프레마린) • 항바이러스제(바라시클로비르, 인디나비르황산염 에탄올 부착 가물[크릭시반]) • 기타; 인터페론, 리바비린(코페가스, 레베톨), 퀴니딘황산염 수화물, 술폰아미드계 약, 트리암텔렌 등
	ANCA 관련 혈관염(반월형 사구체 신염) [알레르기 · 면역학적 기전]	• 항갑상선제(프로필티오우라실, 티아마졸[메르카졸] [1]), • 항균약(미노사이클린염산염[미노마이신][3], 이소니아지드[이스코틴], 세포탁심나트륨[세포탁스, 클라포란]), • 항류마티스제(페니실라민[메탈 캅타아제], 술파살라진), • TNFα 억제제(세르트리주맙 페골[심디아] [2], 인플릭시맙[레미케이드], 에타넬셉트[엠브렐], 아달리무마브[휴밀라]), • 항암제(비노렐빈주석산염[나베르빈] [5], 카르보플라틴 [3], 메토트렉세이트 [2]), • 니카르디핀염산염(페르디핀)], • 페니토인(아레비안틴, 히단몰), • 알로푸리놀, • 심바스나틴(리포바스), 백신류(인플루엔자 HA [1], 폐렴구균백신 [2], 침강(3가 폐렴구균 결합형 백신 [2] 등) 등

한편, 후자에서는 NSAIDs, 레닌 · 안지오텐신(RA)계 억제제 등이 알려져있다. 즉, RA계 억제제나 NSAIDs를 복용중인 환자가 발열, 설사, 식욕 저하, 땀, 이뇨제 등에 의해 탈수가 오거나, 신기능 장애나 심부전 등의 합병증이 발생하면 약물에 의한 신전성 AKI를 일으키기 쉬워진다(SECTION 3 참조).

이것은 이러한 병태에서 신혈류량(사구체 내압, GFR)이 감소하여 신장 기능이 저하되기 쉽지만, 프로스타글란딘(PG)은 수입 세동맥을 확장하여 사구체 혈액량을 증가 또한 안지오텐신 II(AngII)는 수출 세동맥을 수축시켜 사구체 내압을 상승시켜 각각 신장 기능의 유지에 강하게 작용하고 있다. 따라서 PG나 Ang II 작용을 저해하는 약물을 투여하면 이 효과가 없어져 AKI가 발병할 것으로 생각된다.

따라서 RAS 억제제는 신장 등의 보호 효과가 기대되고 있는 반면, 복용 기간 중에 탈수가 발생하는 경우에는 주의가 필요하다.

고Ca혈증(활성형 비타민 D 제제, Ca 제제) 및 칼시뉴린 억제제(시클로스포린, 타크로리무스 수화물 [프로그래프 외])에는 구심성 세동맥의 수축(사구체 혈류 저하) 작용도 있다.

또한, 활성형 비타민D 제제, Ca 제제에 의한 AKI 발병에는 고Ca혈증에 의한 이뇨 작용, 구심성 세동맥 수축 외에 후술하는 Ca 침착에도 기인하기 때문에 주의한다.

특히, 고령자에서는 탈수, 신기능 저하, 동맥 경화, 심부전, 신체의 통증 등으로 이들 신전성 AKI를 발병하기 쉬운 약을 복용하는 경우가 많고, 정기적인 혈액 · 뇨 검사, 소변량 · 체중 측정 등이 필요하다.

② 신성 AKI

신성 AKI는 약물에 의해 신장 자체가 장애를 받고, 주로 세뇨관이나 간질의 조직 변화가 보이는 상태이다. 일반적으로 신성 AKI는 심각한 경우가 많으며 신전성에 비해 원내 사망률이 높다.

첫째, 심각한 중독성 급성 세뇨관 괴사(ATN)는 아미노글리코시드계 약물, 반코마이신염산염, 콜리스틴메탄술폰산나트륨(오루드레브 외) 등 항균제, 요오드조영제, 삼투압성제, 항암제(백금 제제, 칼시뉴린 억제제 등) 등에 의해 발병하는 것이 잘 알려져 있다.

이들 약물은 근위세뇨관세포 내에 재흡수되어 혈중농도의 몇 배로 농축되기 때문에 미토콘드리아 장애, 산화스트레스 등의 작용이 강하게 나타나 독성을 나타내는 것으로 생각된다. 약물 복용량을 조절하고 TDM을 수행해야 한다.

한편, 약물에 의해 드물게 발생하는 급성 세뇨관 간질성 신염(ATIN)은 부종이나 염증성 세포 침윤 등의 병변을 주체로 한다.

주된 원인 약물에는 알레르겐성이 높은 β락탐계 약물(페니실린계 약물 등), 뉴퀴놀론계 약물(간질성 신염의 형태를 취하는 것이 많다) 등의 항균제, 또 H_2 수용체 길항제, NSAIDs 등이 있지만 모든 약물에서 발병할 가능성이 있으며, 알레르기 기전에 기인하기 때문에 발병 예측이 어렵다.

③ 신후성 AKI

신후성 AKI는 신장에서 요도까지의 요로(세뇨관 · 요관 · 방광 · 요도)에 있어서 약물 자신의 결정화나 약물에 의한 석회화(Ca 침착), 결석 형성(인산 Ca 결석, 옥살산 Ca 결석, 요산 결석)이 일어나기 때문에 요로가 닫혀 소변을 체외로 배설하지 못하고 신장에 쌓여 확장한 상태(수신증)이다.

특히, 항암제나 방사선 치료에 의해 요산 결석이 형성되어 AKI가 발병하는 질환을 종양용해증후군이라고 부른다.

발라시클로비르염산염(발트렉스 등), 아시클로비르(조빌락스등) 등의 항바이러스제와 일부 항균제 등은 용해도가 낮아 결정화하기 쉽다. 결정화에는 소변의 약물 농도와 소변 pH도 깊게 관여하며 예를 들어 산성 약물인 메토트렉세이트(류마트렉스 등)는 투여량의 90%가 소변으로 배설되어 원뇨가 가장 산성화되는 원위세뇨관으로 석출하기 쉽다.

한편, 시프로플록사신염산염(시프록산등) 등에서는 요중 pH가 상승하면 용해성이 저하되어 결정이 석출된다. 또한, 소변 중 pH를 알칼리화하는 약물에는 제산제, 젖산Na, 시트르산K·Na수화물 (우랄릿–U), 티아지드계 약물(트리클로르메티아지드 [플루이트란 외] 등), 아세타졸라미드(다이아목스), 과일 주스 등이 있다.

결석 형성, 석회화(Ca가 침착된 상태)에서 탄산탈수효소 저해제는 요중 pH의 상승작용을 받기 때문에 인산Ca 결석이 형성 가능성이 있다.

또한, 인산Na 등 장관 내에 수분을 저류시켜 사하작용을 나타내는 약물은 강력하게 탈수를 일으키기 때문에 신혈류량이 저하되고, 인산Ca가 석출되어 급성 인산 신증, 신석회화증이 발생할 수 있다.

활성형 비타민 D 제제와 Ca 제제의 과잉투여에서는 석회화가, 루프 이뇨제나 대량의 비타민 C에서는 옥살산 Ca 결석이, 부신 피질 호르몬에서는 Ca 함유 결석이 각각 형성될 가능성이 있다.

한편, 요산결석은 요산 배설 촉진제에 의해 다량의 요산이 소변으로 배설되기 때문에 발생하기 쉬워 소변 알칼리화제와의 병용이 권장되고 있다. 종양용해증후군에서는 항암제 투여에 의해 종양 세포가 급속히 사멸(붕괴)되어 핵산(푸린체)의 대사물인 요산이 체내에서 증가하여 소변에 과도하게 배설되기 때문에 요산결석이 형성된다.

일반적으로 항암제 투여 시작 후 12~72 시간 이내에 발생하여 소변이 나오지 않으면 ARF가되어 일시적으로 투석이 필요할 수 있다. 초기 증상이 부족하기 때문에 혈액·소변 검사, 소변량 측정 등이 중요하다.

④ 혈관장애성 AKI

약물에 의한 혈관 장애로서 혈전성 미세혈관증(TMA)이나 ANCA(anti-neutrophil cytoplasmic antibody : 항호중구세포질항체) 관련 혈관염이 드물게 발병하여 AKI가 일어날 수 있다.

중독성 TMA는 ① 미세혈관 내(뇌, 신장, 관동맥 등)에 혈소판 혈전이 생기면서, ② 혈소판이 감소하고(혈소판 감소증), ③ 혈소판 혈전에 의해 적혈구가 파괴되어 빈혈(용혈성빈혈)이 된다—라는 3개의 특징을 가지는 질병을 총칭한다.

TMA의 대표적인 질환은 용혈성 요독 증후군(HUS)과 혈전성 혈소판 감소성 자반증(TTP)이 꼽히며 둘 다 혈소판 감소, 용혈성빈혈 및 AKI(신장의 미세혈관이 혈소판 혈전으로 폐색하기 때문에)가 보이지만, TTP에서는 발열, 정신증상 등도 나타난다.

HUS에서는 칼시뉴린 억제제나 마이토마인 C(마이토마이신), 시스플라틴(브리플라틴, 랜더 등), 젬시타빈염산염(젬자르 등) 등의 항암제가 직접 신혈관 내피 세포를 손상시킴으로써 혈소판 혈전이 형성되는 것으로 생각된다. HUS는 중증화되면 투석이 필요하게 되지만, 현재는 약물 투여량의 조절 등에 의해 발병 빈도는 감소하고 있다.

한편, TTP의 원인 약물은 칼시뉴린 억제제 및 마이토마이신C 외에 항혈소판제(티클로피딘염산염[파날디은 외], 클로피도그렐황산염[브라빅스 외] 등이 알려져 있다.

HUS와 마찬가지로 원인 약물에 의한 혈관 내피 세포 장애를 통한 기전이 생각되고 있지만, 항혈소판제에서는 혈소판 개개의 결합에 필요한 점착 단백질(von Willebrand factor; vWF)의 활성 저하가 관여하는 것도 보고되고 있다.

그 외, ANCA 관련 혈관염에서는 혈관염증이 미세혈관(세동맥, 세정맥, 모세혈관)에 일어나 사구체장애, AK1, CKD 등을 유발한다. 이것은 혈액에 ANCA가 생기면서 호중구가 과도하게 활성화되어 미세혈관을 공격하기 때문에 발생한다고 생각된다(면역학적 기전). 다수의 사구체에 반월체를 형성하는 반월체성 사구체 신염의 병리조직상을 나타낸다.

혈관염은 항갑상선제, 항균제, 항류마티스제(페니실라민[메탈캡타제]), TNF α 억제제, 페니토인(아레비아틴, 히단톨 등), 알로프리놀(자이로릭 등), 심바스타틴(리포바스 등) 등에서 발생하는 빈도가 높다. 진단이 지연되면 몇 주에서 몇 개월 만에 중증화되어 말기 신부전으로 이어질 수 있다.

위의 ①~④ 이외에도 횡문근융해증으로 미오글로빈이 혈중, 소변으로 유출되어 미오글로빈의 신배설량의 증대에 기인하는 AKI(세뇨관 괴사)를 일으킬 수 있다(표 1; 간접 독성). 그 외 기전은 명확하지 않지만, 뇌보호제 에다라본(라디컷 등), 골수종용 치료제 포말리도미드(포말리스트) 등에서도 AKI 발병 사례가 보고되고 있다.

AKI를 일으키기 쉬운 약물 (표 3)

AKI를 유발하는 모든 약물에 주의를 기울이기는 어렵지만 표2에 나와있는 「AKI를 유발하는 주요 원인 약물」에 유의해야 한다. 그 중에서도 표3에 나타내는 AKI를 일으키기 쉬운 약물에는 더욱 주의가 필요하다. 이 중 AKI가 가장 발병하기 쉬운 것으로 예측되는 약물은 발라시클로비르염산염(상품명 발트렉스 외)이다.

신전성 이외의 신성, 신후성, 혈관장애성 등 다양한 기전(병태)을 통해 AKI를 유발하지만, 후술하는 바와 같이 주로 신후성 AKI가 발병하는 것으로 생각되고 있다. 발라시클로비르의 활성 대사산물인 아시클로비르(조빌락스 등)에서도 마찬가지이다.

이어서 활성형 비타민 D_3 제제의 에르데칼시톨(에디롤 등)는 고Ca혈증을 유발하여 삼투압 이뇨를 일으키기 때문에 다뇨·탈수에 의해 신허혈(신혈류·사구체혈류량 저하; IS)이 되어 신성 AKI를 발생시킨다.

과다 투여는 Ca 침착 (석회화)을 유발하고 세뇨관 폐색성 신부전(IO)에 의한

표 3 AKI를 일으키기 쉬운 약물 및 병리학

약물명 (23종)	병 태*							AKI 발생[1] (오즈비)	AKI 발생[2]	기타 약물성 신기능 장애 (DKI), 비고
	신전	신	신	신후	신후	혈관	혈관			
	IS (간독**)	ATN (중독)	ATIN (알·면)	IO (중독)	TLS (간독)	TMA (중독)	ANCA (알·면)			
발라시클로비르염산염(항 바이러스제)		○	○	○		○		854 (24.88)	247	
엘데칼시톨 (활성형 비타민 D_3 제형)	○			○				109 (14.23)	35	전해질 이상 (고산혈증)
에다라본 (뇌경색 치료제)								135 (14.03)	11	기전 불명
아시클로비르 (항 바이러스제)		○	○	○				170 (11.17)	10	
타조박탐나트리움·피페라실린나트륨 (항균제)		○	○					129 (9.23)	30	
스피로노락톤 (항알도스테론 약물, 이뇨제)	○							118 (7.36)	–	
반코마이신염산염 (항균제)		○						161 (6.99)	8	
록소프로펜나트륨 (NSAIDs)	○		○					353 (6.28)	20	CIN、MCNS、MN
칸데사르탄 살렉세틸 (ARB)	○							74 (4.49)	–	
디클로페낙나트륨 (NSAIDs)	○	○	○					182 (4.23)	–	CIN、MCNS、MN
푸로세미드 (이뇨제)	○			○				157 (4.23)	–	전해질 이상 (만성 저혈당)
레보플록사신 수화물 (항균제)		○	○	○				106 (2.89)	9	
파모티딘 (H_2 수용체 길항제)			○					84 (2.47)	–	
발사르탄 (ARB)	○							79 (2.15)	–	
알로프리놀 (고요산혈증 치료약)			○				○	74 (1.83)	–	
시스플라틴 (항암제)		○			○	○		232 (1.73)	53	CIN、RAT、FS

표 3 계속

약물명 (23종)	병 태*							AKI 발생[1] (오즈비)	AKI 발생[2]	기타 약물성 신기능 장애 (DKI), 비고
	신전	신	신	신후	신후	혈관	혈관			
	IS (간독**)	ATN (중독)	ATIN (알·면)	IO (중독)	TLS (간독)	TMA (중독)	ANCA (알·면)			
사이클로스포린 (칼시 뉴린 억제제)	○	○				○		182 (1.37)	–	사이클로스포린 신증, CIN, NDI
플루오로우라실 (항암제)		○				○		474 (1.20)	–	
메토트렉세이트 (항암제)		○		○	○			–	21	
포말리도미드 (항암제)				○	○			–	10	
프레가발린 (신경병성 통증 완화제)			○					–	10	
알파 칼시도르 (활성형 비타민 D_3 제형)	○			○				–	10	전해질 이상 (고산혈증)
테가푸르 · 기메라실 · 오테라실칼륨 (항암제)		○			○			–	9	

IS ; 신장 허혈(신혈류 사구체 혈류 감소), ATN; 급성 세뇨관 괴사, ATIN; 급성 세뇨관 간질성 신염, IO; 세뇨관 폐색성 신부전, TLS; 종양용해증후군, TMA 혈전성 미세혈관증, ANCA; ANCA 관련 혈관염, CIN; 만성 간질성 신염, RAT; 근위 세뇨관 장애, FS; 판코니 증후군, NDI; 신성 요붕증, MCNS; 성신증

*신전; 신전성 AKI, 신; 신성 AKI, 신후; 신후성 AKI, 혈관; 혈관장애성 AKI

**간독; 간접독성, 중독; 중독성, 알 · 면; 알레르기 면역학적 기전

1) J Clin Pharm Ther. 2019:44:49–53) 2) 중증 부작용 질환별 대응 매뉴얼「급성 신장애」(2015~2016년 AKI 발생 건수)

신후성 AKI도 유발한다. 같은 효능의 알파칼시돌(완알파, 알파롤 등)에서도 마찬가지이다. 또한 기전은 불분명하지만 에다라본(라디컷 등)은 발현 빈도가 높다.

항균제로는 페니실린계 약물(타조박탐나트륨 · 피페라실린나토륨[조신 등]), 아미노글리코시드계 약물(반코마이신염산염), 뉴퀴놀론계 약물(보플록사신수화물[크래빗 등]) 등, 항암제 · 면역억제 제로는 백금 제제(시스플라틴[프리플라틴, 란다 외]; CDDP), 칼시뉴린 억제제(시클로스포린[샌디뮨, 네오랄 외]; CsA), 플루오로우라실(5-FU 등), 메토트렉세이트(메소트렉세이트, 류마트렉스 등) MTX), 테가푸르 · 기메라실 · 오테라실칼륨(티에스완 등; TS-1) 등이 급성 세뇨관 괴사(ATN)를 통해 신성 AKI를 일으키고, CDDP, MTX, 폴리마미드, TS-1에서는 종양용해증후군 (TLS)을 통해 신후성 AKI를, CDDP, CsA, 5-FU에서 혈관 장애 AKI를 발병한다는 것에 주목한다.

신허혈(IS)을 유발하여 신전성 AKI를 유발하는 약물에는 활성형 비타민 D3 제제(에르데칼시톨[에디롤 외], 알파칼시돌[원 알파 등]) 외, 이뇨제(스피로노락톤[알덕톤외], 프로세미드[라식스 외]), NSAIDs(록소프로펜나트륨수화물[록소닌 외], 디클로페낙나트륨 볼탈렌 외]), 레닌 안지오텐신(RA)계 억제제(칸데사르탄실렉세[로프레스 외], 발사르탄[디오반 외]), 칼시뉴린 억제제(CsA) 등이 있다. CsA를 제외한 이 약들은 사용 빈도가 높으며 특히 고령자에게는 주의가 필요하다.

파모티딘(가스터 외), 알로프리놀(자이로릭 외), 프레가발린(리리카)은 급성 세뇨관 간질성 신염(ATIN)을 통해 신성 AKI가 발병한다.

상호작용 (표 4)

1) 신전성 AKI 유발

신장 혈류를 감소시켜 신장 허혈(IS)을 유도하는 약물(표 1-3)을 병용하는 경우 항상 신전성 AKI에 주의해야 한다.

병용 금기 사항은「인도메타신, 디클로페낙과 트리암테렌(트리테렌)의 병용」, 「타크로리무스 수화물(브로그래프 등)과 CsA의 병용」이다. 후자의 상호작용은 ATN을 통한 신성 AKI 발병의 협력에도 관여한다. 또한 CsA와 피브레이트계 약물의 병용에 의한 심각한 신독성에도 주의가 필요하다.

RA계 억제제와 이뇨제 또는 NSAIDs와의 2제 병용에 의한 신전성 AK1의 발병에는 주의하지만(증례 1), 이미 SECTION 3에서도 언급한 바와 같이 이들 3제의 병용은「트리플 워미」라고 불리며 AKI의 발병 위험이 더욱 증가한다. 이는 이뇨제에 의한 순환 혈액량의 감소, RA계 억제제에 의한 수출세동맥의 수축 억제, NSAIDs에 의한 수입세동맥의 수축증대 등 다른 기전에 의한 시너지효과로 IS가 발생하기 때문이라고 생각된다.

3제 병용은 가능한 피하되, 병용하는 경우에는 신장 기능 검사(혈청 크레아티닌 [SCr]값 측정)를 실시한다.

또한, RA계 억제제끼리의 병용에서도 RA 억제 작용이 강하게 나타나 신장 AKI, 저혈압, 고칼륨(K)혈증 등이 발병할 우려가 있어 원칙적으로 금기시 되므로 특히 주의한다(SECTION 3 참조).

구체적으로, ACE 저해제 또는 안지오텐신 II 수용체 길항제(ARB)를 복용하는 당뇨병 환자에게는 레닌 억제제의 알리스킬렌푸마르산염(라디레스)의 투여는 원칙적으로 금기이다. 이는 알리스키렌을 병용해도 ACE 억제제나 ARB를 넘어서는 유익성이 인정되지 않았고, RA계 억제 효과가 강력하게 나타나 심각한 AKI(급성 신부전: ARF), 저혈압, 저K혈증, 비치사성 뇌졸중의 위험이 증가하기 때문이다.

그 외, 활성형 비타민 D3 제제, Ca 제제와 이뇨제, NSAIDs, RA계 억제제, 마그네슘(Mg) 제제와의 병용에 의해서도 신전성 AKI가 발병할 우려가 있다. 또한, 사이아자이드계 이뇨제, NSAIDs는 Ca의 신배설을 억제하지만(고Ca혈증), 루프계 이뇨제(프로세미드)에서는 Ca의 배설을 촉진한다(저Ca혈증). 그러나 후자는 신혈류량을 감소시킴으로써 신전성 AKI의 위험을 증가시킨다. 또한, Mg 제제는 대사성 알칼리증을 일으켜 원위세뇨관에서 Ca 재흡수를 증가시키고 고Ca혈증으로 인한 삼투압 이뇨를 유발한다.

표 4 약물성 신기능 장애로 인한 주요 상호작용 (약물은 표 2 참조)

기전	약물A	약물B	발생 가능한 이상반응 및 기타
1) 신전성 AKI 유발 ; 신 허혈(IS; 신혈류 및 사구체 혈류량 저하) 유발의 협력	NSAIDs; 인도메타신, 디클로페낙나트륨	이뇨제; 트리암텔렌	**【병용 금기】** 신독성 유발. 양제 모두 신전성 AKI 유발. B제에 의한 신전성 AKI를 막는 프로스타글란딘 합성을 NSAIDs가 억제. B 제의 결정화는 A 제 IS에 의해 촉진되어 세뇨관 폐색성 신부전(신후성 AKI)을 유발할 가능성도 있음. B제의 이뇨 효과는 A제와 길항.
	칼시뉴린 억제제 ; 타크로리무스	칼시뉴린 억제제; 시클로 스포린	**【병용 금기】** 신장 장애의 리스크 증대. 두 약물 모두 신전성 AKI 및 급성 세뇨관 괴사(ATN; 신성 AKI) 유발. A제에 의한 CYP3A4 억제에 의해 B제의 혈중 농도 상승도 관여.
	RA계 억제제; ACE 억제제, ARB	이뇨제, NSAIDs	A제와 B제의 2제 병용으로 AKI의 리스크 상승. 세 가지 약물 조합(ACE 억제제 or ARB + NSAIDs + 이뇨제)은 트리플 워미라고 불리며 신장 AKI의 위험이 더욱 증가[1,2](SECTION3 참조).
	RA계 억제제; ARB	ACE 억제제	AKI, 저혈압, 고K혈증의 위험 증가. RA(레닌 안지오텐신) 이중 억제에 기인.(섹션 3 참조)
	RA계 억제제; 알리스키렌(레닌 차단)	ACE 억제제, ARB (2형 당뇨병 환자에게는 A제 병용은 [원칙금기]. 단, 강압치료에 의한 혈압제어가 불량인 경우는 제외)	신기능 장애(급성 신부전 [ARF]의 위험 증가), 저혈압, 고K혈증, 비치사성 뇌졸중 등 위험 증가(A제를 병용해도 유익성이 인정되지 않음). RA계 억제의 협력에 기인.(섹션 3 참조)
	활성형 비타민 D_3 제제(에르데칼시톨), Ca 제제	이뇨제(티아지드계, 루프계), NSAIDs RA계 억제제, Mg 제제	신성 AKI의 가능성. 고Ca혈증 유발에 의해 침투압 이뇨가 일어나 다뇨 탈수로 체액량이 감소 AKI 유발[3]. NSAIDs, 티아지드계 약은 Ca 배설도 억제. Mg 제형은 대사성 알칼리증 유발로 Ca 재흡수 증가[3]
	칼시뉴린 억제제(사이클로스포린)	피브레이트계 약물; 페노피브레이트	심한 신독성. 양제 모두 신전성 AKI 유발.
2) 신성 AKI 유발; 급성 세뇨관 괴사(ATN) 유발의 협력	펜타미딘 이세치온산염(카리니 폐렴 치료제)	포스칼넷나트륨수화물 주사제(항바이러스제)	**【병용 금기】** 신기능 장애, 저Ca혈증 유발(사망 예; 해외). A제에 의해 심각한 AKI발생(0.7%; 정기적인 신기능 검사 실시). B제에서는 심한 AKI의 급성 신부전(ARF; 1~10%) 발병, 「경고」로 빈번하게 혈청 크레아틴 등의 신검사, 혈청 전해질 측정을 실시해야 함.
3) 신후성 AKI 유발; 세뇨관 폐색성 신부전(IO) 유발약과 신허혈(IS) 유발약의 병용	IO 유도제; 인산 나트륨(경구 장관 세정제 등)	IS 유발 약물; 혈압강하제(65세 이상의 고혈압을 앓고있는 노인의 경우 A 약물 [투여 금기])	AKI(ARF), 급성 인산신증(신석회 침착증) 등의 우려 특히 ACE 억제제, ARB, 이뇨제, NSAIDs 등 신혈류를 저하시키는 약물은 주의.
	IO 유도제; 아시클로비르, 발라시클로비르염산염(활성 대사산물은 아시클로비르) 등	IS 유발 약품; NSAIDs, RA계 억제제	신후성 AKI 위험이 3배로 상승(단 아세트아미노펜은 영향 없음). A제와 NSAIDs, RA계 억제제의 3제 병용은 더욱 위험 상승(증례1). 그러나, A약물과 이뇨제를 병용해 소변량을 증가시키면 AKI 위험은 감소 가능.

1) BMJ.2013;346:e8525.
2) Yakugaku Zasshi 2019;139:1457-62.
3) Ren Fail.2019;41:88-97.
4) Front Pharmacol.2019;10:874.

2) 신성 AKI 유발

급성 세뇨관 괴사(ATN)를 유발하는 펜타미딘이세티온산염(베나 부크스)과 포스카네트나트륨 수화물(포스카비르)의 병용은 금기이다. 전자에서는 심각한 AKI 발병률이 0.7%, 후자에서는 심각한 AKI(ARF)가 1~10%로 발병하고, 양쪽 모두 단독 사용 시에는 신기능 검사가 필수이다.

또한, IS와 ATN을 모두 유발하는 칼시뉴린 억제제(CsA와 타크로리무스) 끼리의 병용 외에 표 1에 나타난 ATN을 유발하는 약물끼리 병용하는 경우에도 특히 주의가 필요하다.

간질성 신염(ATIN)을 일으킬 수있는 약물(파모티딘, 알로프리놀, 프레가발린 등)은 발병 기전이 알레르기 · 면역학적이기 때문에 발병 예측이 어렵다. 병용시에는 기왕력, 알레르기력 등을 사전에 청취해 둔다.

3) 신후성 AKI 유발

세뇨관 폐색성 신부전(IO)을 유발하는 경로인산나트륨(Na) 제제는 심각한 신후성 AKI (ARF, 급성 인산 신증)를 일으키는 것으로 보고되었다. 이것은 인산Na가 장관에 수분을 저장하여 사하 작용을 발휘하는데 강력한 탈수와 신혈류량의 감소에 의해 혈액이 농축되어 혈중의 인산 농도가 상승하여 고인산 혈증이 되고, 세뇨관 내 인산 농도가 상승하는 결과료 세뇨관에서의 인산Ca 농도가 비정상적으로 상승하여 신장에 결정이 침착되기 때문이다.

65세 이상의 고혈압(강압제 복용 중) 환자는 심각한 AKI를 유발할 위험이 높기 때문에 금기이다. 즉, 65세 이상에서는 강압제와 인산Na제제의 병용은 피해야 한다.

또한, IO 유발 약물과 IS 유발 약물의 병용으로 신후성 AKI가 나타나기 쉽다. 예를 들어, IO 유발 작용이 있는 발라시클로비르, 아시클로비르와 IS 유발 작용이 있는 NSAIDs, RA계 억제제와의 병용이다(증례 1).

바라시클로비르에 의한 AKI는 여름철에 많아 탈수가 관여된다고 생각되지만, 이뇨제와의 병용에서는 소변량이 증가하기 때문에 결정화가 억제되어 AKI의 위험도가 떨어진다. 바라시클로비르, 아시클로비르는 다양한 기전(병태)를 통해 AKI를 유발하지만, 주로 IO유발에 의한 신후성 AKI가 발병한다고 생각된다.

실제 복약지도

외래환자는 중증이 되는 사례가 많지만, 이는 경증의 AKI에서는 증상이 나타나지 않아 환자 스스로 초기에 알아차리기가 어렵기 때문이다. 따라서 정기적으로 혈액검사(신기능검사; SCr값 측정)를 받도록 지도한다.

일반적으로 AKI의 원인은 외래환자에서는 약 70%가 탈수나 저혈압을 원인으로 하는 신전성이다(신성은 10~40%, 신후성은 5~10%). 약물에 의한 AKI의 발병에서도 마찬가지라고 생각되며, 신전성 AKI가 관여하는 상호작용에는 항상 주의한다(증례 1). 신장 AKI의 70 %는 ATN, 10~20 %는 ATIN으로 보고된다.

신전성 AKI를 판별하는 증상은 탈수와 혈압 저하이며, 특히 여름철에 주의해야 한다. 신장병의 증상으로 부종을 이미지화는 경우가 많지만, 오히려 탈수 상태가 되는 경우가 많다.

탈수는 신성, 신후성 AKI의 발병도 조장한다. 탈수의 정도는 체중 측정에 의해 판단할 수 있기 때문에 환자에게는 매일 체중을 측정하고, 하루에 2kg 이상 감소하면 탈수의 가능성이 있으므로 즉시 진찰을 받도록 한다.

또한 탈수를 방지하기 위해 자주 수분 보급을 실시하여 탈수를 일으키는 발한, 발열, 설사, 식욕부진(식사에서 취하는 수분이 줄어들기 때문에) 등의 증상에도 주의하도록 지도한다.

강압제를 복용하는 환자에게도 매일 혈압을 측정하고 정상과 비교하여 극단적으로 낮거나 최고 혈압이 100mmHg 이하로 떨어지는 경우는 즉시 진찰하도록 권한다.

환자에게 나타나는 증상에는 「소변량이 적어진다(1일 약 500mL 미만; 핍뇨)」 「거의 소변이 나오지 않는다」 외, 체내에 노폐물이 축적했을 때에 나타나는 집중력 저하, 식욕 부진, 메스꺼움, 전신의 가려움, 권태감 등이 있으며 이들에도 주의하도록 지도한다.

특히, 고령자는 AKI 발병의 고위험군이며, 여름철의 탈수나 과도한 혈압 저하에 주의해야 한다.

참고 문헌

1) Nikoi 잡지 2018;107:103-9.

SECTION 18

광선과민증

자외선의 영향이 강한 계절의 광선과민증에 주의하자

빛과 약물의 상호작용에 의해 발생하는 약물 광선과민증은 자외선의 영향이 강한 5~8월(가장 강한 6월)에 일어나기 쉽다. 케토프로펜을 비롯한 외용제나 히드로클로로티아지드 등의 내복약을 파악하여 차광 지도나 조기발견에 의한 투약 중단이 중요하다.

증례1: 60대 남성, A씨

처방전

(1) 로박신 과립 90% 1회 0.25g (1일 0.75g)
밸런스산 10% 1회 0.05g (1일 0.15g)
【일반】 록소프로펜 Na과립 10% 1회 0.6g (1일 1.8g)
【일반】 카페인수화물 1회 0.1g(1일 0.3g)
【일반】 유당 1회 0.2g(1일 0.6g)
1일 3회 아침 점심 식사 후 14일분

(2) 【일반】 케토프로펜 테이프 20mg (7cm × 10cm 비온감) 28매
1회 1장 1일 1회 오른쪽 손목에 부착

원외 처방전

프리미넌트 배합정LD 1회 1정(1일 1정)
【일반】 아토르바스타틴정 10mg 1회 1정(1일 1정)
1일 1회 아침 식사 후 28일분

처방 배경

A씨는 오른쪽 손목의 통증 때문에 처방전인 (1) 및 (2)가 처방되었다. 타병원에서 아토르바스타틴칼슘수화물(상품명 리피톨 등)과 프리미넨트 배합정LD(일반명 로사르탄칼륨 · 하이드로클로로티아지드)가 처방되었으며, 약물발진의 기왕력은 없다.

복약지도 포인트

히드로클로로티아지드는 약물성 광선과민증(DIPS)을 유발하기 쉽고 로사르탄, 아토르바스타틴, 클로르디아제폭사이드(상품명 밸런스)에서도 유발할 가능성이 있어 이번 케토프로펜 테이프(모라스 외) 등과의 병용으로 인해 DIPS 발병 가능성이 높다고 생각된다.

약사는 테이프에 의한 DIPS를 설명하고, 손목에 직사 광선을 가능한 피하고 긴소매의 옷으로 차광할 것과 사용 후에도 적어도 1개월 간 주의하도록 설명했다.

그 후, A씨로부터 테이프를 벗겨낸 며칠 후부터 부착부위에 붉은 반점이 나타나 가려움증이 발생해 사용을 자제했다는 연락을 받았다. 원인으로는 자동차 운전 중에 손목이 햇빛에 닿았기 때문이라고 추측되었다.

현재는 록소프로펜나트륨수화물의 테이프제(록소닌 등)를 사용 중이다.

소개

체내에서 물질과 빛이 상호작용을 일으키고 주로 피부나 눈에 발생하는 유해 반응을 광선과민증(광독성)이라고 부른다.

본 증의 원인으로는 대사 이상에 의한 '내인성'과 의약품, 식품, 화장품 등에 의한 '외인성'이 있는데 가장 발병 빈도가 높은 원인은 약물성 광선과민증(drug-induced photosensitivity); DIPS)이며, 그 주요 작용 파장은 피부에 깊게 침투하는 자외선(UV) A(파장 : 320~400nm)이다[1~4].

DIPS는「광접촉 피부염」과「광선과민성 약물발진」으로 크게 나뉜다. 전자는 외용약을 사용한 후 UV 노출에 의해 발병하는 '찢어짐' 등으로, 케토프로펜 첩부제(상품명 모라스, 밀탁스 등)가 잘 알려져 있다.

한편, 후자는 경구 투여된 약물이 피부에 분포, 축적된 후 UV와 상호작용을 일으켜 발병하는 피부염이며, 유발약물에는 히드로클로로티아지드, 클로르프로마진염산염(콘토민 등) 등이 있다.

DIPS의 발현 빈도는 대부분의 약물에서「빈도 불명」또는「0.1% 미만」이다. 그러나, 피부에 어떠한 이상이 생겨도 환자가 그것을 단순한 햇볕이나 흐림이라고 생각하는 경우가 많아 결과적으로 빛에 계속 노출돼 중증화되는 것이 적지 않다.

따라서 DIPS의 발병 기전, 원인 약물, 상호작용 등을 파악하고 그 예방이나 조기 발견으로 중증화를 피하는것이 중요하다.

발병 기전과 증상

DIPS의 발병 과정은 먼저 피부에 축적된 약물이 피부의 표피 및 진피까지 도달한 빛의 에너지를 흡수하여 활성화됨으로써 시작된다(광증감 반응, 광감작; 그림 1).

약물은 높은 반응성을 가지며 직접 또는 활성산소종(ROS)의 생성을 통해 간접적으로 지질이나 단백질과 반응하여 지질 과산화 및 단백질 변성을 일으키는 결과, 염증을 동반한 화상 증상(홍반, 수포, 색소침착, 부종 등)을 나타낸다(「광자극성; 협의의 광독성」).

한편, 활성화된 약물 자체는 합텐(불완전 항원; 부분 항원)으로 단백질과 같

그림 1 약물성 광선과민증의 발병 기전

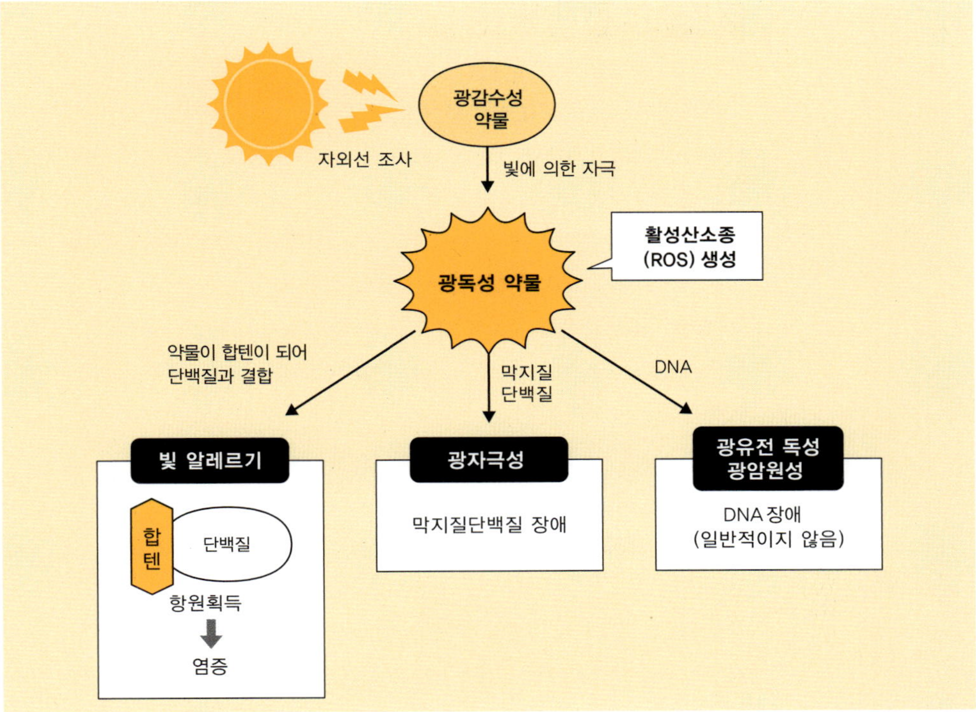

(오노미 마코토 약국 2020 71:30-34. 일부 개정)

은 고분자 물질과 결합하여 항원성을 나타내면 면역 학적 기전을 통한 알레르기 반응(지연형 과민반응)이 일어나 습진(홍반, 수포 등)을 비롯한 다양한 피부염이 나타난다(「빛 알레르기」).

즉, DIPS의 발병 기전은 주로 「광자극성」과 「광알레르기」에 기인하지만, 양쪽이 혼재하는 경우(히드로클로로티아지드, 염산 로메플록사신[상품명 발레온] 등)도 많다. 전자에 의한 발병에는 충분한 양의 약물과 빛이 필요하며, 첫 회 투여부터 단시간(수시간~1일)에 발병한다.

한편, 후자는 최초 노출에서는 발병하지 않지만 일단 일어나면 항원 특이적인 T세포가 있기 때문에 소량의 약물과 빛으로도 발병하거나 유사구조를 가지는 약물에도 광선과민증을 일으키는(교차 반응) 등의 특징이 있다.

발병 빈도는 낮지만 광감작약물이 DNA와 반응하면 DNA 손상에 의한 피부암의 위험성도 있다(광유전성 독성 · 광암원성)[6~8].

주의해야 할 약물(표 1)

의료용 의약품 첨부문서의 부작용에 광선과민증이 기재되어 있는 약물은 후발품을 포함하면 1400여 품목이 있는 것으로 알려져 있지만, 특히 주의해야 할 약물은 광증감작용을 이용한 종양 조직의 식별이나 치료를 목적으로 하는 약물(광증감제), 첨부문서 중의 「투여 금기」, 「중요한 기본주의」에 DIPS의 기재가 있는 약물, 과거 보고 사례가 있는 약물이다(표 1).

이러한 모든 약물에 구조적 유사점이 있는 것은 아니지만 포르피린, 플록마린, 벤조페논, 아릴설폰아미드, 할로겐화 아릴 등 구조상 공통된 특징이 있는 약물가 있다[9](그림 2).

다환 방향족 화합물(포르피린, SJW), 프록마린계 약・식품

포르피린은 5원환 화합물(피롤환)이 4개 결합된 화합물로 이중결합이 분자 전체에 퍼진 구조로부터 광증감작용을 갖는다. 포르피린 관련 약물로서 아미노

그림 2 광선 과민증에 관여하는 특징적인 구조

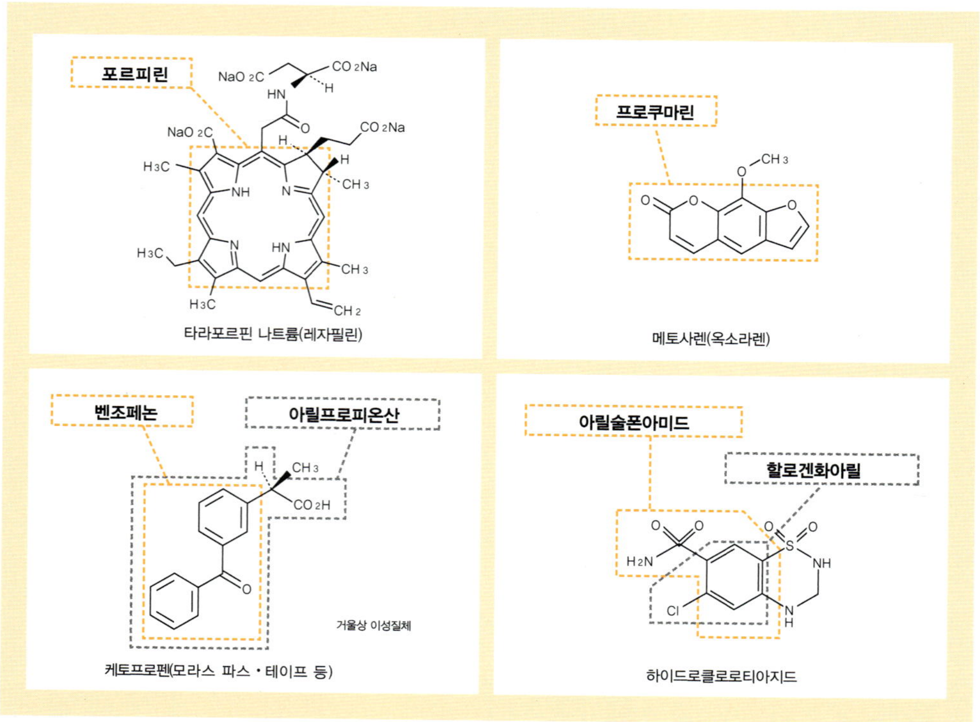

표 1 광선과민증을 일으킬 수 있는 약물과 식품 (괄호는 주요 상품명, 이하 동일)

(1) 광증감제, 식품

- **포르피린(다환 방향족) 관련 약물**
  ◎광역학 진단용 약; 아미노레브린산염산염[*1] (프로토포르피린 전구체; 아라글리오, 아라벨), 타라포르핀나트륨[*2](레자필린), 포르피머나트륨[*2](포토플린)
  ◎광역학 요법용 약(베르테포르핀[*2] [비스다인]), 프로토포르피린디나트륨(프로토폴트; 간기능 개선제)
  ◎클로로필 (엽록소) 분해물 함유 식품; 클로렐라([9] [*3]), 전복, 소라, 갓김치 등
- **프로쿠마린(푸소라렌/소라렌)계열 약물 및 함유식품 : 메토사렌**[*1](8-메톡시푸소라렌; 옥소라렌; 심상성 백반 치료제), 자몽 주스, 샐러리, 파슬리, 무화과, 당근, 라임, 겨자 등
- **세인트존스워트(다환 방향족; 세인트 존스워트) 함유 식품 및 그 추출물(히페리신)**

(2) 벤조페논계 약물($C_6H_5-CO-C_6H_5$; 벤조페논 구조 및 그 유사 화합물)

- **벤조페논계 NSAIDs($C_6H_5-CO-C_6H_5$);** 케토프로펜[*1,2](섹터크림/겔/로션, 에파텍 크림/겔/로션, 밀탁스 파스 모라스 파스, 테이프 등 ; (24) [*4])
- **유자구조;** 페노피브레이트(리피딜, 트라이코어),옥시벤존 · 디옥시벤존 함유 제품(자외선 차단제, 향수), NSAIDs(티아프로펜산[술검; [6] [*5]], 스프로펜[슬렌덤 연고, 토발직 연고, 술프로틴 연고]), 옥토크릴렌 함유 제품(자외선차단제, 향수, 화장품), 디펜히드라민염산염(트라베르민, 레스타민 코와)

(3) 아릴술폰아미드계 약물($C_6H_5-SO_2-N-$)

- **이뇨제**
  ◎티아지드계 약물 ; <u>하이드로클로로티아지드</u>([5], 47[*6]), <u>하이드로클로로티아지드 복합제</u>(프레이넌트정; [(68)], 코디오/발히디오 정[(21)]), 트리클로로메티아지드(플루이트란), 벤틸히드로클로로티아지드(베하이드) 등
  ◎티아지드계 약물; 인다파미드(테나킬, 나트릭스), 트리파미드(놀모날), 메플루시드[*1](바이칼론)
  ◎루프계 약; 푸로세미드(라식스; [9]) ◎아세타졸아미드(다이아목스)
- **설파제 :** (설파메톡사졸 · 트리메토프림[박타], 설파디아진[테라디아파스타, 게벤크림]), 사라조설파피리딘(사라조피린, 아잘피딘: [6])
- **SU계 약 :** (글리클라지드[글리미크론], 글리벤클라미드[오이글루콘, 다오닐], 글리메피리드[아마릴], 클로르프로바미드[아베마이드])
- **셀레콕시브 :** (셀렉콕스; 선택적 COX2 억제제)

(4) 할로겐화아릴계 약물(C_6H_5-X)

- **티아지드계 약물 :** (Cl 함유; 히드로클로로티아지드, 트리클로르메티아지드, 벤틸히드로클로로티아지드)
- **항정신병 약물 :** (<u>클로르프로마진염산염</u>[Cl 함유 ; 콘토민; [10], 24], 브로난세린[*2][F 함유 ; 로나센], 부티로페논계 약물[F 함유; 할로페리돌〈셀레네스〉 등], 아리피프라졸[Cl 함유; 에빌리파이]
- **d-클로르페닐라민말레산염 :** (Cl 함유; 클로다민, 세레스타민 등)

(5) 아릴프로피온산계 NSAIDs($C_6H_5-CH\ (CH_3)\ -COOH$)

벤조페논계(유사) 약물(케토프로펜[*1,2], 티아프로펜산[[6]], 스프로펜), 플루비프로펜(스테이반 파스, 제폴라스팍 테이프, 아드피드파스, 약반 테이프 등), <u>나프록센</u>(나이크산), 잘토프로펜(솔레톤, 페온), 이부프로펜(부루펜) 등

표 1 계속

(6) 약효별로 분류

- **NSAIDs:** 옥시캠계약(암피록시캠[풀캠: 25], 피록시캠[박소캡슐 · 연고, 펠덴 연; 85], 멜록시컴[모빅]), 아세트산계 약(디클로페낙나트륨[볼탈렌], 나브메톤[레리펜], 클리노릴[술린닥], 에트돌락[하이펜]) 등
- **항균제:** 뉴퀴놀론계 약물(로메플로사신 염산염[*2][바레온; 31], 오플록사신[타리비드], 시타플록사신 수화물[그레이스빗]), 테트라사이클린계 약물(독시사이클린 염산염 수화물[비브라마이신; 8, **59**], 테트라사이클린 염산염[아크로마이신], 디메틸클로르테트라사이클린염산염[레다마이신), 아졸계 약물(이트라코나졸[이트리졸], 보리코나졸[*2][부이펜드; 225]), 클라리스로마이신(클라리스, 클라리시드), 리네졸리드(자이복스) 등
- **페노티아진계 약:** 항히스타민제[메키타진니폴라진, 제슬란; 18], 프로메타진염산염[히벨나; 5], 항정신병제(플루페나진데칸산 에스테르[풀루데카신], 플루페나진말레산염[플루메진], 프로클로르페라진말레산염[노바민], 프로펠리시아진[뉴렙틸], 퍼페나진말레산염[피제트씨], 레보메프로마진말레산염[레보트민, 힐나민]등
- **항암제:** FU계 약물(플로오로우라실[5-FU] 등 ; 31), 베크사로텐[*2](탈그레틴), 벰우라페닙[*6](젤보라트; **249**), 세툭시맙/사로타로칸 나트륨 (유전자재조합)[*2](아카룩스), 플루타마이드(오다인; 11), 다카르바진(동명; 5), 메토크렉세이트(류마트렉스), 카페시타빈(젤로다), 탁산계 약물; 파킬리탁셀[탁솔, 아브락산 등], 독소루비신염산염[아드리아신, 독솔], 엘로티닙 염산염(탈세바), 비칼루타미드(카소덱스) 등
- **항바이러스제:** (리바비린[코페가스, 레베톨; ⑮ ; 항HCV약], 페그인터페론알파-2a (유전자재조합) (페가시스; ⑧ ; 항HCV / HBV 약물), 페그 인터페론 알파 -2b (유전자 재조합) (페인트론; ⑧ ; 항 HCV 약), 에파비렌츠 (스톡린; 항 HIV 약) 등
- **혈압강하제:** AT_1수용체 차단제(로사르탄 칼륨[뉴로탄; ⑤] 등), 벤조티아제핀계 Ca차단제(딜티아젬 염산염[헬베서 외 6]), 디히드로피리딘계 Ca차단제 (암로디핀 베실산염[암로진, 노르바스크] 등), ACE 억제제(에날라프린 말레산염[레니베이스] 등), 독사조신메실산염(칼데나린; α 차단제), 메토프롤롤주석산염[세로켄, 로프레솔; αβ 차단제] 등)
- **기타;** 아미오다론 염산염(안카론; **26**[일본에서 드묾]), 아프로쿠아론(알로프트; 37), 이소니아지드(이스코틴; 5), 이미퀴모드[*2](베셀나), 카르바마제핀(테그레톨; 8), 디부카인(지카베린; 5 ; 통증 치료제), 시롤리무스 외용겔[*2](라팔리무스겔; mTOR 억제제), 피르페니돈[*2](피레스파; ⑩; 항섬유화제), 피리독신 염산염(비식스 주사제 ; 5 ; 비타민 B_6 제제), BZ계 약물; (알프라졸람[콘스탄, 소라낙스], 클로르디아제폭사이드[콘트롤, 밸런스]), 항우울제: 클로미프라민염산염[아나프닐], 이미프라민염산염[이미돌, 토플라닐], 파록세틴염산염수화물[팍실], 플루복사민말레산염[루박스, 데프메롤], 둘룩세틴염산염[사인발타], 벤라팍신염산염[이펙서] 등), 스타틴계 약물; 아토르바스타틴 칼슘 수화물[리피톨], 심바스타틴[리포바스] 등, 벤즈브로마론(유리노움), 라니티딘 염산염(잔탁), PPI; 오메프라졸[오메프라르, 오메프라존], 에소메프라졸 마그네슘 수화물 [넥시움], 칼륨 보존성 이뇨제; 트리암테렌[트리테렌], 스피로놀락톤[알닥톤], 올란자핀(지프렉사) 등

의약품 첨부 문서 및 문헌 1, 12, 14, 15를 기초로 작성 밑줄은 문헌 1을 기초로 광선과민증을 일으키기 쉬운 약물

*1 첨부 문서 중의「금기」에 광선 과민증(DIPS)에 관한 기재가 있는 약물

*2 첨부 문서 중의「중요한 기본적 주의」에 DIPS의 기재가 있는 약물

*3 황마커의 숫자는 일본 국내에서의 광선 과민증의 보고 증례수

*4 ○내의 숫자는 The Japanese Adverse Drug Event Report만 기재. 문헌12 참조

*5 □안의 숫자는 후쿠다 에이조의 "약진 정보"에 있어서의 1980~2002년의 보고 증례수가 5 이상만 기재. 문헌 14 참조.

*6 **굵은 검정 숫자**는 해외 데이터베이스(MEDLINE 및 EMBASE)에 근거한 1959~2016년 가장 많이 보고된 약물 사례 수. 문서 15 참조

레브린산염산염(아라글리오,알라벨), 포르피머나트륨(포토플린), 베르테포르핀(비스다인) 등의 약물이 광역학 진단용 약물·요법용 약물의 광증감제로서 사용되고 있다.

그 외의 보르피린계 약물이나 식품에는 프로토포르피린디나트륨(간기능 개선제)이나 엽록소분해물 함유식품(클로렐라 등)이 있다. 또한, 프록마린계 약물에서는 메토사렌(옥소라렌)이 그 광증감작용을 이용하여 심상성 백반치료제로서 사용되고 있는 프로쿠마린 함유식품(샐러리, 파슬리 등), 또 다환방향족인 센트존스워트(SJW) 함유식품 등에도 광감수성이있다.

벤조페논계 및 그 유사 약물

벤젠 고리를 갖는 벤조 페논 시스템에서 특히 주의가 필요한 약물은 케토프로펜(모라스 등)의 외용제이다. 약국에서도 자주 볼 수 있으며(증례 1), 그 발현 건수는 UV량에 상관하여 5~8월에 정점을 맞이하나 첩부제의 경우는 사용 후 수개월을 경과해도 발병하는 것으로 보고 된다.

또한 유사한 구조를 갖는 페노피브레이트(리피딜, 트라이코어 등), 옥시벤존 함유 제품, 비스테로이드성 소염진통제(NSAIDs ; 티아프로펜[술검], 스프로펜 외용제[설프로틴, 슬렌덤, 토팔직]) 등과의 교차 반응도 보고되고 있으며, 벤조페논계 제제에 과민증의 기왕력이 있는 환자에게 이러한 약물·제품의 투여는 금기이다. 그 밖에도 교차반응을 나타내는 약물로는 페노티아진계 약물(클로르프로마진, 프로메타진염산염[히벨나, 피레치아]), 칼슘 길항제(암로디핀베실산염[암로진, 노[루바스크 외]], 니페디핀[아달라토] 기타] 등) 등이 보고된다[10,11].

아릴술폰아미드계 약물, 할로겐화아릴계 약물

티아지드계 약물은 아릴술폰아미드와 할로겐화아릴 구조를 가지고 있으며(그림 2), 예로부터 광선과민증 유발 관련한 문제들이 인지되어 있었기 때문에 그 사용 빈도는 감소하고 있었다. 그러나 일본의 고혈압 치료 가이드 라인에서 히드로클로로티아지드가 배합된 강압제가 권장된 이래로 본제에 의한 DIPS의 발병이 증가하고 있어 다시 주목받고 있다[12,13].

아릴설폰아미드계 약물에는 비티아지드계, 루프계, 아세타졸라미드(다이아목스) 등의 이뇨제, 설파제, SU계 약, 셀렉콕시브(셀레콕스 등) 등이, 또한 할로겐화아릴계 약에는 클로르프로마진, 브로난세린(로나센 등), 부티로페논계

SECTION 18

약물 등의 항정신병 약물이 있어 주의한다.

클로르프로마진(일반적으로 50~450mg/일)에서는 하루 600mg 이상의 고용량 경구 투여가 위험 요인으로 알려져 있다.

비스테로이드성 소염진통제(NSAIDs)

아릴프로피온산계 NSAIDs에는 벤조페논계도 포함되어 있으며(그림 2) 항상 주의하는 것 외에 옥시캄계, 아세트산계의 NSAIDs에 배려가 필요하다(나프록센[나이크산]은 NSAIDs 중에서 가장 가성 포르피린증을 일으키기 쉽다). 특히 옥시컴계 약물(내복, 외용약)의 첫회 투여에 의한 DIPS는 보고 사례도 많다.

이 발병기전은 피록시캠에서 DIPS가 나타나는 환자에서 백신 등에 방부제로서 첨가되는 티메로살(마조닌)의 항원결정기인 티오살리실산에 감작되고 있는 점, 또한 피록시캄(박소 등)을 내복하여 UV 조사를 받으면 그 대사물이 티오살리실산과 유사한 구조가 된다는 점에서 과거에 티메로살에 접촉하여 피부염을 일으킨 환자에게 피록시캠을 투여한 결과 교차 반응이 일어나 첫회 투여에서도 DIPS가 발병한 것으로 생각되고 있다.

항균제

뉴퀴놀론계 약물은 퀴놀론 고리의 8번 위치의 불소(F)가 DIPS발병과 관여하고 있고 이를 가진 로메플록사신은 보고 건수도 많아(31례) 주의가 필요하다[14]. 8번 위치의 F가고 수소기, 또는 메톡시기로 치환된 레보플록사신수화물(크래빗 등), 시프로플록사신염산염(시프록산 등), 노르플록사신(박시다르 등), 또는 목시플록사신염산염(베가목스 외)에서는 DIPS가 발병하기 어렵다.

테트라사이클린계 약물은 활성산소 생산을 통해 광선과민증을 유발하는 것으로 알려져 있으며, 특히 독시사이클린염산염수화물(DOXY; 비브라마이신)의 보고 건수는 주의해야 한다.

일본에서 DOXY의 유지량은 100mg/일이지만, 해외에서는 1일 용량이 150mg 이상이 되면 약 20% 이상의 환자에서 DIPS가 발병한다는 보고가 있다.

항진균제 보리코나졸(Buyfend 등)은 해외 데이터베이스를 사용하여 분석된

연구에서 225 사례의 DIPS가 보고되었다[15]. 또한 광선과민증이 발생한 부위가 피부암이 될 우려가 있다.

볼리코나졸 자체는 UV에 대해 안정적이지만, 그 대사물인 N-oxide체가 UV 조사에 의해 활성화되어 활성 산소종(ROS)을 생산하는 것으로 알려져 있다[16]. 또한, 피부암에는 핵내 수용체를 통한 COX2의 발현 증가가 관여한다는[6] 보고되었다.

기타

클로르프로마진 이외의 페노티아진계 약물에서는 멕타진(제슬란, 니폴라진 등), 프로메타진 등의 항히스타민제가, 또 항악성종양제에서는 FU계 약물, 벡살로텐(탈그레틴), 플루타미드(오다인 등), 다카르바진 등으로 증례 수가 5례 이상 보고되었다. 그 중에서도 베무라페닙(젤보라프)에서는 249례의 보고가 있으며, 발현률도 35~63%로 높아 주의가 필요하다.

그 외, 보고 건수가 많은 약물, 첨부문서의「중요한 기본적 주의」의 항에 DIPS의 기재가 있는 약물 등에는 특히 주의한다. 아미오다론염산염(안카론 등)에 의한 DIPS는 인종차가 있어 일본에서는 거의 인정되지 않는다[17].

상호작용 (표 2)과 그 예방

DIPS를 유발하는 약물 병용에도 주의하지만, DIPS를 일으키기 쉬운 약물, 첨부문서의「금기」나「중요한 기본적 주의」에 DIPS의 기재가 있는 약물, 증례 수가 기재되어 있는 약물(표 1) 등의 병용에는 항상 주의한다(표 2).

특히, 광역학 진단용·요법용 약이나 자외선 요법(PUVA요법, UVB요법 등)에 사용되는 광증감제, DIPS를 일으킬 가능성이 있는 약물이나 식품의 병용에도 주의가 필요하며, 아미노레불린산으로 투여 후 2주간은 DIPS를 유발하는 약물의 투여나 SJW 함유 식품의 섭취는 금기이다.

광선과민증의 예방은 차광이며, 어쩔 수 없이 DIPS 유발 약물을 투여하는 경우에는 가능한 한 햇빛을 피하도록 지도한다. 특히 케토프로펜 등의 외용약에서는 적어도 사용 후 1개월간은 햇빛에 주의하도록 전한다(증례 1). 또한 자외선 차단제(특히 PA ++++ [protection ofgrade UVA]의 제품) 노출 부위에 바르는 것이 좋다. 다만, 자외선 차단제의 성분과 화장품, 향수 등에는 벤조페논계 약물에 교차반응을 보이는 옥시벤존, 옥토크릴렌 등이 포함되어 있는 경우가

표 2 광선과민증을 유발하는 약물의 상호작용 (협동 작용)

	약물A	약물 B	비고
병용금기	광역학 진단용 약물; 아미노레브린산(프로토포르피린 전구체)	광선과민증 유발 약물; 테트라사이클린계 약물, 설폰아미드계 약물, 뉴퀴놀론계 약, 히페리신	약물성 광선과민증(DIPS)을 일으킬 수 있다. 약 A 투여 후 2 주간은 약 B 투여 또는 식품 섭취는 피한다.
		세인트 존스워트 함유 식품	
병용신중	광선과민증을 유발하는 약물 상호 병용(벤조페논계 약, 아릴설폰아미드계 약, 할로겐화아릴계 약, NSAIDs, 항균제, 페노티아진계 약, AF_1 길항제 Ca 길항제, ACE 억제제 등 ; 표 1)		DIPS 발현 위험 상승의 우려가 있다[17].
	광역학 요법용 약물(포르피린계 약물);	광선과민증 유발 약물; 포르피린계 약 · 엽록소 함유 식품, 프로쿠마린계 약 · 함유 식품, 벤조페논계 약, 아릴술폰아미드계 약, 할로겐화아릴계 약, NSAIDs, 설파제, 테트라사이클린계 약, 뉴키노 약, 페노티아진계 약 5-FU 계약, 메토트렉세이트 등(표 1)	DIPS를 일으킬 우려가 있다. 약물 A의 투여시 및 그 전후에 약물을 투여하거나 식품을 섭취하는 경우에는 광선과민증의 발현에 특히 주의하여 직사광선, 집중광을 피한다.
	자외선 요법(PUVA 요법, UVB 요법 등)	벡살로텐(항악성종양제), 시롤리무스 외용겔(mTOR 억제제), 광선과민증 유발 약물 · 식품 등 (표 1)	DIPS를 일으킬 우려가 있다. 시롤리무스 정제의 첨부 문서에는 DIPS의 기재가 없다.
	메토사렌(프로쿠마린계 약)	광선과민증 유발 약물 · 식품 (표 1)	DIPS를 일으킬 우려가 있다. 병용 시에는 직사 광선, 집중광을 피한다.
	케토프로펜(벤조페논계 약)	벤조페논 구조 및 이와 유사한 구조를 갖는 약물(벤조페논계 약)	빛 알레르기로 피부염 발병한 경우, 벤조페논계 · 유사물질(경구약 포함)과의 상호병용, 또 광알레르기를 조장하는 국소 · 경구 NSAIDs와의 병용에도 주의해야 한다. 벤조페논 과민증을 일으키는 환자에게 이 약물을 투여하는 것은 금기이다.

의약품 첨부 문서 및 문헌 18에 기초하여 작성

있어 주의한다.

약물과 그 상호 작용으로 발생하는 모든 DIPS를 예방하는 것은 어렵지만, 일광 노출 부위 (주로 얼굴, 목, 손 등)에서 어떠한 피부 증상이 나타난다면 DIPS를 의심하는 것이 중요하다.

참고자료

1) Drug Saf.2019;42:827–47.
2) Pharmaceutics.2020;12:1104
3) Clin Dermatol.2016;34:571–81.
4) J Cutan Immunol Allergy.2018;1:48–57.
5) Sci Rep.2018;8:5050.
6) 약국 2020;71:30–4.
7) J Am Acad Dermatol.2018;78:673–81 e9.
8) Br J Cancer.2019;121:973–8.
9) 의약품 정보 2019;21:70–8.
10) Contact Dermatitis.2001;44:373.
11) Dermatol Online J.2003;9:6.
12) Biological and Pharmaceutical Bulletin.2017;40:2158–65.
13) 일본 의학사 저널 2012;58:156.
14) 일내회지 2007;96:1006–12.
15) J Am Acad Dermatol.2018;79:1069–75.
16) 히카리 회지 2005;53:16–23.
17) 心電□ 2000;20:227–35.
18) Ther Clin Risk Manag.2019;15:1111–9.

SECTION 19

간질성 폐렴

일본인에게 발병하기 쉬운 약물성 간질성 폐렴에 주의하자

약물성 간질성 폐렴(DILD)은 일본인에게 일어나기 쉬운 심각한 부작용이다. 주의해야 할 약물은 항악성 종양제 외에 소시호탕, 아미오다론, 메토트렉세이트 등이며 투여 후 며칠부터 수년에 경과하여 발병하기 때문에 장기간에 걸쳐 주의가 필요하다.

증례 1: 70대 남성, A씨

처방전

(1) 【일반】 아미오다론염산염정 100mg 1회 1정(1일 2정)
1일 2회 아침 저녁 식사 후 28일분

(2) 자누비아정 50mg 1회 1정(1일 1정)
【일반】 클로피도그렐정 75mg 1회 1정(1일 1정)
바이아스피린정 100mg 1회 1정(1일 1정)
【일반】 로스바스타틴정 5mg 1회 1정(1일 1정)
【일반】 비소프롤롤푸마르산염정 5mg 1회 1정(1일 1정)
1일 1회 아침 식사 후 28일분

처방 배경

A씨는 순환기내과에 통원 중이며, 아미오다론 염산염(상품명 안카론 등) 등을 복용 중이다. 아미오다론은 이전에 입원했던 병원에서 복용을 시작하였고(초기에는 400mg/일) 현재는 증상이 안정적이여서 유지량(200mg/일)으로 복용 중이다.

복약지도 포인트

아미오다론은 약물성 간질성 폐렴(DILD)의 오즈비(ROR)는 10.9이고 발병 빈도는 10.6 %이며 DILD 발병 위험이 높은 약물이다. 상대적으로 낮은 복용량(평균 유지 141mg/일)에서도 DILD가 발생하고 심각한 DAD(분만성 폐포 장애) 상태가 오기 쉽다. 사망률은 병형에 따라 다르지만 9~50%로 보고되어 있어[1] 예후가 매우 불량하다. 게다가 A씨에게는 위험인자인 흡연력은 없지만, 고령과 남성인 것, 또 시타글립틴인 산염수화물(자누비아, 글락티브브; ROR1.6), 클로피도그렐황산염(플라빅스 외; ROR1.1) 병용하는 등의 DILD 발병의 위험성이 있다고 추측된다.

약사는 간질성 폐렴에 대해 팜플렛 등을 이용하여 상세히 설명하고 기침, 호흡곤란, 발열 등의 증상이 있으면 즉시 진찰하는 것과 수년 후에도 발병 우려가 있기 때문에 장기간에 주의하도록 지도하고 있다. 아직까지 A씨에게 이런 증상은 보이지 않는다.

소개

일본에서는 약물 투여 중에 발생하는 간질성 폐렴(약물성 간질성 폐렴; DILD)은 발병 빈도와 사망률이 외국에 비해 높기 때문에 큰 사회적 문제가 되고 있다.

1996년 소시호탕에 의한 치명적인 DILD가 보고되어 첨부 문서에 간질성 폐렴에 관한 경고란이 설치되었다. 또한 소시호탕과 인터페론과의 병용으로 DILD에 의한 사망 사례도 있어 금기가 되었다. 그 후, 1999년 발매의 메토트렉세이트(상품명 류마트렉스 외), 2002년 발매의 게피티닙(이레사 외)에서도 DILD가 보고되었다(사망 사례 있음). 특히, 게피티닙은 외국에서 문제가 되지 않았지만, 일본에서는 DILD의 보고가 잇따랐기 때문에 큰 문제가 되었다. 게다가 그 다음 해에 발매된 레프루노미드(항류마티스제)에서도 DILD에 의한 사망 사례가 보고되고 있다.

이후 일본에서 약물 안전성에 관련된 DILD의 인식이 강해지고 항악성 종양제(항암제, 분자 표적치료제), 항류마티스제, 면역억제제 등의 신규 약물에서도 조사가 실시되어 이들 약물도 DILD를 발병할 위험이 높음이 밝혀졌으며, 그 보고는 해마다 증가하는 경향이 있다.

간질성 폐렴이란?

DILD는 약물성 폐기능 장애 중 하나이며 대부분의 약물성 폐기능 장애는 간질성 폐렴을 일으키기 때문에 일반적으로 동일한 것으로 간주된다. 간질성 폐렴은 폐포의 벽(간질)에 만성적인 염증이 일어나 섬유가 침착하여 두꺼워져 단단해지고 폐가 진폭이 되어 부풀어 오르기 어려워 산소와 이산화탄소의 교환(가스 교환) 장애, 동맥혈중 산소 농도 저하, 호흡 곤란 등을 일으키는 질환이다. 일반적으로 만성이고 진행성이며, 그 중에서도 가장 빈도가 높은 특발성 폐 섬유증(지정 난치병)에서는 진단 후 평균 수명이 3~5년 정도로 예후가 매우 나쁘다. 또 감기 등을 계기로 급격히 병상이 악화되는 것이(급성 악화) DILD에 의한 사망의 큰 요인이 되고 있다.

주요 증상은「헛기침, 호흡 곤란, 발열」이다. 처음에는 운동시나 언덕길, 계단을 올라갈 때 보이지만 진행되면 걷는 것만으로도 일어난다. 또한, 발열은 나타나지 않는 경우도 있어 감기 증상 이외에 권태감(쉽게 피로감을 느낌)등도 나타나므로 주의한다.

주요 임상형

DILD에서 많이 보이는 병리조직 패턴(이미지 소견)은 (1) DAD(diffuse alveolar damage; 확산성 폐포 장애), (2) OP(organizingpneumonia; 기질화 폐렴) (3) NSIP(nonspecific interstitial pneumonia; 비특이적 간질성 폐렴), (4) HP(hypersensitivity pneumonitis; 과민성 폐렴) 등이다. 한 종류의 물이 다양한 조직 패턴을 나타내거나 반대로 하나의 패턴만 있는 경우도 있다.

가장 주목할만한 점은 DAD 이외 다른 패턴의 DILD는 치료에 잘 반응하고 약물 중단이나 스테로이드의 사용으로 개선되는 경우가 많지만, DAD의 패턴이 보이는 DILD는 치명적인 폐기능 장애가 되는 경우가 많아 갑자기 발병하여 구급차로 옮길 정도의 호흡곤란을 일으키는 등 예후가 불량할 가능성이 높다.

일본인 특유의 유해현상

DILD의 발현 빈도 사망률은 일부 예외도 있지만, 해외보다 일본에서 분명히 높은 것으로 알려져 있다. 게피티닙에 의한 발현 빈도는 해외에 비해 일본에서 약 4~10배이며, 레플루노미드(아라바), 브레오마이신염산염(브레오)에서는 약 1000배라고도 보고되고 있다. 이것은 주로 일본인의 DILD는 치명적인 조직 패턴인 DAD를 나타내는 케이스가 외국에 비해 많기 때문이라고 생각된다. 그 이유로 일본인 특유의 유전적 요소가 관여한다고 추측되고 있다[3,4].

즉, 게피티닙에서는 일본인의 30%가 보유한 특정 유전자를 가진 환자에서는 분명히 높은 폐기능 장애를 일으킬 것[2], 또 젬시타빈염산염(젬자르 외)과 엘로티닙염산염(탈세바)을 병용한 진행성 췌장암 환자(일본인)에서도 특정 유전자 조합을 가진 환자군에서 DILD의 발병 빈도가 높은 것으로 보고되었다[4].

발병 기전

DILD의 발병 기전은 일부 약물을 제외하고는 불분명하지만, 주로 「세포 독성(직접적인 세포 독성)」과 「면역 알레르기성」의 기전이 고려되고 있다[5]. 최근에는 양자가 혼재하는 경우도 추측되고 있다.

전자는 약물이 직접적으로 폐세포, 폐포 모세혈관 내피세포 등에 손상을 일으켜 사이토카인의 방출, 염증세포의 동원 등으로 생산한 활성산소종, 활성산소 등에 의해 폐가 상해를 입는 경우이다. 브레오마이신(활성산소산 생산), 메토트렉세이트(과잉 NO 생산), 게피티닙(폐포 복구 메커니즘 억제) 등의 항악성종양제 등에서 발견되며, 발병은 용량 의존적이며 투여 후 몇 주에서 수년 걸려 발병하는 경우가 많다고 한다.

브레오마이신, 아미오다론염산염(앙카론 등) 등에서는 투여량이 400mg/일 이상이 되면 발병의 위험성이 높아진다. 아미오다론에 의한 DILD는 여러 가지 발병 기전을 가지고 있으며 비교적 낮은 복용량(평균 유지 141mg / 일)에서도 발생한다[6](증례 1).

한편, 면역·알레르기성은 약물이 합텐(불완전 항체)이 되어 단백질 등의 고분자물질과 결합하여 항원성을 나타내면 면역 기전을 통한 알레르기 반응이 일어나기 때문에 DILD가 발병하는 것으로 생각된다. 대부분은 항원 특이성 T 세포를 통한 것으로 발병은 용량에 의존하지 않고, 비교적 단기간(1~2주일 정도)에서 발병하는 것으로 생각되고 있다.

특히 주의해야 할 약

DILD는 일본인에게 특이적으로 일어나기 쉽기 때문에 일본인의 임상 데이터에서 얻은 「오즈비(ROR; 발생 가능성을 나타내는 지표; 약을 복용했을 때의 간질성 폐렴 발병 빈도를 약을 복용하지 않은 경우의 간질성 폐렴 발병 빈도로 나눈 값)」이나 「발현 빈도(%)」가 높은 약물에는 특히 주의해야 한다.

표 1은 「ROR」, 표 2는 「발현 빈도(%)」가 높은 약물을 수치가 높은 순서로 나타냈다. ROR은 일반적으로 1.5를 초과하면 비교적 강한 관계에 있는지에 대해 편의상 5 이상을 고위험약, 1.5 이상 5 미만을 중위험약, 1.1 이상 1.5 미만을 저위험약으로 하였다.

표 1 DILD 의 보고가 있는 주요 약물 [1)]
(각 괄호는 주요 상품명 , 괄호는 보고 확률비 [ROR] 로 1 보다 큰 약물을 추출)

고위험 약물 (ROR≥5 약물)

템시롤리무스★[토리셀] (18.3), 게피티닙★[이레사] (17.8), 소시호탕(16.3), 시령탕(14.5), **오시머티닙 메실산염★[타그리소] (12.5),** 아미오다론염산염 [안카론; 항부정맥제] (10.9), **알렉티닙염산염★[일레센사](10.6), 엘로티닙염산염★[타세바] (9.6), 에베로리무스★[아피니토스, 서티칸] (9.4),** 비칼루타미드[카소덱스; 항안드로겐] (9.2), **펨브롤리주맙(유전자 재조합)★ [키트루다](8.8), 젬시타빈 염산염☆[젬자르](7.8), 블레오마이신염산염☆[블레오](7.0),** 부시라민*[리마틸](6.4), 비노레루빈주석☆[나벨빈](6.4), **니볼루맙(유전자 재조합)★[옵디보](6.3), 아파티닙마레산염★[지오트리프](6.2), 파니투무맙(유전자 재조합)★[벡티빅스](5.9)**

중위험 약물 (5>ROR≥1.5 약물)

인터페론 감마-1a(유전자재조합)[이뮤노맥스-γ](4.9), 필그라스팀(유전자재조합)[그란;G-CSF 제제](4.8) 베프리딜 염산염 수화물[베프리콜; 항부정맥제](4.7), 이글라티모드* [케아람, 콜벳](4.6), 퍼투주맙(유전자 재조합)★ [퍼제타](4.6), 도세탁셀☆[탁소텔, 원탁소텔](4.4), 세툭시맙(유전자재조합)★[얼비툭스](4.2), 류프로렐린아세트산염[류프린; LH-RH 유도체] (4.0), **트라스투주맙 델루크스테칸(유전자 재조합)★[엔헐츠](3.9), 크리조티닙★ [자코리](3.6), 페메트렉시드나트륨수화물☆ [알림타] (3.6),** 파클리탁셀☆[탁소올] (3.5), 에리불린메실산염☆[할라벤](3.0), 이리노테칸염산염수화물☆[토포테신, 캄프토, 오니바이드](2.9), **테무시롤리무스[토리셀]★(2.7),** 메토트렉세이트*[류마트렉스](2.6), 플루오로우라실☆[5-FU](2.5), 에타너셉트(유전자재조합)*[엔브렐](2.4), 레보폴리나이트 칼슘☆[아이소보린](2.4), 테가푸르/기메라실/오테라실 칼륨☆[티에스완](2.3), **암루비신염산염☆[칼세드](2.2),** 아달리무맙(유전자 재조합)*[휴미라] (2.2), 미노사이클린염산염[미노마이신; 항균제](2.2), 에필루비신염산염☆[팔몰루비신](2.1), 페그인터페론 알파-2a[페가시스](2.1), 레플루노마이드*[아라바](2.0), 옥살리플라틴☆[엘플라트](2.0), 메살라진[펜타사, 아사콜, 리알다; 면역조절제](2.0), 골리무맙(유전자 재조합)* [심포니](1.9), 시클로포스파미드 수화물☆[엔독산](1.8), 세르톨리주맙페골(유전자재조합)*[심지아](1.8), 이마티닙메실산염★[글리벡](1.8), 인플릭시맙(유전자재조합)*[레미케이드](1.7), 이필리무맙(유전자재조합)★ [야보이](1.7), 토파시티닙시트르산염* [젤잔즈](1.7), 아바타셉트(유전자재조합)*[오렌시아](1.6), **보르테조밉★[벨케이드](1.6),** 시타글립틴인산염수화물[지누비아, 글락티브; 당뇨병 약](1.6), 테가푸르 · 우라실☆[유에프티](1.5), 다사티닙 수화물★[스프라이셀](1.5)

저위험 약물 (1.5>ROR 약물)

카르보플라틴☆[파라플라틴] (1.4), 칸데사르탄 실렉세틸[브로프레스; ARB] (1.4), 실라조설파피리딘*[실라조피린, 아잘피딘 EN](1.3), 카페시타빈☆[젤로타] (1.3), 리무시루맙(유전자재조합)★ [사이람자](1.3), 다프토마이신[큐비신; 항균제](1.3), 메로페넴수화물[멜로펜; 항균제(1.2), 베바시주맙(유전자재조합)★[아바스틴] (1.2), 리툭시맙(유전자재조합)★[리툭산] (1,2), 란소프라졸[타케프론 PP(1.2), 토실리주맙(유전자재조합)*[악템라] (1.1), 빈크리스틴황산염☆ [온코빈](1.1), 독소루비신염산염☆[독실, 아드리아신](1.1), **라파티니부토실산염수화물★ [타이케브](1.1),** 실로스타졸 [프레타알; 항혈소판제] (1.1), 클로피도그렐황산염[플라빅스; 항혈소판약](1.1), 파모티딘[가스터; H_2 수용체 길항제](1.1), 록소프로펜나트륨수화물[록소닌; NSAIDs] (1.1), 리팜피신[리파진; 항결핵제](1.1), 피타바스타틴칼슘[리바로; 이상지질혈증 치료제](1.1)

1) SAGE Open Med.2020;8:2050312120918264.일본(JADER)
일본의 약물 유해사례 자발 보고 데이터베이스(JADER)에서 2004~2018년 DILD의 보고를 ROR과 95% 신뢰구간을 활용하여 특정 및 분석한 데이터[1)]

※「**굵은 글씨**」는 첨부 문서로 경고, 밑줄은 DAD를 주로 일으키는 약물

☆살세포성 항암제 ★분자표적치료제 *항류마티스제

표 2 DILD 발병 위험이 높은 약물[1] (각 괄호는 주요 상품명, 괄호는 발현 빈도 [%])

고위험 약물(부작용 발현 빈도 5% 이상)
에베롤리무스★(28.3), 템시롤리무스★(17.1), 더발루맙★(유전자 재조합)[임핀지](13.9), **아미오다론[항부정맥제](10.6), 블레오마이신☆(10.2)**, 아테졸리주맙★(유전자재조합)[테센트릭] (8.9), 펩로마이신☆ [펩레오](6.9), **크리조티닙★(5.9), 니볼루맙★(5.8), 오시머티닙★(5.8),** 펨브롤리주맙★(5.6)
중위험 약물 (빈도 0.1% 이상 ~ 5% 미만일 때 부작용이 있음)
엘로티닙★(4.52), 아파티닙★(4.4), 게피티닙★(3.98), 알렉티닙★(3.84), 이필리무맙★ (3.7), 페메트렉세드☆ (3.6), 비놀렐빈☆(2.5), 암루비신☆(2.2), **레플루노마이드*(1.8), 젬시타빈☆(1.0),** 도세탁셀☆(0.6), 에타너셉트*(0.6), 파클리탁셀☆(0.54), 이그라치모드*(0.52), 인플릭시맙*(0.5), 토실리주맙*(0.5), 메토트렉세이트*(0.4), 아바타셉트*(0.3), 테가푸르/기메라실/오테라실☆(0.3), 카르보플라틴☆(0.1)
저위험 약물 (부작용 발현 빈도 0.1% 미만; 드물게 부작용이 있음)
시스플라틴[랜더 외] (< 0.1), 푸실라민*(0.06), 설파살라진*(0.03)

1) 「중증 부작용 질환별 대응 매뉴얼-간질성 폐렴」(2019년 9월 개정판) 발췌
발생 빈도(%)는 제품 설명서, 인터뷰 폼, 사용 성적 조사, 특정 사용 성적 조사, 전수 조사, 폐암을 대상으로 한 화학방사선 치료 후의 사용 데이터 등을 바탕으로 산출됨.

※**굵은 글씨**는 첨부 문서로 경고, 밑줄은 DAD를 주로 일으키는 약물

☆살세포성 항암제 ★분자 표적치료제 *항류마티스제

또한 발현 빈도(%)에서는 첨부문서의 부작용 빈도의 표현에서 5% 이상을 고위험 약물(부작용 있음), 0.1 % 이상 5 % 미만을 중위험 약물(때로는 부작용 있음) 0.1 % 미만 저위험약(드물게 부작용 있음)으로 했다. 표 안의 굵은 약은 첨부 문서에서 DILD에 대한「경고」가 있는 약, 밑줄의 약은 치명적인 DAD 패턴의 DILD를 주로 일으키는 약물로 특히 주의한다.

그 중에서도 표 1, 2에 나타내는 고·중위험약에는 특히 주의가 필요하다. 항악성 종양제(살세포성 항암제, 분자표적치료제)는 첨부 문서에「경고」가 있는 약이 많이 항상 주의해야 한다.

그 밖의 고·중위험 약물로는 소시호탕(ROR16.3) 시령탕(동 14.5), 아미오다론(동 10.9) 외에도 베프리딜염삼염수화물(베프리콜, [동 4.7]) 메토트렉세이트(동 2.6), 미노사이클린염산염(미노마이신 등 [동 2.2]), 레플루노미드(동 2.2), 메살라진(펜타사, 아사콜, 리알다 등 [동 2.0]), 시타글립틴인산염수화물(자누비아, 그래크티브 [동 1.6]) 등이 있으며, 이 중 레플루노미드와 메토트렉세이트는 발병률이 각각 1.8%, 0.4%로 높아 주의가 필요하다.

또한, 표 1, 2 및 표 3(이하 참조)에 나타낸 약물은 모두 DILD의 유발 사례가 보고되어 있다. 또한 드물게 해열진통제 등의 시판 의약품에서도 발병하는 것으로 알려져 있으며, 모든 약물에서 DILD를 발병할 가능성이 있다는 것을 염두에 두어야 한다.

호발 시기 (표 3)

DILD 발병까지의 호발시기를 파악하는 것도 조기 발견의 도움이 된다. 표 3은 DILD 발병이 가장 많았던 투여 후의 일수를 나타내지만, 멜로페넴수화물(멜로펜 등), INF-γ(인터페론) 등에서는 수일 후에 항균제(미노사이클린, 답토마이신[큐비신 등], 리팜피신[리파진 등]), 사라조술파피리딘(사라조피린 등), 록소프로펜나트륨수화물(록소닌 등) 등은 약 2주 후에 소시호탕, 시온탕, 란소프라졸 (타케프론 등), 실로스타졸(프레탈 등) 등은 1개월 전후에 가장 많이 발병한다.

한편, 분자 표적치료제, 살세포성 항암제 등 세포장애성이 관여하는 약물에서는 며칠부터 수년 후에 발병하는 경우가 많다. 게피티닙에서는 4주 이내에, 시클로포스파미드 수화물(엔도산)은 60일째, 브레오마이신은 2일째에 많이 발

표 3 DILD의 호발 시기 (괄호는 유해 사건 발생의 중앙값 ; 발병 건수가 가장 많았던 투여 후의 일수)[1] (ROR >의 약물)

투여 후 4주 이내
멜로페넴; 항균제(3.0), INF-γ-1a(4.0), **템시롤리무스★(5),** 필글라스팀; G-CSF 제형(5.0), **보르테조밉★(7.0),** 미노사이클린; (11.0), 설파피리딘*(14.0), 답토마이신; 항균제(15.0), 록소프로펜 NSAIDS(15.0), **크리조티닙★(17), 암루비신(17.0), 엘로티닙★(21.0), 아파티닙★(21.0)**, 다사티닙★(22.0), 카르보플라틴☆(22.0), 리팜피신; 항결핵제 (23.3), **게피티닙★(24.0)**
투여 후 4주~4개월
에필루비신☆ (20.0), **라바티닙★(30.0), 소시호탕(33.0),** 일리노테칸☆(33.0), 란소프라졸 ; PPI(33.0), 시령탕(35.0), 인플릭시맙*(35.0), 람시루맙★ (36.0), 이필리무맙★ (37.0), **템시롤리무스★ (38),** 실로스타졸; 항혈소판제 (39.0), **펨브롤리주맙★(40.0), 페메트렉세드☆(42.0),** 엘리브린☆(42.0) 테가푸르 · 기메라실 · 오테라실☆(42.0), 퍼투주밥★(43.5), 비노렐빈☆(44.0), 세툭시맙★(45.0), 옥살리플라틴☆(45.0), 도세탁셀☆(47.0), 레보폴리네이트☆ (48.0), 비카르타미드; 항안드로겐제(50.0), 메살라진; 면역조절제(50.5), **오시머티닙★(51.5),** 파크리탁셀☆(52.0), 젬시타빈☆(53.0), 파니툼맙★(55.0), 테가푸르 · 우라실☆(55.0), **에베롤리무스★(56.0), 니볼루맙★(56.0),** 리툭시맙★(56), 빈크리스틴(59.5), 시클로포스파미드☆(60.0), **트라스투주맙 델룩스테칸★(60.0)**, 클로피도그렐: 항혈소판제(63.0), 베프리딜: 항부정맥제(66.0), 부실라민*(74.0), 파모티딘; H_2수용체길항제 (74.0), 독소루비신☆(76.0), 이마티닙★(77.0), 이글라티모드*(78.0), **알렉티닙★(78.5),** 골리무맙*(80.0), 플루오로우라실☆(86.0), 베바시주맙★(87.5), 류프로렐린 ; LH-RH유도체(90.0), 세르톨리주맙 페골*(90.0), 시타글립틴; 당뇨병 치료제(90.0), 브레오마이신☆(92.0), 카페시타빈☆(94.0), 토실리주맙*(98.0), 아바타셉트*(99.5), 토파시티닙*(104.0)
투여 후 4개월 이상
아미오다론; 항부정맥제(123.0), 에타넬셉트*(125.5), 아달리무맙*(128.5), 레플루노미드*(131.5), PEG-INF-2a(140.0), 메토트렉세이트*(145.5), 피타바스타틴; 지질이상증 치료제(198.5), 칸데사르탄 ; ARB(298.5)

1) SAGE Open Med.2020;8:2050312120918264. DILD 발병까지의 시간을 평가한 분석 데이터(유해사건 발생의 중앙값이란, 투여 후 가장 많은 건수가 발생한 날짜를 나타낸다.)

※**굵은 글씨**는 첨부 문서로 경고, 밑줄은 DAD를 주로 일으키는 약물

☆살세포성 항암제 ★분자 표적치료제 *항류마티스제

병하고 있다.

다른 약물의 경우 클로피도그렐황산염(플라빅스 외)는 63일째, 파모티딘(가스타 등)은 74일째에, 또한 아미오다론, 레플루노미드, 페그인터페론 알파-2a(유전자 재조합)(PEG-INF-2a); 페가시스), 메토트렉세이트, 피타바스타틴칼슘(리바로 등), 칸데사르탄실렉세틸(브로프레스 등) 등에서는 4개월 이상 지나서 발병하는 증례가 많다.

아미오다론(증례 1), 시클로포스파미드수화물(엔도산) 등에서는 수년 후에 발병하는 사례도 있어 장기간에 걸쳐 체크할 필요가 있다.

위험 인자(상호작용 등)

약물 상호작용은 DILD 발병 위험인자이며 표 1-3에 표시된 약물 상호 병용으로 발병 위험이 높아진다. 인터페론(1FN)과 소시호탕의 병용은 금기이며, 아미오다론과 소시호탕의 병용에서도 발병 리스크가 상승한다. 또한, 에를로티닙염산염(탈세바)와 젬시타빈염산염(젬자르 등)의 병용은 치료절제술을 할 수 없는 췌장암에 적응이 있지만, 그 임상시험에 있어서 8.5%의 빈도로 DILD가 인정되어 더욱 비소세포성폐암 환자는 에를로티닙 단독 투여보다 DILD 발병 위험이 높아지는 것으로 나타나 주의가 필요하다. 또한 이 논문에서는 설명하지 않지만 약물동태학적 상호작용으로 약물의 혈중 농도가 상승하고 발병 위험이 높아질 가능성에 유의한다.

그 외 방사선치료와의 병용도 위험요인이며 예를 들면 브레오마이신을 투여중인 환자에서는 흉부 및 그 주변의 방사선조사는 간질성 폐렴 · 폐섬유증 등 심각한 폐증상을 일으키는 것 이 때문에 금기이고, 다른 신체 부위에의 조사는 주의가 되고 있다.

당연히 기존의 폐 병변(폐간질 병변, 섬유화 병변, 심각한 폐기능 장애 등)은 DILD의 고위험 인자가 된다.

예를 들어, 레플루노미드에서는 「간질성 폐렴 · 폐섬유증이 있는 환자」에서의 폐기능 장애의 발현률은 10.2%가 되어 폐병변을 인정하지 않는 환자와 비교하여 약 8.5배나 상승한다. 그 외, 노인, 남성, 흡연, 저영양 등이 위험 인자가 된다.

참고자료

1) Drug safe.2010;33:539–58.
2) 일내회지 2018;107:1961–6.
3) 「우에하라 기념 생명 과학 재단 연구 보고서 집 vol.30」(2016)
4) Cancer Chemother Pharmacol.2016;77:1165–70.
5) Respir Res.2012;13:39.
6) Circ J.2007;71:1610–6.
7) 일본 호흡기 학회 「약제성 폐장애의 진단·치료 안내」(2013)
8) 일내회지 2006;95:1058–62.

SECTION 20

골다공증

골다공증을 일으키는 약물은 스테로이드뿐만이 아니다

부신피질 스테로이드에 의한 골다공증은 잘 알려져 있지만, 양성자 펌프 억제제, 5α 환원 효소 억제제, 콕시브계 NSAIDs 등의 약에 의해서도 발병하는 것은 의외로 알려져 있지 않다. 이러한 약물을 파악하여 골절을 예방하는 것이 중요하다.

증례 1: 65세 여성, A씨

순환기내과 처방전

(1) 【일반】 와파린 K정 1mg 1회 2정(1일 2정)
1일 1회 아침 식사 후 28일분

(2) 【일반】 란소프라졸 구강내 붕해정 15mg 1회 1정(1일 1정)
1일 1회 저녁 식사 후 28일분

정신과 처방전

렉사프로정 10mg 1회 1정(1일 1정)
1일 1회 저녁 식사 후 18일분

처방 배경

A씨는 순환기 클리닉에서 와파린칼륨(상품명 와파린 외), 란소프라졸(타케프론 외: PPI)을 복용 중이며, 정신과 클리닉에서 항우울제인 렉사프로(일반명 에스시탈로프람수산염: SSRI)를 장기간 복용 중이다.

복약지도 포인트

복용 중인 3제는 모두 골다공증의 위험이 있는 약물이며 오즈비는 PPI가 12.12(고도), 와파린에서는 3.04(중등도)로 높고 게다가 환자는 골다공증을 일으키기 쉬운 고령의 여성이다. 또한 렉사프로에서는 현기증, 흔들림, 졸음 등이 발병하여 낙상을 일으킬 가능성도 있다.

약사는 A씨에게 골다공증이나 흔들림 등에 의한 낙상에 의해 골절의 위험성이 높아지는 것을 설명했다.

그리고 등이 굽거나 허리에 통증이 오는지, 키가 줄어드는 등의 증상에 주의할 것과 넘어지지 않도록 대책을 세우는 것, 정기적인 골밀도 등의 검사를 받는 것, 뼈를 튼튼하게 하기 위해 칼슘, 비타민D 등의 섭취, 적당한 일광욕이나 운동을 꾸준히하도록 지도했다.

소개

골다공증은「골강도(골밀도[BMD]+골질)의 저하를 특징으로 하며 뼈의 취약성, 골절 위험이 증가한 골격질환」으로 정의된다. 골다공증이 생기면 몸 곳곳에서 취약성 골절이 일어나기 쉬운데 특히, 척추와 고관절의 골절 발병 위험이 높아진다.

또한 통증과 운동성의 제한으로 건강 수명이 짧아지는 것 외에도 고령자에서는 쉽게 넘어져 골절로 인해 외상 상태가 되어 생명 예후에도 영향을 준다.

골다공증은 크게 원발성과 속발성으로 나뉜다. 특히 전자는 폐경이나 노화에 따라 골밀도가 저하되는 유형으로 골다공증의 90%를 차지하고 있다. 즉, 폐경 후 골다공증에서는 갱년기 여성호르몬(에스트로겐) 분비량의 저하가, 또한 노인성 골다공증에서는 노화에 따른 신기능의 저하에 의한 활성형 비타민D 생산량의 감소가 주된 원인이 된다.

여성의 질환이라고 생각되기 쉽지만, 남성에 있어서도 각 연령대에 여성의 절반 정도로 볼 수 있으며 발생 후의 병세나 예후는 여성보다 악화되기 쉽다.

남성에서의 골밀도의 저하는 혈중 에스트로겐량과 관련있는 것으로 나타났으며, 에스트로겐이 남성호르몬(안드로겐: 남성 호르몬의 총칭)의 테스토스테론으로부터 변환해 생산되는 것으로 보아 노화 등에서 테스토스테론량이 감소하면 에스트로겐 생산량도 저하되어 남성 골다공증으로 이어지는 것으로 생각된다.

한편, 속발성 골다공증은 다양한 질환(류마티스 관절염, 당뇨병[특히 1형], 부갑상선기능항진증, 만성 신기능 장애[CKD,] 만성 폐색성 폐질환[COPD], 동맥경화 등)이나 성기능 이상(난소 적출 등), 흡연, 만성음주, 운동 부족, 거동, 약물들이 등이 원인이 되어 발병한다.

약물은 특히 부신피질 스테로이드에 의한 골다공증이 가장 많이 알려져 있지만, 그 밖에도 많은 약물에서 발병하는 것으로 보고되어 있으며 이들 약물의 병용 투여나 갱년기, 고령의 환자 등에의 투여가 골다공증의 발병 위험을 높일 수 있다. 따라서 골다공증을 유발하기 쉬운 약물을 파악하는 것이 매우 중요하다.

골다공증의 원인

뼈는 항상 오래된 뼈를 파괴(골흡수)하고 그 자리에 새로운 뼈를 만드는(골형성)라는 것을 반복하고 있다. 골흡수는 파골세포에 의해, 또 골흡수부위에서의 골형성은 골 표면에 부착된 조골세포에 의해 행해지고 있다.

이 뼈를 부수어 만드는 사이클을 뼈의 재구축(리모델링)이라고 한다. 뼈가 파괴되고 새로 만들어지는 기간은 4개월이 걸리며, 1년간 약 20%의 뼈가 리모델링되고 있는 것으로 알려져 있다.

골다공증은 이 리모델링에서 골흡수와 골형성의 균형이 깨져 발병한다. 노화와 폐경에서는 골흡수가 골형성보다 우세해지는 경우가 많다고 볼 수 있다. 또한, (부)갑상선호르몬과 같이 골대사 회전을 높여 골형성과 골흡수 모두 증대시켜도 골형성은 장기간을 필요로 하기 때문에 골흡수가 우위가 된다.

그 외, 비타민 K, Ca, 비타민 D의 결핍에 의해서도 석회화가 억제되어 골다공증의 원인이 된다(후술 참조).

주의해야 할 약물 (표1)

골다공증을 일으키기 쉬운 약물로 1967년 1월 1일부터 2020년4월 12일까지 세계보건기구(WHO)의 VigiBase 약물감시 데이타베이스로부터 산출된 오즈비(ROR)를 참고하였다.

표1에 제시된 ROR은 골다공증에 대한 보고의 빈도를 다른 모든 약물의 보고 빈도와 비교하여 산출된 것으로 어느 약물이 골다공증을 일으킬 수 있는지를 나타내는 기준이 된다.

여기에서는 편의상 골다공증 발생 위험이 고도(ROR 5이상), 중등도(ROR 5 미만 3이상), 경도(ROR 3 미만)의 약물로 분류하였다.

부신피질스테로이드 (전신약, 외용약, 흡입제)

가장 높은 위험의 약은 부신피질 스테로이드(ACS; 전신약, 외용약)이며, 일본에서는 스테로이드성 골다공증 가이드라인도 작성되고 있다. 일반적으로 내복약에서는 복용 후 3개월 이내에 골흡수 및 골절 위험이 급속히 증가하고 골절 피크는 투여 후 3~6개월이 최대가 된 이후 완만해진다. 또한, 프레드니솔론 환

표 1　골다공증을 일으키는 약물 (빈칸은 보고 오즈비 [ROR][*1], 일반명, 주요 상품명)

고도: ROR5 이상
• 부신피질스테로이드계 약물; 전신약(14.14: 프레드니솔론[프레드닌] 등), 외용약(13.06: 베타메타손길초산에스테르[린데론-V] 등), • 5α환원효소 억제제(13.60: 듀타스테리드[아볼브]등), • PPI(12.12: 란소프라졸[대나무 프론] 등), • 콕시브계 NSAIDs(10.28: 셀레콕시브[셀렉콕스; 선택적 COX2 억제제] 등), • 도파민 · 도파민유도체(10.18: 레보도파[도파졸] 6등), • 항안드로겐제(7.76: 비카르타미드[카소덱스], 엔잘루타마이드[엑스탄지], 아파르타미드[아리다], 다로르타미드[뉴베쿠오] 등), • 바르비툴산계 항간질제(7.35: 페노바르비탈[페노바르] 등), • 메토트렉세트(6.34: 리우마트렉스), • 폐고혈압증 치료제 전반(6.06)
중등도: ROR3 이상 5 미만
• 트롬보포이에틴(TPO) 수용체 작용제(4.93: 로미프로스팀[유전자재조합][로미브레이트]), • 트립탄계 항편두통제(4.22: 졸미트립탄[조미그] 등), • 헤파린(4.21: 헤파린 나트륨 등), • 아로마타제 억제제(4.21: 아나스트로졸[아리미덱스] 등), • 메만틴염산염(4.10: 메마리; NMDA[*2] 수용체 억제제), • 토파시티니부쿠에산염(3.65: 제르얀츠; 야누스키나제 억제 항류마티스 약물), • 베리무맙(유전자재조합)(3.17: 벤리스타; 항홍반성루푸스제), • 라니비주맙(유전자재조합)(3.31: 루센티스; 안과용 VEGF[*3] 억제제), • 와파린 칼륨(3.04; 와파), • 엔도세린-1(ET-1) 수용체 길항제(3.02: 마시텐탄[옵스미트]; 폐고혈압 치료제)
경도 : ROR3 미만
• sGC[*4] 자극제(2.83: 리오시구아토[아담파스]; 폐고혈압 치료제), • 부신피질스테로이드계 흡입제(2.55: 플루티카손프로피온산에스테르[플루타이드] 등), • 갑상선 호르몬(2.44: 레보티록신나트륨수화물(틸라딘 S)), • 루프계 이뇨제(2.37 프로세마이드[라식스] 등), • 아자티오플린(2.26 임란 등), • 항염제(2.26 임란 등), • 항간질제; 발푸구산나트륨(2.06: 데파겐 등), 페니토인(1.89: 아레비아틴 등), • 티아졸리딘계 약물(예: 1.80: 피오글리타존염산염[액토스]), • 칼시뉴린 억제제(1.43: 사이클로스포린[네오랄 등]), • 프레가발린(1.41: 리리카), • GnRH(생식샘자극호르몬분비호르몬) 작용제(1.38: 류프로렐린아세테트[류프린 등], • NSAIDs(1.25)
기타 [*5]
• SSRI(셀트랄린염산염[제이졸로프트] 등), • 항정신병제(쿠에티아핀[세로켈] 등), • 오피오이드계 약물(트라마돌염산염[트라마르] 등), • 벤조디아제핀계 약물(에티졸람[데파스] 등)

*1　Bone.2021;153:116137. 보다 인용(일부 수정): 1967년 1월 1일부터 2020년 4월 12일까지의 기간동안, 세계보건기구(WHO)의 VigiBase에 대한 보고 빈도를 다른 모든 약물의 보고 빈도와 비교하여 산출된 ROR(오즈비)이다. 7,594,968건 중 4,758건이 골다공증과 관련되어 있는 것으로 나타났다. 보고 항목은 「골다공증/골량 감소」로 분류되며, 세부항목으로는 다음과 같은 보고들이 포함된다; 골밀도 감소, 골형성 저하, 골량 감소, 골수부종 증후군, 골감소증, 골다공증, 폐경 후 골다공증, 골다공증 골절, 골흡수 증가, 노인성 골다공증. 또한 항혈전제(항응고제 등)에 대해서는 「출혈」에 관한 보고는 제외되었다. 이와 함께, 과거의 문헌 데이터와 일치하지 않는 약물이나, 임상 데이터도 약리학적 근거도 없는 약물, 항바이러스제는 분석에서 제외되었다.

*2　NMDA (N-methyl-D-aspartic acid) ; N-메틸-D-아스파르트산

*3　VEGF (vascular endothelial growth factor) ; 혈관내피 증식인자

*4　sGC (soluble guanylyl cyclase) ; 가용성 구아닐산시클라제

*5　이전보다 골다공증과 관련이 있다고 보고된 약물을 기술

산으로 척추 골절 위험은 1.55 배로, 7.5 mg/일 이상에서는 5배 이상이 되는 것으로 나타났다.[1)]

한편, 외용약의 ROR도 13.6이며 주의가 필요하지만, 흡입제의 ROR은 2.55로 경도이며 골다공증 위험, 골절 위험 증가에 대해서는 모순된 보고도 이루어지고 있다[2,3,4)].

점비약 등의 장기 사용은 주의가 필요하다고 추측되지만, 피부용 ACS와 골다공증에 관해서는 덴마크인을 대상으로 한 흥미로운 보고가 있다.[5)]

강력한(모메타손 푸란카르복실산 에스테르, 베타메타손 길초산), 매우 강한(클로베타졸 프로피온산) 피부 외용 ACS의 누적 사용과 골다공증의 발병 위험과의 관계를 2003부터 2017년까지 14년간 추적조사한 결과이며, 피부 외용 ACS는 모메타손 푸란카르복실산에스테르 외용제(일본의 풀메타 연고, 크림; 1mg/g; 일본에서는 1개 10g으로 가정)의 등효력 용량으로 환산되어 분석 되었다.

처방된 피부 외용 ACS의 누적 사용량을 200(20개)~499g(50개 미만)을 기준으로 (1) 500(50개)~999g(100개 미만), (2) 1000 (100개 이상)~1999g(200개 미만), (3) 2000(200개 이상)~9999g(1000개 미만), (4) 10000g (1000개) 이상으로 분류한 결과, 누적 사용량의 증가에 따라 위험비가 1.06~1.24로 상승하여 골다공증과의 관련성이 나타났다.

가벼운 연관성이지만 피부 외용 ACS조차도 장기간의 고용량 사용에는 주의가 필요하다.

기타 주의해야 할 약물

ACS 이외에도 5α환원효소 억제제, 양성자 펌프 억제제(PPI), 콕시브계 비스테로이드성 소염진통제제(NSAIDs), 도파민 · 도파민 유도체(레보도파 등) 등은 ROR이 10 이상으로 높아 주의가 필요하다.

특히, PPI(증례 1)나 셀레콕시브는 사용빈도가 높은 약물이므로 항상 유의한다. PPI는 골절 위험과 관련하여 결론[6,7)]을 얻지 못했지만 2010년 FDA에서 「PPI의 장기 사용에 대한 골다공증 및 골절 위험 상승」 경고가 있었기[8)] 때문에 PPI 첨부 문서의 「임상 사용에 기반한 정보」는 골다공증과 관련된 골절 위험이 기재되어 있다.

PPI의 장기 투여에는 정기적인 골밀도 검사 등이 필요하다. PPI에 비해 H2 길항제는 골다공증 위험이 낮다고 생각되며 장기 복용에서는 대체제로 간주되고 있다[9,10)].

또한. 항안드로겐제, 파르비툴산계 항간질제, 메토트렉세이트, 폐고혈압증 치료제 전반에서도 ROR이 6이상으로 높으므로 골다공증의 유발에는 항상 유의한다.

5α 환원 효소 억제제는 전립선 비대 치료제이고 항안드로겐 약물은 전립선암 치료제이며, 남성 골다공증의 유발에 유의한다.

한편, 중등도 위험 약물에는 트롬보포이에틴(TPO) 수용체 작용제의 로미프로스템, 트립탄계 항편두통제, 헤파린, 아로마타제 억제제, 메만틴염산염(상품명 메마리 등), 와파린(증례 1) 등이 있으며 장기간 투여되는 경우 골다공증으로 인한 골절을 염두에 두어야 한다.

특히, 아로마타제 억제제는 폐경 후 유방암 치료제이며, NMDA(N-메틸-D-아스파르트산) 길항제인 메마틴은 알츠하이머형 치매 치료제로, 이들 모두 고령자에게 투여되는 경우가 많아 골다공증 발병 위험이 높아 주의가 필요하다.

경도 및 기타 약물에서는 사용 빈도가 높은 약물이나 골다공증의 유발 기전이 추측되고 있는 약물(티아졸리딘계 약[피오글리타존염산염〈액토스 외〉], 비정형 항정신병제, 갑상선 호르몬, 칼시뉴린 억제제, 루프계 이뇨제, 벤조디아제핀 [BZP]계 약물, 세로토닌 재흡수 억제제[SSRI; 사례 1] 등; 후술참조)에는 특히 주의하는 것이 좋다.

치료제와 유발 약물의 작용 기전

골다공증의 치료제나 유발약의 작용 기전은 파골세포로의 분화/ 흡수 과정, 또한 조골세포로의 분화/골형성 과정에 관여한다(그림 1, 2, 표 2).

유발약에서는 발현 기전이 불분명한 경우도 많지만, (1) 파골세포로의 분화 촉진과 조골세포로의 분화 억제 조골(부신피질호르몬 [ACS], ET-1 길항제) (2) 파골세포로의 분화촉진(에스트로겐 생성 · 분비 억제제, PPI, 헤파린, 트롬보포이에틴[TPO 작동제, SSRI), (3) 조골세포로의 분화 억제, (4) 골형성 억제(석회화 억제; Ca 흡수 억제 및 배설 촉진제, PPI, 레보도파, 와파린, 트립탄계열 약물[5-HT작동제], NMDA 길항제), (5)골대사 회전 유발(갑상선 호르몬, 칼시뉴린 억제제) 등으로 분류할 수 있다.(표 2).

파골세포로의 분화 및 뼈 흡수 (그림 1)

파골세포는 단핵구 및 대식세포계의 혈구계 세포로부터 분화하는데, 그 분화 과정에는 M-CSF(대식세포집락자극인자; 파골세포 생존인자)와 RANKL(NF-kB 활성화 수용체 리간드; 파골세포 분화유도인자)와 같은 사이토카인이 중요한 역할을 한다. 즉, M-CSF는 파골세포 전구 세포, 파골 세포의 증식, 분화, 생존 등을 조절하고 RANKL은 파골세포의 성숙, 형성, 골흡수 등을 촉진하고 있다(그림1).

특히, RANKL은 파골세포에서 발현하는 RANK(NF-kB 활성화 수용체)와 결합하여 신호를 입력하고 전사인자(NFATc1)의 발현 촉진 등을 통해 파골세포의 분화 성숙을 실시하는 중심 분자로 여겨진다. 또한, RANK와 구조가 유사한 OPG(오스테오프로테게린; 파골세포 분화억제 사이토카인)는 RANKL의 「미끼 수용체」로서 RANKL과 결합하여 RANK의 신호를 차단하여 골흡수를 억제하는 사이토카인으로 알려져 있다.

RANKL 억제를 표적으로 하는 골다공증 치료에 사용되는 약물은 에스트로겐, SERM(선택적 에스트로겐 수용체 조절제), 데노스맙(플로리아; 인간형 RANKL 모노클로날 항체 제제; RANKL의 중화 항체)을 포함한다. 에스트로겐, SERM에는 OPG 생산 촉진 작용도 있다.

그 외, 파골세포에 직접 작용하는 치료제(물질)에는 파골세포의 아폽토시스를 유도하는 비스포스포네이트계 약물, 골흡수를 억제하는 칼시토닌 제제, 에스트로겐, 엔도세린(ET-1) 등이 있다. 또한, 안드로겐의 테스토스테론에서 아로마타제에 의해 에스트로겐이 생산되기 때문에 안드로겐에도 에스트로겐과 같은 작용이 있다.

즉, ET-1 길항제(마시텐탄), 에스트로겐 생산 · 분비 억제제(항안드로겐제, 아로마타제 저해제, GnRH[생식샘자극호르몬분비호르몬] 작동제 등)에서 는 골흡수가 촉진된다(표 2).

또한, ACS는 M-CSF, RANKL 발현 촉진, OPG 발현 억제를, 또한 PTH(부갑상선 호르몬)도 RANKL 발현 촉진, OPG 발현 억제를, 헤파린은 OPG 억제를 통하여 각각 파골세포로의 분도 촉진하고 골다공증을 유발하며 갑상선 호르몬에도 파골세포로의 분화를 촉진하는 작용이 있다.

그 외에도 히스타민, TPO 작용제, 교감신경[β2] 항진 RANKL 활성화가 알려져 있으며, PPI에서는 고가스트린혈증 유발에 의한 히스타민 과잉 분비가, 또 SSRI에서는 장기 투여에 의한 중추 5-HT 작용 억제에 의한 β2 항진이 각각

그림 1 파골세포로의 분화 / 골흡수 과정과 약의 작용점[1]

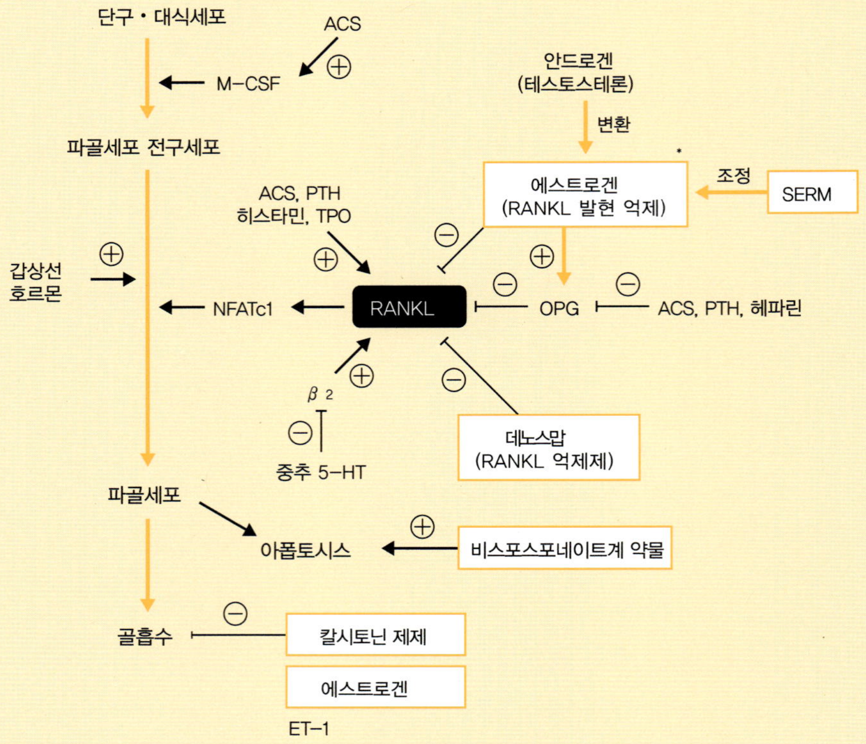

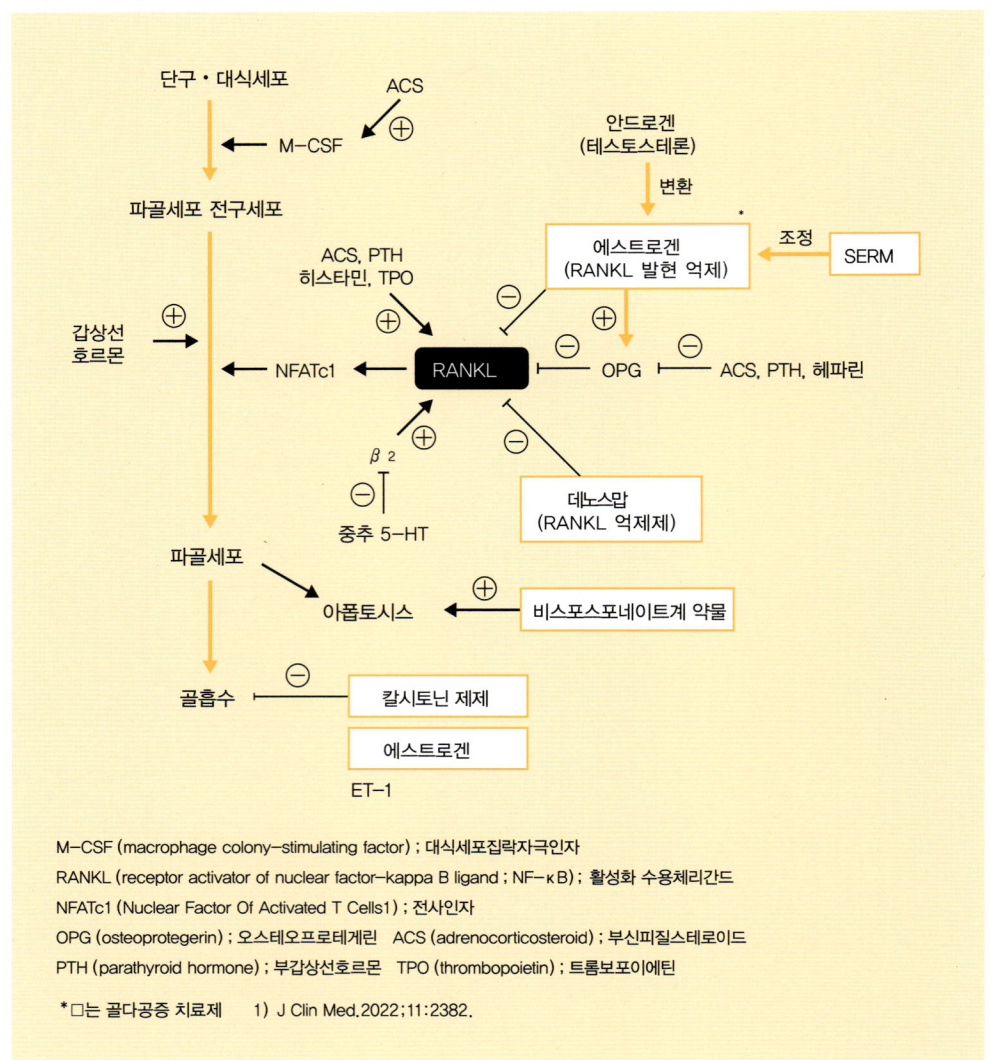

M–CSF (macrophage colony–stimulating factor) ; 대식세포집락자극인자
RANKL (receptor activator of nuclear factor–kappa B ligand ; NF–κB) ; 활성화 수용체리간드
NFATc1 (Nuclear Factor Of Activated T Cells1) ; 전사인자
OPG (osteoprotegerin) ; 오스테오프로테게린 ACS (adrenocorticosteroid) ; 부신피질스테로이드
PTH (parathyroid hormone) ; 부갑상선호르몬 TPO (thrombopoietin) ; 트롬보포이에틴

*□는 골다공증 치료제 1) J Clin Med.2022;11:2382.

그림 2 조골세포로의 분화 / 골형성 과정과 약의 작용점 [1)]

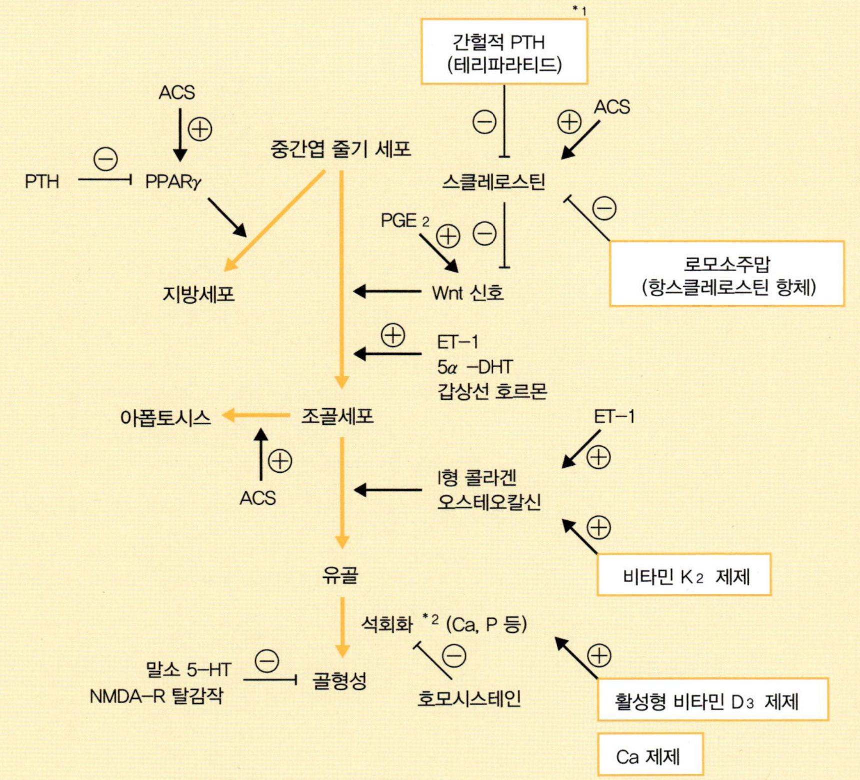

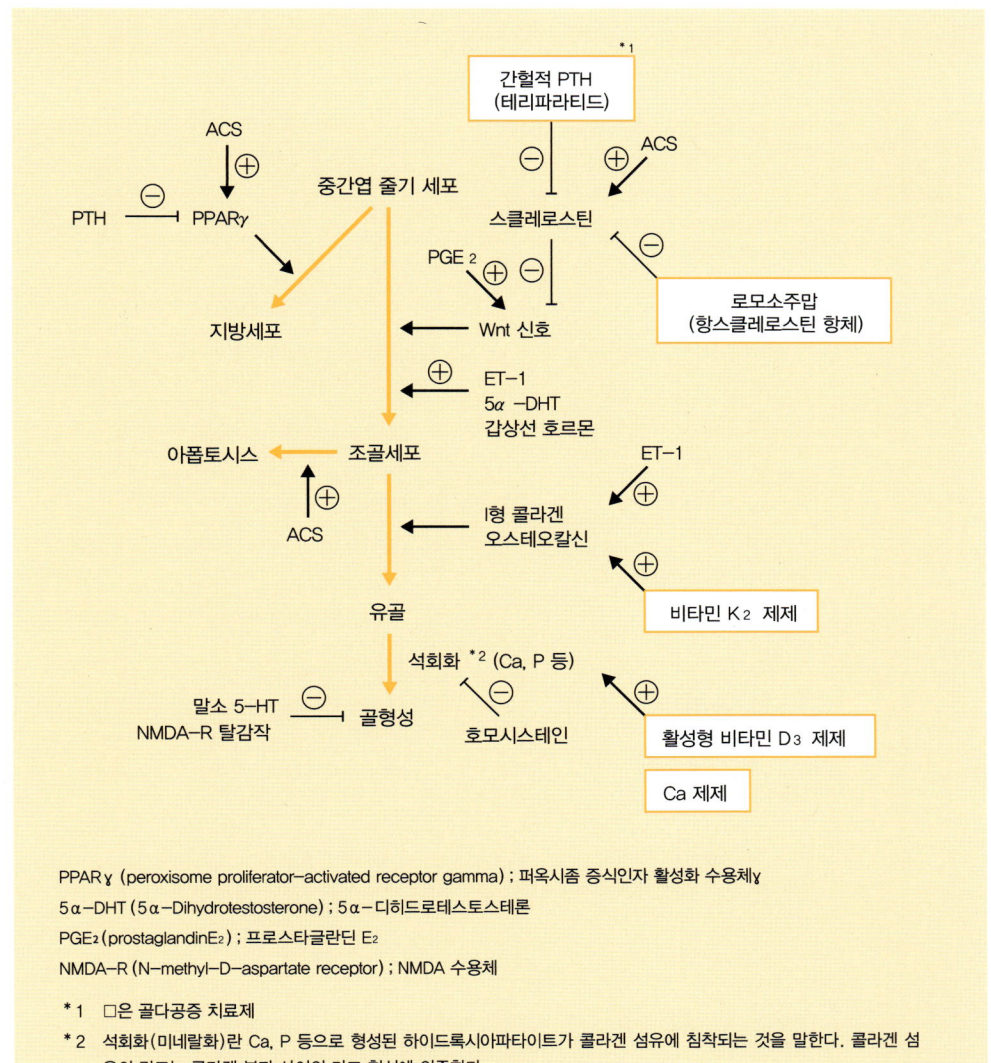

PPARγ (peroxisome proliferator-activated receptor gamma) ; 퍼옥시좀 증식인자 활성화 수용체γ

5α-DHT (5α-Dihydrotestosterone) ; 5α-디히드로테스토스테론

PGE_2 (prostaglandinE_2) ; 프로스타글란딘 E_2

NMDA-R (N-methyl-D-aspartate receptor) ; NMDA 수용체

*1 □은 골다공증 치료제

*2 석회화(미네랄화)란 Ca, P 등으로 형성된 하이드록시아파타이트가 콜라겐 섬유에 침착되는 것을 말한다. 콜라겐 섬유의 강도는 콜라겐 분자 사이의 가교 형성에 의존한다.

SECTION 20

표 2 주요 약물성 골다공증의 유발 메카니즘

주요 메커니즘	【발병 빈도(표 1)】 약물명	상세 기전/골절 · 골밀도에 미치는 영향, 주의점 등
1) **파골세포로의 분화 촉진/ 조골세포로의 분화 억제**	부신피질스테로이드계 약물[1]; 【고도】 전신약, 외용약, 【경도】 흡입제	▶ M-CSF, RANKL 발현 촉진, OPG 발현 저하에 의한 파골세포 분화 촉진된다. ▶ PPARɣ 활성화, 수크로레스틴 발현 증가에 의한 Wnt 시그널 감소한다(조골세포로의 분화 억제). ▶ 조골세포의 세포사멸을 촉진한다.
	ET-1 길항제[2]; 【중등도】 (마시텐탄; 폐고혈압 치료제)	기전은 불불명하지만, ET-1에 의한 파골세포의 골흡수 억제, 조골세포로의 분화 촉진이나 I형 콜라겐 생산 촉진(골형성 촉진) 등의 작용이 억제될 가능성이 있다.
2) **파골세포로의 분화 촉진**	에스트로겐 생산 · 분비 억제제; 【고도】 항안드로겐제, 【중등도】 아로마타제 억제제[3], 【경도】 GnRH 작동제[3], 【기타】 비정형 항정신병 약물[2,4,5,6], 벤조디아제핀계 약물[3], SSRI[3], 오피오이드계 약물[3,7]	▶ 에스트로겐에 의한 RANKL 발현 억제, OPG 생산 촉진 등의 작용이 억제된다. ▶ 안드로겐 테스토스테론은 아로마타제에 의해 에스트로겐으로 대사되기 때문에 항안드로겐제, 아로마타제 억제제는 에스트로겐 생산량 감소한다. ▶ GnRH 작용제는 생식샘자극호르몬 생산 · 분비를 억제하여 난소의 작용을 억제하기 때문에 E 생산이 저하된다. ▶ D_2차단 작용이있는 약물(예: 비정형 항정신병제)은 고프로락틴혈증을 일으켜 생식샘 자극 호르몬의 작용을 억제한다.
	고가스트린혈증 유발제; 【고도】 PPI[8]	▶ 기전은 불분명하지만, PPI의 고가스트린혈증 유발로 인해 히스타민이 과잉 분비되어 RANKL 활성화 가능성, 고가스트린혈증에서는 PTH 분비가 항진하여 골대사 회전 등 관여 가능성, 위산분비 억제에 의한 Ca 흡수 저하 가능성이 있다(석회화 억제; 본 표의 4) 참조).
	【중등도】 헤파린[9,10]	▶ OPG 억제에 의한 RANKL 활성화. ▶ 미분화 헤파린에 비해 저분자량 헤파린이 OPG에 대한 친화성이 낮기 때문에 안전성이 높다.
	TPO 수용체 작동제[11]; 【중등도】 로미프로스팀	기전은 불분명하지만, TPO는 NFKB 활성화(RANKL 활성화) 또는 JAK/STAT MARK의 활성화 가능성이 있다.
	교감신경 (β_2) 활성화 약물; 【기타】 SSRI[12]	기전은 불분명하지만, 플루오록세틴(일본 미판매)의 장기 투여에서는 중추 5-HT 작용에 의한 골형성 억제도 관여할 수 있다. 말초 5-HT 작용에 의한 골형성 억제도 관여의 가능성이 있다(본 표의 4) 「트립탄계 항편두통치료제」 참조). 반대로 단기 투여에서는 NFATc1 활성화 억제에 의해 파골세포 생산 저하(골흡수 억제)된다.
3) **조골세포로의 분화 억제**	【고도】 5α 환원효소 억제제[13] (듀타스테리드)	5α-DHT(디히드로테스토스테론)는 조골세포의 분화 · 증식을 촉진하기 때문에 5α 환원효소 억제제에 의한 5α-DHT 변환 억제로 5α-DHT 작용이 저하되었을 가능성이 있다. 저농도 5α-DHT는 남성에게 골다공증을 일으키는 보고가 있다[14].
	【고도】 콕시브계 NSAIDs[15] (셀레콕시브)	PGE_2는 Wnt 시그널 활성화 작용이 있고, 셀레콕시브는 Wnt 시그널 경로를 억제한다. 선택적 COX2 억제제에서 골형성, 골절 치유 억제의 보고가 있다.
	【중등도】 VEGF 억제제 [16] (라니비주맙)	기전은 불분명하지만, VEGF (혈관내피 증식인자) 억제에 의한 골형성 억제의 가능성이 있다. VEGF는 뼈 복구 및 재생에 관여하는 골형성 커플링 촉진인자이다(조골세포에 의한 골형성을 활성화).
	【중등도】 JAK 억제제 (토파시티닙)[17]	기전은 불분명하지만, STAT3(스탯 3)은 조골세포와 파골세포의 분화를 촉진하여 JAK(인산화 효소) 억제제에 의해 JAK-STAT3(잭스탯) 신호전달경로가 억제되어 파골세포보다 골아세포 분화 촉진을 억제할 가능성이 있다.
	【경도】 티아졸리딘계 약물[3] (피오글리타존 [액토스])	PPARɣ 자극에 의해 중간엽 줄기세포에서 지방세포로의 분화를 촉진하기 때문에 중간엽 줄기세포에서 조골세포로의 분화가 감소한다(그림 1). 여성 당뇨병 환자에서는 말초 골다공증 위험이 1.5~2.5배 상승했다는 보고가 있다[18].
	【기타】 비정형 항정신병제[19]	조골세포의 세포사멸 유도, Wnt 신호 경로를 억제한다.

표 2 계속

4) 골형성 억제(석회화 억제 등)	①Ca 흡수 억제 · 배설 촉진; 【고도】 부신피질스테로이드계 약물(전신약, 외용약), PPI, 바르비툴산계 항간질제, 메토트렉세이트(메소트렉세이트) 【경도】 스테로이드계 흡입제, 루프계 이뇨제, 항간질제(발프로산, 히단토인계 약물[페니토인])	▶ 골석회화 억제 외에 저Ca혈증에서는 PTH의 증가를 일으켜 골대사 회전이 되어 골흡수 증가된다(단, PTH의 간헐 투여로는 골형성 촉진). ▶ 스테로이드계 약물, 항간질제는 CYP450 유도에 의한 활성형 비타민 D_3(VD_3) 불활성화에 의해 Ca 흡수 저하 · 배설 촉진된다. 간 대사되지 않는 항간질제도 골절 위험 상승한다[20]. 만성적인 항간질제 사용으로 골절 위험이 1.2~2.4배 증가한다[21]. 또한, VD 결핍으로 인한 골연화증(아동기 구루병)에서는 유골이 증가하지만, 골다공증이 함께 발병할 수 있다. ▶ 류마티스 관절염에 사용되는 저용량 메토트렉세이트에서는 위험성이 낮다.
	②고호모시스테인혈증 유발약물(콜라겐 가교 저해); 【고도】 PP1[8], 도파민 · 도파민 유도체(레보도파)[22]	호모시스테인(Hcy)은 골석회화에 필요한 콜라겐 섬유 내의 콜라겐 분자간의 가교 형성을 억제하는 작용이 있어 고Hcy혈증에 의해 석회화가 억제된다. 고호모시스테인 혈증은 엽산, VB_6, VB_1 결핍증으로 나타난다.
	④비타민 K 활성화 억제 【중등도】; 와파린[23]	와파린은 뼈의 석회화에 필요한 오스테오칼신(비타민K[VK] 의존성 단백질)의 활성화를 억제한다. 와파린은 직접 경구 항응고제(DOAC)에 비해 골다공증의 위험이 높고, 골절 위험이 높은 환자에게는 DOAC가 대안으로 선택된다.[24]
	【중등도】 트립탄계 항편두통치료제 (5-HT 작용제)[25]	기전은 불분명하지만, 말초의 5-HT(장 유래)는 골형성을 억제하기 때문에 5-HT 작용제가 말초의 5-HT 작용을 강화했을 수 있다.
	【중등도】 메만틴[2](메마리; NMDA 수용체 억제제)	기전은 불분명하지만, NMDA 수용체의 탈감작에 의한 골형성 억제가 보고되어 있기 때문에 NMDA 수용체 억제제도 마찬가지라고 생각된다.
5) 골대사 회전	【경도】 갑상선호르몬[26]	갑상선호르몬(T_3)은 조골세포와 파골세포 모두에 작용하여 골대사 회전을 항진(골흡수 우위)하기 때문에 골밀도가 저하된다. 갑상선기능저하증 환자도 저골대사 회전으로 인한 골절 위험이 높다.
	【경도】 시클로스포린(칼시뉴린 억제제[27]	기전은 불분명하지만, 사이클로스포린은 골대사 회전을 항진시킬 가능성이 있다. 또한, 타크로리무스는 골흡수만 촉진한다.

1) Endocrinol Metab (Seoul).2021;36:536-43.
2) Bone.2021 Dec;153:116137.
3) Integr Med (Encinitas).2021;20:8-15.
4) Schizophr Res.2014 Aug;157(1-3):137-41.
5) Hum Psychopharmacol.2012;27:15-23.
6) Int J Endocrinol.2013;2013:167138.
7) Clin Cases Miner Bone Metab.2016;13:89-92.
8) Int J Environ Res Public Health.2019;16:1571.
9) Int J Mol Sci.2019;24;20:5275.
10) Int Orthop.2013;37:529-41.
11) J Cell Physiol. 2015 Sep;230:2142-51.
12) Nat Med.2016;22:1170-9.
13) Iran J Basic Med Sci.2017;20:894-904.
14) J Steroid Biochem Mol Biol.2009;117:132-8.
15) J Pharmacol Sci.2017;133:18-24.
16) J Clin Invest.2016;126:509-26.
17) Front Pharmacol.2022;13:897539.
18) http://www.josteo.com/ja/guideline/doc/15_1.pdf
19) BMC Pharmacol Toxicol.2019;20:10.
20) J Musculoskelet Neuronal Interact.2021;21:422-8.
21) Am J Geriatr Pharmacother.2010;8:34-46.
22) Sci Rep.2019;9:13768.
23) Int J Med Sci.2020;17:471-9.
24) J Bone Metab.2021;28:139-50.
25) J Cell Biol.2010;191:7-13.
26) Diagnostics (Basel).2020;10:149.
27) Biomed Res.2018;39:131-9.

관여하는 것으로 생각된다(표 2).

조골세포로의 분화(그림 2)

골형성에서 골아세포는 중간엽 줄기세포에서 유래하며 다양한 사이토카인(Wnl, BMP[골형성 단백질], VEGF[혈관내피 증식인자], JAK [야누스 키나아제] 등)과 그 하위 경로에서 작용하는 전사인자(PPARγ, Runx2, STAT3 등) 등에 의해 정밀하게 그 분화가 조절되고 있다.

특히, 골다공증 치료제에서는 골아세포로의 분화 촉진에 작용하는 Wnt 신호를 저해하는 스클레로틴이 표적으로 되어 있다(그림 2).

스크레로틴 억제제로서 로모소주맙(이베니티; 항스크레로스틴 항체 제제)은 골절 위험이 높은 골다공증 환자에게 사용된다.

또한 동일한 효능 효과를 갖는 테리파라티드(부갑상선호르몬[PTH] 단편)의 간헐적 투여(일정한 기간 동안 투여)는 PTH의 파골 세포 분화 촉진(그림 1)을 넘어서는 조골세포 기능의 활성화를 일으켜 효과를 발휘하는데, 이외에도 스클레로틴 억제를 통한 Wnt 신호 활성화에 의한 조골세포로의 분화 촉진이 관여하는 것으로 생각된다.

한편, ACS는 스클레로틴 발현을 촉진시키는 것 외에 PPARγ 활성화(아래 참조)와 조골세포의 세포사멸을 유도하여 골형성을 억제한다(그림 2, 표 2).

또한 ET-1, 5-DHT(디히드로테스토스테론), 프로스타글란딘 E2(PGE2 Wnt 신호 활성화) 등은 조골세포로의 분화를 촉진하는 작용이 있기 때문에 ET-1 길항제, 5-α 환원효소 억제제(5-αDHT로의 전환 억제), NSAIDs(특히 콕시브계 약물) 등은 조골세포로의 분화를 억제하는 것으로 생각된다.

PPARγ는 중간엽 줄기세포를 지방세포로 분화하는데 필요한 전사인자이지만, ACS, 티아졸리딘계 약물 등으로 PPARγ를 자극하면 중간엽 줄기세포에서 지방세포로의 분화가 촉진되기 때문에 간엽계 줄기세포에서 조골세포로의 분화가 줄어들어 결과적으로 조골세포의 분화가 억제된다고 추측할 수 있다(골형성 억제).

골형성(골 석회화 등) (그림 2)

조골세포로부터 골형성에 이르는 경로에서는 먼저 조골세포에 I형 콜라겐이나 오스테오칼신(비타민K 의존성 Ca결합성 단백질) 등의 골기질 단백질이 결합하여 「유골」이 형성된다(그림 2). 그 후, Ca나P 등으로 형성된 하이드록시아파타이트가 유골의 콜라겐 섬유에 침착하여 석회화가 일어나 새로운 뼈가 만들어진다.

따라서 콜라겐, 비타민 K, Ca, 비타민 D 등의 결핍은 석회화를 억제하기 때문에 골다공증의 원인이 된다. 비타민 K 제제, 활성형 비타민 D3 제제, Ca 제제가 골다공증의 치료제로서 사용되고 있다.

한편, ET-1은 I형 콜라겐의 생산을 촉진하기 때문에, ET-1 길항제는 유골 형성을 억제하는 것으로 생각된다(그림 2).

또한, Ca 흡수 억제 및 배설 억제에 의해 저Ca혈증을 일으키는 약물은 많아(ACS, PPI, 메토트렉세이트, 루프계 이뇨제, 항간질제 등) 골다공증 유발에는 주의가 필요하다(표 2).

그 외, 호모시스테인은 콜라겐 섬유 내의 콜라겐 분자간의 가교 형성을 저해하기 때문에 고호모시스테인혈증을 일으키는 약물(PPI, 레보도파 등)에 의해 석회화가 억제된다. 또한 비타민 K 활성화를 억제하는 와파린은 오스테오칼신의 활성화를 억제하여 골석회화를 억제한다. 말초의 5-HT(장 유래), NMDA 수용체의 탈감작은 골형성을 억제하는 것으로 알려져 있기 때문에 5-HT 작용제(트립탄계 약물), NMDA 길항제(메만틴)에 의해 골다공증이 발생하는 것으로 생각된다.

골대사 회전

갑상선 호르몬, PTH 연속 투여, 칼시뉴린 억제제 등은 파골세포와 조골세포 모두에 작용하여 골대사 회전을 항진하지만 골형성은 골흡수와 비교하여 장기간을 필요로 하기 때문에 골흡수가 우세해져 골밀도가 저하된다.

갑상선기능저하증 환자에서는 저골대사 회전으로 인해 골절 위험이 높아져서 갑상선 질환 환자는 골밀도 측정 및 골절 위험을 모니터링 해야한다.

상호작용

골다공증을 유발할 수 있는 약물(표 1)의 다제 병용은 항상 주의할 필요가 있다(증례 1).

특히, 고빈도, 중등도로 발병할 위험이 있는 약이나 사용빈도가 높은 약에서는 주의해야 하고 이들 약물을 고령자나 여성에게 장기간에 걸쳐 투여하는 경우에는 골다공증에 의한 골절의 위험성이 높다.

환자에게는 '키가 줄어들었다', '등이나 허리가 구부러졌다', '등이나 허리에 통증을 느낀다'등의 증상에 유의하도록 안내하고 정기적인 골밀도나 혈액검사를 받는 일이나 낙상에 의한 골절에는 반드시 주의시켜야 한다.

또한, Ca와 비타민 D의 적절한 섭취, 체중을 지탱할 수있는 적당한 운동, 일광욕(비타민 D 활성화)을 권장하거나, 금연, 적절한 음주습관 등 생활습관의 개선을 지도하는 것도 중요하다.

참고자료

1) http://www.josteo.com/ja/guideline/doc/15_1.pdf
2) Asian Pac J Allergy Immunol.2020 May 17.
3) BMJ Open.2015;5:e008554.
4) Sci Rep.2021;11:724.
5) JAMA Dermatol.2021;157:275–82.
6) Bone Rep.2019;10:100204.
7) Int J Environ Res Public Health.2019;16:1571.
8) https ://www.fda.gov/drugs/postmarket-drug-safety-information-patients-and-providers/fda-drug-safety-communication-possible-increased-risk-fractures-hip-wrist-and -spine-use-proton-pump#TableofEpidemiologicalStudiesevaluating fractureriskwithprotonpumpinhibitors
9) BMC Geriatr. 2020;20:407.
10) Front Med (Lausanne). 2021;8:725359.

의약품명 색인 본편의 주요 참조 페이지를 기재하고 있다.

ㄷ

ㄹ

ㅂ

ㅅ

ㅇ

ㅈ

ㅊ

ㅋ

ㅍ

ㅎ

편저자 약력

스기야마 마사야스

스기야마 약국(후쿠오카현 카마시) 대표이사. 의학박사, 약학박사. 1981년 후쿠오카 대학 약학부 졸업. 쿠루메대학 의학부 의화학 강좌 강사, 미국 텍사스대학·뉴욕대학 유학 등을 거쳐 1997년에 스기야마 약국을 설립. 현재 후쿠오카현과 야마구치현에서 보험약국을 운영하고 있다. 저서에 『신판 약의 상호작용과 구조 제2판』(닛케이 BP, 2022년), 『「복약 지도의 핵심 포인트」 실전 지침서 제3판』(닛케이 BP, 2018년).

이 설명서에 대한 최신 정보, 수정, 중요한 공지 사항은 아래 웹 사이트에서 확인하십시오.
https://nkbp.jp/DIsayou2

상호작용과 관련된
약물 부작용과 메커니즘

초판 1쇄 인쇄 2025년 8월 25일
초판 1쇄 발행 2025년 9월 10일

저 자 | 스기야마 마사야스
발 행 인 | 정동명
번 역 | 정동명, 김철용
교 열 | 이지현
디 자 인 | 서재선
인 쇄 소 | 재능인쇄

펴 낸 곳 | (주)동명북미디어 도서출판 정다와
주 소 | 경기도 과천시 뒷골1로 6 용마라이프 B동 2층
전 화 | 02.3481.6801
팩 스 | 02.6499.2082
홈페이지 | www.dmbook.co.kr / kmpnews.co.kr

출판신고번호 | 2008-000161
ISBN | 978-89-6991-055-4
정가 28,000원

※ 이 도서의 국립중앙도서관 출판예정 도서목록(CIP)은 서지정보유통지원시스템 홈페이지(http://seoji.nl.go.kr)와 국가자료공동목록 시스템(http://www.nl.go.kr/kolisnet)에서 이용하실 수 있습니다.(CIP제어번호: CIP)